營養謬誤 (增訂版)

．

NUTRITION
MYTHS.

．

作者
袁維康

．

Dr. Andy W. H. Yuen,
BDS, ND, PhD.

序一

食物是人類賴以生存的最基本物質之一。我們不斷從食物中吸收營養，以維持生命。「民以食為天」，此之謂也。中華飲食文化源遠流長，早在遠古時代，先民就提出了「五味調和」的飲食原則。《素問‧藏氣法時論》指出：「毒藥攻邪，五穀為養，五果為助，五畜為益，五菜為充，氣味合而服之，以補精益氣。」強調從自然食物中汲取營養的重要性。商相伊尹創立食物烹飪術，而西周時期醫分四種，「食醫」乃其一，「食醫掌和王之六食、六飲、六膳、百饈、百醬、八珍之齊。」宮廷中專設「食醫」一職，足見對飲食營養的高度重視。後世名醫張仲景、陶宏景、孫思邈、張鼎、咎殷、陳士良、陳直、賈銘、忽思慧、李時珍、王世雄等，在飲食營養方面，都做過深入的研究。

時移世易，在當今科技迅速發展的時代，人們的飲食發生了很大變化，人造食物比比皆是。在汲取這些食物營養的同時，人們的體質、體形慢慢地改變，新的疾病逐漸增多。無論是科學界或普羅大眾，對飲食營養的認識都存在一些誤區。為此，袁維康醫生潛心鑽研，用大量的事實和科學知識，分析當前關於飲食營養認識中的一些錯誤，從而提倡「自然營養」。「自然營養」的觀點也符合「天人合一」理論指導下的中醫飲食原則。《營養謬誤》一書，深入淺出，能指導人們合理飲食、科學營養觀念，有裨於民生，故為之序。

吳潤秋 • 湖南中醫藥大學內經學教授、博士生導師

2008年4月於長沙

序二

細讀《營養謬誤》後，不難發現，今天世界衛生組織推廣的「三低一高」式的飲食中，不幸分別存在着小錯、中錯、大錯和超錯的理論！主流營養學界對油脂類，包括飽和脂肪、不飽和脂肪、多元不飽和脂肪、反式脂肪和膽固醇的謬論尤為嚴重，故《營養謬誤》第一章談的便是脂肪謬誤。「膽固醇無分好壞」一節更直接道出膽固醇的真相；「高膽固醇根本不是病」一節亦詳細闡釋降膽固醇藥物為何不可取之事實，關注膽固醇「問題」的人士值得細讀。

香港的(中、西)醫生們應該好好感謝袁維康醫生用了大量精力來搜集書內極其豐富的科學資料，讓他們更深入認識正確的營養知識。我作為一位施行綜合醫學的西醫，在仔細閱讀了《營養謬誤》後，發現本書內容與我這些年所倡議的多項有別於主流的飲食建議不謀而合，故我常把《營養謬誤》推薦給病人。

主流的醫生和營養師流傳着很多極需糾正的營養誤區，這本書正好提供一個基礎，填補了這類缺陷，令他們改觀。

無誤的飲食才是保持健康和維持自癒力所需的結實根基，但願《營養謬誤》一書暢銷，造福大眾。

梁錫超・醫生

要解決公司內部的問題，管理層就應該由其根源着手處理，而且要清楚其影響範圍，不能只「頭痛醫頭」，「腳痛醫腳」，卓越的管理層甚至可以防患於未然！

要解決身體出現的問題，我就會想到跟我的管理理念如出一轍的「自然療法」！而作為自然療法聖手的袁維康醫生，居然在百忙中還抽空為關注健康的人寫了著作《營養謬誤》，可惜此書早已售罄！

當知道將有新一版推出，我真的很高興。此書內容引用了不少研究，而袁醫生不但是自然療法專家，更有西方醫學專業背景，能深入淺出地道出不同的見解，以及坊間各種營養謬誤，加上他多年來的診症例子，此書就好像一本給都市人的健康秘笈，應不只收藏，而是修煉！

馮雪心・康宏環球控股有限公司前副主席

The further a society drifts from the truth,
the more it will hate those who speak it.
——George Orwell

「民眾離真相愈遠，愈厭惡說出真相的人。」
——喬治‧奧威爾

前言

本人著書立說的目的，是希望嘗試以簡明言語，喚醒各界有識之士，包括中西醫護人員、營養師、決策人、節目主持人、記者、網上KOL等，或任何關心營養健康的人，明瞭現時主導人類健康的主流建制陣營，如美國心臟協會(AHA)、美國糖尿病協會(ADA)、世界衛生組織(WHO)等，所鼓吹的低飽和脂肪、低鹽、低膽固醇、高多元不飽和脂肪、高鈣、高碳水化合物等這種所謂「政治正確的健康飲食」模式，原來仍屬醫學假設，更遑論是金科玉律，背後還存在着莫大爭議。

現代循證醫學(Evidence based medicine)普遍受到高度評價，因被認為會改善人類健康福祉，所以有關的「科學證據」很少受到質疑。但當細閱本書時，你會驚訝地發現，原來過去很多有關飲食營養與疾病方面的科研，在設計上和進行時都充滿漏洞；亦有不少被視為經典確切的科研，實質上沒有產生研究者所聲稱的結果，甚至被刻意錯誤地引用，用來支持主流建制派所鼓吹的「營養謬誤」。其中一些手段，不僅僅是蓄意誤導，有時還涉及科學欺詐。另一方面，也有很多在高階醫學期刊發表的科研文獻鄭重質疑或反對主流建制派所確立的所謂「政治正確的飲食模式」，卻從未被重視或獲傳媒引用。

大部份營養與疾病之間所存在的關係，都是基於流行病學(Epidemiology)中的觀察性研究(Observational study)發展出來的醫學假設。流行病學是一門探討影響人類群體健康及疾病的學問，是公共衛生及預防醫學的基石。例如在某組別的人口中較多人患上A疾病，而他們經常食用B食物，便觀察得出A疾病與B食物可能有關連的結論。由這觀察性研究引伸出B食物「導致」A疾病的「大膽假設」，仍須小心求證，畢竟相關性絕不意味着有因果關係。要小心求證，便要展開臨床隨機對照實驗(Randomized-controlled trial)，來測試確定這假設的因果關係，才能確定B食物是否「導致」A疾病的出現。就像某地方特別多火災發生，而當地特別多人任職消防員，火災和消防員可能有關連，但不能就此確定是消防員放火釀成火災。大眾務必要明瞭，這類觀察研究無論有多少人參與、由哪間名牌大學進行、設計得如何無懈可擊，都有這根本性的局限。

要小心求證其因果關係，便要展開臨床隨機對照實驗，但涉及的科研成本(尤其與飲食有關的)實在太高，很難獲得資助；加上動輒需要十多年才能獲得有意義的結果。隨機對照實驗亦很少被用來研究疑似高危物質，例如，隨機地要成千上萬的人長期暴露在二手煙的污染物中，或進食潛在有害的反直脂肪餐膳，看看受試者是否真的患病等，明顯有違人性道德。

2001年2月，英國流行病學家George Davey Smith和《國際流行病學期刊》（*International Journal of Epidemiology*）的編輯Shah Ebrahim聯合撰寫了一篇題為〈流行病學——是時候結束？〉（"Epidemiology-is it time to call it a day?"）的文獻，討論了這個問題。[1] 他們指出，幾個難得獲資助進行的隨機對照實驗，檢測了這些大型觀察性研究得出的假設，而對照科研結果往往都否定了這類假設，或至少未能證實這些假設，例如：攝取多元不飽和脂肪被證實不能預防心血管疾病；[2] 大量蔬果纖維及低脂餐膳被證實不能預防結腸癌等。[3]

奈何，主流建制陣營只刻意選擇褒揚、支持他們說法的觀察性科研數據，無視與其立場相反的「另類觀察性科研」，甚至隨機對照科研的證據。然而，這些觀察性研究的結果，亦通常成為主流建制派奠定公共衛生建議的基礎，要求人們為健康着想，應該或不應該做什麼，一切謬誤便如此荒謬地誕生。這些擅長觀察研究的科學家和出版的期刊，為博取大眾關注，都喜歡給傳媒發放新聞稿，而傳媒也樂此不疲地將這些結果當作已證實的事實來大肆報導。由此看來，所謂的「健康飲食指引」大多建基於鬆散不實的虛構假設上。若不是背後有主流陣營、既得利益者的財勢護航，大眾又盲從附和的話，早有科學根據將之全盤推翻，撥亂反正，不會出現當下指鹿為馬的現象。更可悲的是，市民誤信營養謬誤作為每日每餐的飲食準則，與真相背道而馳。所有退化性疾病將一如過往數十年般，每況愈下，兼患者愈來愈年輕化。龐大的醫療負擔無止境地膨脹，受益的當然是西藥、醫療行業，犧牲的就是你我的健康，寶貴的生命。

讀者可指責我這著作亦是偏重揀選支持我觀點的科研資料，與主流建制陣營所作所為實無兩樣。這指責成立，但各位要明瞭，若果一個科學假設健全兼無懈可擊的話，必須合乎所有高規格觀察科研得來的結果。醫學史上是有這樣的例子，如吸煙導致肺癌和心血管疾病；暴曬陽光引致皮膚癌；性活動使乳頭狀瘤病毒擴散，導致子宮頸癌；酗酒引發若干類癌症等。雖然它們沒有

1 Davey Smith G, Ebrahim S. (2001, Feb). "Epidemiology-is it time to call it a day?" *Int J Epidemiol*. 30(1):1-11.

2 D Frantz, et al. (1989). "Test of effect of lipid lowering by diet on cardiovascular risk. The Minnesota Coronary Survey". *Arteriosclerosis*. 9:129-35.

3 Lanza E., et al. (2007, Sep). "The polyp prevention trial continued follow-up study: no effect of a low-fat, high-fiber, high-fruit, and -vegetable diet on adenoma recurrence eight years after randomization". *Cancer Epidemiol Biomarkers Prev*. 16(9):1745-52.

經過臨床對照試驗，但也有令人相信其中具因果關係的假設。科學假設不像體育賽事，哪隊得分最多便贏得比賽，哪怕只有一個不支持這假設的科研，都足以反駁其可信性。假設的倡議者肩負起舉證責任，其對手的任務只是找出假設的弱點。如果純粹基於科學觀察，又有確實相反的證據，這個假設必須被質疑和拒絕接受，更不應被視為金科玉律。歷史上，地球是圓是方的探索爭論，可作一例。

這著作是寫給有獨立思考、為自身着想、不盲從的讀者看的。若果你發現我寫的東西似乎太不可思議了，請勿輕易質疑其可信性，因我所寫的不是個人見解，而是有科學根據的。每篇的論據都有科研文獻支持，每隔數行或一段落，便註有相關文獻之出處，藉此方便及鼓勵讀者一起查究原文。我所搜集翻譯過來的資料來自不少真正參與、了解這些課題的科學家、醫學家的網頁、網誌和著作，包括：Mary Enig博士、Uffe Ravnskov醫生及博士、美國心臟科學院院士(FACC)Stephen Sinatra醫生、Chris Masterjohn博士、Malcolm Kendrick醫生、Joseph Mercola醫生、Elmer M. Cranton醫生、Suzanne Humphrie醫生、Michael Dan Eades醫生、Gary Taubes等。(排名不分先後，特此鳴謝。)

最後這本書得以成功出版，要感謝為這書寫序的吳潤秋教授、梁錫超醫生、馮雪心女士，以及謝謝三聯編輯趙寅鉅細無遺的修正，插畫師陳逸安的創意貢獻，最後感激妻子慧芳無限的支持、體諒，及無微不至的照顧。

Chapter 1
脂肪謬誤

開門七件事

俗語所謂：「開門七件事」——柴、米、油、鹽、醬、醋、茶。除了「柴」，近半世紀轉變最大的，可算是「油」也。豬油、牛油、棕櫚油、椰油、橄欖油、芥花籽油、菜油、花生油、粟米油、紅花籽油、豆油、葵花籽油、亞麻籽油、三文魚油、月見草油等等，林林總總，種類繁多。

記得年幼時，祖父愛吃香噴噴的豬油撈飯，到現在不但無人問津，連講出來也令人打飽嗝。上世紀70年代開始，主流營養學派提倡不要用豬油煮食，應改用植物油，花生油因此大行其道。未幾，傳媒又說花生油不好，要轉用菜油、粟米油才健康。90年代開始，超市出現葵花籽油、紅花籽油。而現時流行的卻是芥花籽油、橄欖油、葡萄籽油。近年，自然醫學界更為棄用已久的椰油來個大平反，倡之為最健康的煮食油。

普通人透過媒體報刊方面，獲得的資訊極有限。再者，糧油食品既是我們的必須品，涉及的商業利益達天文數字，亦足以影響國家的經濟及政治，既得利益者要壟斷市場，無所不用其極。這些關係到切身健康的問題，大家要多聽多聞，獨立思考，切勿迷信權威，才能作出明智之選。

營養學在第二次世界大戰後才發展起來，加上近年科技進步，研究和發現推陳出新，就連醫學院的教科書也追不上，莫說是行外人了。以上對食油的喜惡，某程度上也反映出營養學界多年的反思和演變。以往近半世紀所提倡的若果是對的，那麼我們的健康應不斷改善，但心臟病和中風等心血管病卻躍升為城市人的殺手病。患心臟動脈栓塞的前美國總統克林頓，是眾所周知喜歡吃「垃圾食物」的總統，最喜愛的食物是雪糕、雞肉批等。他曾多次入院做心臟搭橋手術。這個30多年前罕有的大手術，現在成為醫院每日例行公事。

脂肪是人體能量來源

在此聞「脂」色變的年代，經無知的傳媒、既得利益者不斷灌輸洗腦，令大眾誤以為脂肪不但一無是處，更是一切疾病的罪魁禍首，絕對是一種「害人害物」的東西。現在，讓我們重新認識脂肪，替它來個大平反。

所有生物體內都存在脂肪，人有，動物有，植物有，變形蟲、細菌、病毒統統有。很多人以為不用油烹調，不吃肥肉、膏油便不會吸收到脂肪，事實並非如此。我們攝取的總脂肪量，約有7成是屬於那些「隱形脂肪」。「隱形脂肪」存在於穀類、豆類、果仁、種子、蔬菜、海鮮、瘦肉類、蛋和奶類中。

我們從動物和蔬菜得來油脂，是濃縮的熱能來源。除此之外，脂肪還構成所有細胞膜，以及各種各樣的內分泌、激素等物質。餐膳有些「油膩」，才能被慢慢消化吸收，延長飽滿感，更能果腹。反之，只進食「清茶淡飯」，如白飯、青菜，2、3小時後便開始覺得餓，要急找甜點小吃、餅乾麵包充飢。油脂更有負載脂溶維他命A、D、E和K進入身體的作用。胡蘿蔔素轉化成維他命A、礦物質的吸收和許多代謝過程都需要脂肪質，因此，脂肪是生命必須物質。

人體內的脂肪，其中一個重要作用在於儲備能量。在人類早期進化時，這些能量儲備令我們足以在短期飢荒或生病時倖存下來。每磅脂肪能提供大約4,000卡路里的儲備能量。此重要作用經常被輕視，事因體內的脂肪儲存在令人覺得不好看的部位。一個體重150磅、中等身材的人要攜帶約25至35磅的脂肪作為能量儲備。如果儲備換轉為碳水化合物的話，那麼便要加倍，約50至70磅，而體重要達175至185磅，才能儲備相同的能量，可見脂肪較碳水化合物能更密集地儲存熱量。若以蛋白質儲備同等熱量，所需的重量則是脂肪的兩倍多。而當蛋白質「燃燒」釋出能量時，腎臟必須同時處理和清除額外的氮。相比之下，燃燒脂肪相對「乾淨」，只產生二氧化碳和水。

解構三脂甘油

「脂」和「油」兩詞是互通的。通常在室溫下，「脂」呈固體狀，「油」則呈液態，這與其飽和與不飽和脂肪酸含量有關。脂肪學名應是三脂甘油（Triglycerides），三脂甘油顧名思義，是3條脂肪酸結合在一個甘油分子上，呈立體的Y字形（見圖1）。無論是來自動物或植物的脂肪，其甘油全然一樣，而其脂肪酸的基本構造亦一樣，分別在於不同的動植物脂肪，有着不同比例及種類的脂肪酸。因為三脂甘油是由不同比例的各類脂肪酸組成，所以它們亦呈不同的立體形態。在談脂肪酸的分類前，首先要了解脂肪酸的結構。

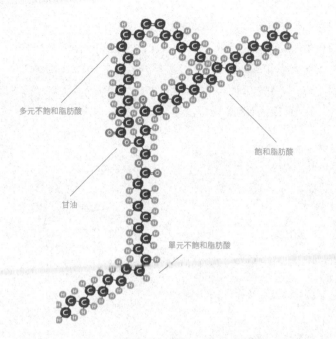

多元不飽和脂肪酸

飽和脂肪酸

甘油

單元不飽和脂肪酸

1. 三脂甘油的構造

脂肪酸主要是由碳、氫、氧等原子，所構成的有機分子結構，並以碳原子鏈結合着氫原子，在碳鏈的尾端結合兩個氧原子。碳原子是少數可以相互結合，形成長鏈或環狀的元素。碳鏈可有不同長度，由最少3至24個不等。

碳原子之間的結合，以共同分享一對、兩對或三對外環電子來形成。如果只分享一對電子，稱為單結合，以C—C代表；分享兩對者為雙重結合，以C＝C代表。在此狀態下，碳原子與碳原子之間因分享多於一對電子而顯得不穩定，出現了「空位」，其他原子可乘機進入，偷取其中一粒電子，與之形成新結合，因此雙重結合C＝C稱為不飽和結合。有雙重結合或不飽和的脂肪酸，相對飽和脂肪酸來說，就顯得化學上不穩定、容易變質了。

全條脂肪酸，除尾端與氧原子結合外，全部碳原子都以單結合和碳或氫原子連起來，稱為「飽和脂肪酸」（Saturated fatty acids）。而當全條脂肪酸僅有一處出現雙重結合，便稱為「單元不飽和脂肪酸」（Monounsaturated fatty acids）；兩處以上者是「多元或高度不飽和脂肪酸」（Polyunsaturated fatty acids)(見圖1)。

此飽和的概念可以一輛旅遊車作比喻。車代表碳原子鏈,座位代表碳原子,遊客代表氫原子。每雙座位可坐兩名遊客,全車滿座就是飽和脂肪酸;其中一雙座位的2名遊客一起下車是單元不飽和脂肪酸;若4名或以上遊客下車便是多元或高度不飽和脂肪酸。另一方面,旅遊車的空座位愈多,便愈容易引來不法分子進佔,這樣旅遊車就變得不安全,就像多元不飽和脂肪酸一樣,顯得化學上不穩定,非常容易變質。

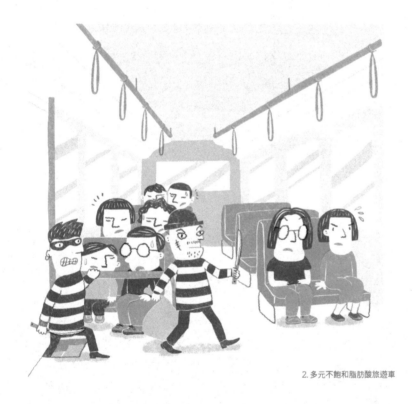

2. 多元不飽和脂肪酸旅遊車

何為奧米加3、6、7、9號?

我們常聽到的奧米加9號(Ω-9)油酸,是指在第9個碳原子出現第一個,亦是整條碳原子鏈中唯一一個雙重結合的脂肪酸。由於只得一處出現雙重結合,奧米加9號亦稱為單元不飽和脂肪酸(見圖3)。奧米加7號(Ω-7)亦屬此類。

奧米加6號(Ω-6)亞油酸(Linoleic acid)是指在第6個碳原子出現第一個雙重結合。這屬於多元不飽和脂肪酸,因此除第6個碳原子外,其他碳原子都會繼續在往後位

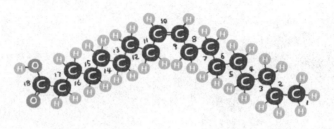

3. 奧米加9號（Ω-9）油酸

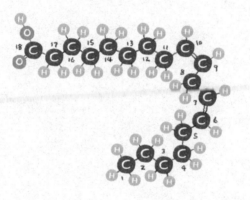

4. 奧米加6號（Ω-6）亞油酸

置出現雙結合(見圖4)。至於奧米加3號(Ω-3) α-亞麻油酸(alpha-Linolenic acid, ALA)及其中的二十碳五烯酸(Eicosapentaenoic acid, EPA)等，屬超級不飽和脂肪酸，因在第3個碳原子已經出現雙結合，往後陸續有來(見圖5)。

愈不飽和愈呈液態

在正常情況下，碳原子之間出現雙結合時，由於氫原子集中在一邊，佔用空間較另一邊為多，令脂肪酸在該處出現扭曲(見圖6)。換言之，在飽和的脂肪酸中，整條碳原子鏈都是單結合，使兩邊平均地結合着等量的氫原子，脂肪酸便呈筆直狀。這令有較多飽和脂肪酸的三脂甘油在室溫25℃下，容易像竹籤般緊密地簇集在一起，形成固體狀。

反之，有較多單元和多元不飽和脂肪酸的三脂甘油，在一處或多處出現扭曲，像彈簧般難以緊密地簇在一起，故在室溫仍然呈液態狀。脂肪的熔點，隨着不飽和脂肪酸的比例增加而下降。因此，你看見油脂在室溫25℃下已經凝固，便得知它有較多

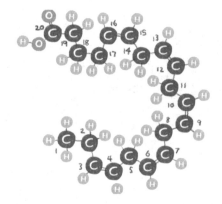

5. 奧米加3號(Ω-3)二十碳五烯酸(EPA)

飽和脂肪酸成份，例如椰油、棕櫚油及動物油等。雖然脂肪含飽和脂肪成份愈多，在室溫中愈易凝固，但在25℃以上的環境，如體溫36.5℃，所有飽和脂肪都在溶解狀態，故絕不會在體內凝固。

多元不飽和脂肪脆弱易壞

不飽和脂肪酸的比重，除決定脂肪的熔點，還決定脂肪的穩定性。不穩定是指脂肪酸因氧化作用而造成化學破壞。與飽和脂肪酸不同，多元不飽和脂肪酸非常脆弱，易被破壞，因它們的碳原子鏈很容易斷裂。像空氣中的氧能與脂肪酸中的雙重結合，發生化學反應而變質，此過程在高溫下更容易出現。

油類含愈多不飽和脂肪酸愈易變壞，反之亦然。出現雙重結合的不成對電子，使這些脂肪酸極易產生化學作用而變質。當暴露於光線、氧氣下，特別在受熱時，多元不飽和脂肪酸便開始氧化，形成自由基，酸腐敗壞起來。不飽和脂肪酸氧化後，產生稱為「過氧化脂質」的游離基，引發連鎖反應，破壞身體組織，是高度致癌物，亦是血管硬化的元凶之一。

油的禍害

進食酸敗油不單沒營養價值可言，還會引發炎症。炎症是許多疾病的關鍵，包括癌症、心臟病、過早衰老、自身免疫性疾病、消化系統疾病和不育等。[1]

1 Mary Enig and Sally Fallon. (2005). *Eat Fat, Lose Fat - Lose Weight and Feel Great*

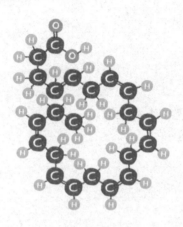

6. 出現扭曲的多元不飽和脂肪酸
二十二碳六酸(Docosahexaenoic acid, DHA)

with *Three Delicious, Science-Based Coconut Diets*. New York: Penguin.

2 Lee SH, et al. "Oxidative DNA damage and cardiovascular disease". *Trends Cardiovascular Medicine*. 2001 Apr-May, 11(3-4):148-155. Blair IA. "Lipid hydroperoxide-mediated DNA damage". *Experimental Gerontology*. 2001 Sep, 36(9):1473-1481.

明尼蘇達大學研究人員發現,反復加熱包括大豆油、紅花籽油和玉米油等植物油至煎炸溫度,可以產生有毒化合物(4-hydroxy-2-nonenal,HNE)。它與動脈粥樣硬化、中風、柏金遜症、腦退化症和肝臟疾病有關。其他科學研究發現,受熱破壞的多元不飽和脂肪會產生氫過氧化物(Hydroperoxides),然後再產生破壞細胞膜的醛(Aldehydes),還有導致癌症和其他慢性疾病的丙烯醛(Acrolein)。2

食肆聽從主流建制營養學派的「忠告」,棄用動物飽和脂肪及脂肪及棕櫚油,改用大豆油等植物油,以易敗壞的植物油煎炸食物,成為城市人健康的惡夢。更不幸的是,超市出售的大部份食用植物油,如大豆油、紅花籽油、葵花籽油、葡萄籽油、花生油和玉米油等植物油,尤其那些透明樽包裝的,實際上在出廠之前早已酸敗了。在食油製煉廠裏,這些種子油通過許多有毒化學物質進行提取,再進行漂白、去味、脫膠和除臭等程序,重新「美化」,才可應市。無論油的來源是從植物壓榨出來,還是聽來可怕的地下溝渠廢油,同樣都以此等程序來「淨化」,「淨化」後便無可分辨。2014年港台兩地的「黑心地溝油」風波,食衛局只能從貨源、批次、單據等來追查涉事的食油商,而非從化驗食油中獲得證據和線索,由此可見一斑。(詳見〈脂肪敗類〉一篇)

脂肪酸有長短

除上述以飽和程度來為脂肪酸分類的方法外,還可以脂肪酸的長短作分類(見圖7)。

以剛才的旅遊車比喻,大型至最大型旅遊車為有14至24個碳原子鏈的「長鏈脂肪酸」（Long-chain fatty acid, LCFA），中型的為有8至12個碳原子鏈的「中鏈脂肪酸」（Medium-chain fatty acid, MCFA），小型的乃有3至8個碳原子鏈的「短鏈脂肪酸」（Short-chain fatty acid, SCFA）。

剛才談過的單元不飽和油酸，是在碳原子鏈的第九個碳原子出現一個雙重結合的脂肪酸，所以其碳原子數目一定超過9個。實際上它是有18個碳原子的長鏈脂肪酸。而奧米加6號和3號的脂肪酸，亦屬此長鏈類。

短中鏈脂肪酸妙不可言

至於短、中鏈脂肪酸全屬飽和脂肪酸，但飽和脂肪酸卻未必是短、中鏈脂肪酸。椰油、棕仁油有最豐富的短、中鏈脂肪酸，佔其飽和脂肪酸成份的8成；其次是母乳，其脂肪有近5成；牛奶油則有2成多（椰油的好處詳見〈寶物掛樹上〉一篇）。

短、中鏈脂肪酸有很多非常獨特、鮮為人知的特點：它有比其他長鏈飽和脂肪酸更低的熔點，每克只有6.8卡路里，比其他脂肪的9卡路里為低。由此可見，一磅鮮牛奶油的熱量少於一磅植物牛油。大部份市民都被傳媒廣告誤導，以為牛油比植物牛油更易致肥。這是大錯特錯的，因一磅牛油其實只有8,000卡路里，而每磅椰油、棕仁油亦比同量的豆油（即俗稱菜油）少100卡路里。

除非大量攝取，否則短、中鏈脂肪酸是不須靠乳糜微粒（Chylomicrons）在血液中運載，因此不會在身體囤積成肥膏。乳糜微粒是血液中特別的載體，將吸收入腸道淋巴系統和血管的油脂運到肝臟、脂肪等組織。（詳見〈錯怪膽固醇I〉一篇。）

短、中鏈脂肪酸可直接到達肝臟及心肌細胞，迅速燃燒，釋出能量。不能吸收長鏈脂肪酸的人，便可選用含此類中鏈油（MCT oils）的特別醫療配方，來獲取脂肪提供的能量。此類中鏈油亦是初生嬰兒奶粉的重要成份，因母乳中5成的飽和脂肪就是此類脂肪酸，尤其是12個碳鏈的月桂酸（Lauric acid），便是母乳抗病毒、細菌的重要成份。中鏈油加入奶粉，才令不吃母

癸酸（Capric acid，6 碳烷酸）

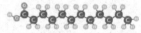

月桂酸（Lauric acid，12 碳烷酸）

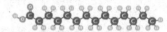

肉荳蔻酸（Myristic acid，14 碳烷酸）

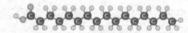

棕櫚酸（Palmitic acid，16 碳烷酸）

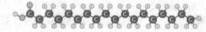

硬脂酸（Stearic acid，18 碳烷酸）

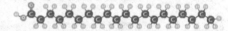

花生酸（Arachidic acid，20 碳烷酸）

7. 脂肪酸有長短

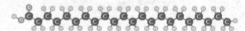

山嵛酸（Behenic acid，22 碳烷酸）

乳的嬰兒能攝取足夠月桂酸，增強抵抗力。

人體進食澱粉質和蛋白質後，可製造出長鏈飽和脂肪酸。所以，不吃油脂但吃澱粉質一樣會肥胖。長鏈飽和脂肪酸在肝臟可轉化成奧米加9號（Ω-9）油酸，來維持生理平衡及需要。

豬油只含40%飽和脂肪

當我們對脂肪有更透徹的認識之後，我們便知道每一種天然油脂都由不同比例的飽和脂肪酸及不飽和脂肪酸混合組成，例如經常被營養師指為含飽和脂肪的豬油，實質上其不飽和脂肪酸達60%。雞油有70%不飽和脂肪酸，僅低於橄欖油的82%，所以雞油和橄欖油的脂肪成份只差一成多罷了（見圖8）。

怎樣選煮食油？

煮食油的煙點是在油燃燒時，出現可見油煙的溫度。大多數烹飪書籍會提醒人在選擇煮食油時要考慮油的煙點，以配合特定烹飪方法。輕量級炸油的煙點是225℃，重量級炸油的煙點則高至235℃。雖然在選食油時，煙點確實有參考價值，但它並不是食油健康與否的重點所在。

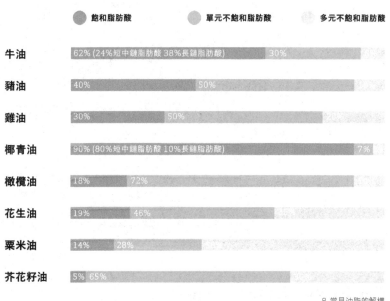

8. 常見油脂的解構

圖例：
- 飽和脂肪酸
- 單元不飽和脂肪酸
- 多元不飽和脂肪酸

牛油	62% (24%短中鏈脂肪酸 38%長鏈脂肪酸) 30%
豬油	40% 50%
雞油	30% 50%
椰青油	90% (80%短中鏈脂肪酸 10%長鏈脂肪酸) 7%
橄欖油	18% 72%
花生油	19% 46%
粟米油	14% 28%
芥花籽油	5% 65%

油中的游離脂肪酸（Free fatty acids）愈高，就分解得愈快，並開始冒煙。油脂提煉得愈多，游離脂肪酸愈少，煙點就愈高。然而，游離脂肪酸通常僅佔總油量的1%，因此煙點不是油耐熱能力的指標。[3]

氧化穩定性才是先決條件

水解（Hydrolysis）和氧化（Oxidation）是油受熱時兩種主要降解過程。[4] 而氧化穩定性（Oxidative stability）是指某種油在被持續加熱時，與空氣中的氧產生化學反應，繼而分解和產生有害化合物的能耐。因此，氧化穩定性才是烹調過程中油的特性之最佳指標。[5]

Rancimat®是檢測油的氧化穩定性的最常用方法之一。[6] 它可通過加熱和注入空氣來加快油的氧化反應，以監測其在酸敗時產生的揮發性物質，評估油的受熱穩定性。該檢測以「導引時間」（Induction time）量度油在被分解前所需的時數，例如特級初榨橄欖油（Extra virgin olive oil）和初榨椰青油（VCO），可持續一整天加熱至110°C；但芥花籽油（Canola oil）便只有7.5小時的受熱能耐。

3 Gennaro, L., et al. (1998). "Effect of Biophenols on Olive Oil Stability Evaluated by Thermogravimetric Analysis". *Journal of Agricultural and Food Chemistry*. 46:4465-4469.
Gomez-Alonso, S., et al. (2003). "Changes in Phenolic Composition and Antioxidant Activity of Virgin Olive Oil during Frying". *Journal of Agricultural and Food Chemistry*. 51:667-672. PMID 12537439.
Chen, W., et al. (2013). "Total Polar Compounds and Acid Values of Repeatedly Used Frying Oils Measured by Standard and Rapid Methods". *Journal of Food and Drug Analysis*. 21(1):58-65.

4 Monoj K. Gupta, Kathleen Warner, Pamela J. White. (2004). *Frying Technology and Practices*. Champaign, Illinois: AOCS Press.

5 World Health Organization, Food and Agriculture Organization of the United

Nations. (1994). *Fats and oils in human nutrition*. Rome: Food and Agriculture Organization of the United Nations.

6 Metrohm. "Oxidation stability of oils and fats - Rancimat method". *Application Bulletin*. 204/2 e.

7 Gray, S. (2015, Jun). "Cooking with extra virgin olive oil". *ACNEM Journal*. 34(2):8-12.

8 Nina Planck. (2016). *Real Food: What to Eat and Why*. USA: Bloomsbury.

9 Emily Benfit. (2013, Mar). "The Truth About Grapeseed Oil: Is it Really Healthy?". *Butter Believer*. Retrieved from: http://butterbeliever.com/is-grapeseed-oil-healthy/ [Accessed 28 Sep 2017]

油的穩定性與多元不飽和脂肪酸含量直接相關，油中含有愈豐富的多元不飽和脂肪酸，就愈容易被氧化，產生有害化合物。特級初榨橄欖油有逾70%的單元不飽和脂肪酸和高抗氧化力；而初榨椰青油更有逾80%是飽和脂肪酸，賦予其超卓穩定性。7

高煙點葡萄籽油不適合煎炸

近年華人社會出現不少所謂「健康飲食專家」，這些人無甚醫學或科學背景，卻肆意宣揚未經引證的健康飲食療法。葡萄籽油便是典型的例子，在他們吹捧之下成了烹飪油首選。葡萄籽油是來自葡萄種子的油。這絕對是新科技的產物，在食品供應工業化之前，葡萄籽油根本聞所未聞。因為葡萄籽本身含油份非常之少，非得使用高科技機械和／或化學溶劑，才能從中榨取油脂。大多數葡萄籽油的榨取過程會用上己烷(Hexane)和其他有毒的致癌溶劑進行加工，以提取和淨化油，這些化學物質會殘留在最終產品中。

葡萄籽是葡萄酒釀造業產生的廢料，將之轉化為高度市場化的健康產物，確是一個非常棒的天才理念。但葡萄籽油對健康又是否非常好呢？葡萄籽油由高達73%的多元不飽和脂肪酸、17%的單元不飽和脂肪酸，以及僅10%的飽和脂肪酸組成。由於葡萄籽油煙點高(約216℃)，經常被視為高熱烹飪的首選。但其實含高飽和脂肪酸才是最穩定、最適合高熱烹調的油脂。

葡萄籽油被宣揚具高抗氧化能力，因為它的維他命E含量確實特別高，大約每湯匙含3.9毫克維他命E，而每湯匙橄欖油只有約1.9毫克。不過那是因為葡萄籽油實在含有太多極易被氧化的多元不飽和脂肪酸，所以在大自然的微妙設計下，植物要儲藏更多抗氧化維他命來保護它，以免它在自然環境中被氧化破壞。但以超高壓從種子迫出它的油，再用來煎炸，卻絕非自然界所能保護得來的。葡萄籽油的煙點特別高，因其含有苯酚(Phenols)成份，苯酚是具抗成煙性的植物化合物。事實上，含高量的多元不飽和及亞油酸，以及熱敏的維他命E，已經使葡萄籽油在一開始受熱時已被破壞了。8 其中的多元不飽和脂肪酸，遠在比煙點低的溫度下，已被氧化並形成自由基。苯酚含量多少無助減少氧化造成的破壞。基本上，煙點與評估油受熱被破壞的影響，以及對健康安全方面的影響完全無關。9

食油受熱，開始產生油煙，此油正被破壞。但其實葡萄籽油的敗壞早在煙點之前已經發生。再者，我們現時於飲食中攝取了太多奧米加6，為什麼非要使用葡萄籽油呢？在選擇煮食油時，脂肪酸的組合更為重要——需要找含高穩定性的飽和脂肪酸，因其最難形成自由基。高煙點充其量只能作為第二個考慮因素。由受熱的穩定性來看，順序應為：飽和脂肪酸、單元不飽和脂肪酸、多元不飽和脂肪酸。10 (關於多元不飽和脂肪酸的害處，詳看〈大脂謊話〉一篇。)

10 Michael A. Schmidt, Ph.D. (2001). *Brain-Building Nutrition: How Dietary Fats and Oils Affect Mental, Physical, and Emotional Intelligence.* Frog Books.

大脂謊話

不單是坊間報刊，就連現時的營養學教科書、醫學期刊，在油脂課題上的論述都不盡不實。個別個案可當作無心之失，但集合起來便顯得有點狡詐。在這個當謊話重複百遍就成事實的世界裏，這些錯誤「事實」根深蒂固地植入了後學的思想裏，成為金科玉律。在現時食物、營養、健康的科研「行業」裏，任何科研人員若發現研究結果與現今主流營養學建制派、政府着力宣傳的觀點相違背的話，便處於非常尷尬的局面。這個亦是為什麼我們聽不到謬誤背後的真相和正確事實的緣由。很少科學家真的願意站出來質疑在主流宣傳下眾所周知的「金科玉律」。幸好亦有少數傑出優秀的醫學家和研究學者，堅決反對這些「金科玉律」，提出相反的證據，直斥其非。可惜，業界同儕非但不虛心聆聽，還將他們疏遠兼邊緣化，視為異類。相比之下，許多唯唯諾諾的同業卻在這領域飛黃騰達，得到受惠於「金科玉律」的既得利益者給予數百萬美元的科研經費支持。

為將來能再獲得金錢資助，科研人員必須在避免「觸犯」主流營養學建制派的同時，小心翼翼地公佈其研究結果。這類「高手」大有人在，他們於開首引言（Introduction）時便刻意重複流行的金科玉律，跟着以數據表（Table）的形式登出他的「另類」結果，又不詳加說明。有時更故意遺漏某些的基值（Baseline data）或平均值，使「另類」數據驟眼看來不一致，以此來「粉飾太平」。最後在討論（Discussion）或撮要（Abstract）部份繼續詳論主流的金科玉律。此科研一經刊登，便向合適的業界或政府部門申請下一項科研經費。

1 Rose, G., et al. (1983). "The Implication for Public Health Policy in the UK is that a Preventive Programme such as we Evaluated in this Trial is Probably Effective...", *The Lancet*, 1:1062-1065.

舉一例說明之。1983年一份刊登於著名醫學期刊《刺針》（*The Lancet*）的醫學文獻，跟進了一個長達多年、有數千個英國人參與的研究。研究要求一半的參與對象將飽和脂肪和高膽固醇的食物從餐膳中剔除，再要他們戒煙，以及進食被視為「健康時尚」的不飽和植物油與人造植物牛油；而另一半參與對象則繼續吃油膩食物及抽煙。一年後，結果出人意表，「健康時尚」那組的死亡率超出仍在吸煙、吃高飽和脂肪和膽固醇食物的那組達100%！但科研人員在結論中，對實際數據反映出來的結果隻字不提，還理直氣壯地指出：「此可啟示英國在公共衛生政策上，可以參照我們這次所評估的結果，並將之視為有效的預防措施……」1

奈何，毫無科研法理知識的傳媒記者，跟着便在電視、電台、報刊引述來自這些權威醫學期刊的科研報告，繼續大肆報導，渲染此「流行垃圾」。我們的兒女、孫兒、曾孫兒的健康，便成為由此衍生出來、現今奉行的所謂低脂及低膽固醇的「健康」飲食的犧牲品。這可能是那些始作俑者也始料不及的。

冠心病患者數字急升

在20世紀初，人類對心臟病這名詞還是非常陌生。儘管該時期的死因統計不甚完善，但眾多資料都顯示出，心臟病只佔當時死亡率少於10%，遠較傳染病如肺炎及肺癆少。在1920年，哈佛大學醫學院裏有段小插曲：一名年輕的內科醫生Paul Dudley White向同事推介一部德國新研製、能顯示心血管有否阻塞的心電圖機。當時同事們異口同聲地勸他，不如另選些更賺錢的專科來幹，因當時心血管阻塞的病患少之又少，好不容易才找到受益於這部新儀器的病人。但40年後、20世紀中期，冠心病(Coronary heart disease)在美國已成為主要的殺手病，佔死亡率3成。心肌梗塞在1910年差點不存在，到1930年代亦只導致每年約3,000人死亡，但在1960年代則每年最少有50萬人死於心肌梗塞。現在至少4成美國人死於心血管疾病。而在本港，心血管病於最常見的致命疾病中排名第三。2015年患此類疾病的住院病人出院次數及住院病人死亡人數，共約77,600人次；其中因心臟病而死的登記人數有6,190人，佔2015年總死亡人數約13.2%。是什麼帶來如此急劇的改變呢？

一方面在於傳染病減少、運輸工具的改善、完善的居住環境、潔淨的自來水系統，這一切都讓大多數人活至成年，活到可出現心臟病的年紀。另一方面，就是飲食習慣的改變。自20世紀初起，美國農業部開始統計各種糧食供應的數據，並注意到美國人改變了食用油脂類的習慣。在1910至1970年的60年間，美國人食用傳統動物膏油佔餐膳的比率由83%減至62%，牛奶油的食用量一直遞減，反而植物油，尤其是經氫化而成的人造牛油食用量卻不斷上升。1950年，牛奶油由每人每年食用18磅減至約10磅，取而代之的是人造牛油，由初期每人每年兩磅急升至每年8磅，氫化植物油更由每人每年3磅，急升至每年超過10磅。當地人過去80年進食的膽固醇只有1%的輕

2 Enig, M. G., PhD. (1995). *Trans Fatty Acids in the Food Supply: A Comprehensive Report Covering 60 Years of Research.* 2nd Edition. Silver Spring, Maryland: Enig Associates, Inc, 4-8.

微增長，但人造牛油、氫化精製植物油卻大增400%，而白糖及精製碳水化合物也增長近6成。[2]

這些統計都明顯不過地指出，要重拾健康、離開心血管疾病的魔掌，便應進食一直養活我們歷代祖先的傳統食物，如肉類、蛋、牛奶油、芝士等，避開一切充斥超市的新潮植物油等精製食品。但事情的發展卻剛剛相反。

「金科玉律」背後的真相

3 Keys, A. (1953). "Atherosclerosis: A Problem in Newer Public Health". *Journal of Mount Sinai Hospital New York.* 20:118-139.

4 Keys, A, et al. "Coronary Heart Disease among Minnesota Business and Professional Men Followed 15 Years". *Circulation.* 1963 Sep, 28:381-395.

大家經常聽到什麼多吃飽和脂肪和高膽固醇食物，便容易產生血管阻塞、導致冠心病等「金科玉律」，其實最初是由美國一名叫Ancel Keys的生理學家在1953年提出的假設性理論。[3] Keys是美國明尼蘇達大學生理衛生實驗室主管，他揚言不單傳染病或職業病可預防，任何疾病都可預防。他尤其著眼的是，當時在美國企業的行政階層中，心血管疾病的發病率正在攀升。他們可算是第二次世界大戰後飲食最豐盛的人群。然而受盡二戰蹂躪、食物匱乏的歐洲，心血管疾病患病率卻急劇下降。Keys假定膽固醇水平和心血管疾病之間有關連，並通過考查明尼蘇達州商賈的飲食與其健康的關係，開始了首個心血管疾病的前瞻性研究。[4]

研究預計要花15年才能完成，直到1963年才有結果公佈。然而在1955年，Keys自覺已找到足夠證據，支持他在日內瓦世界衛生組織的會議上發表他的「飲食與心臟病理論」（Diet-heart theory）。他一口咬定高飽和脂肪食物就是心臟病元凶，並搬出一個圖表來支持其理論（見圖1）。此圖將6個國家的數據滙合一起，顯示出進食脂肪量與心臟病死亡率有密切的直線相關。即是說吃飽和脂肪愈多的人，死於心臟病的就愈多。圖中的直線工整非常，似物理學的圖表多於生物學的，在統計學上是完全正相關的。以統計學的「直線回歸法」來分析檢驗，即當斜線向下繼續延伸，到達xy軸的起點，便得出奇怪的結果：若你完全不吃脂肪，你便永不會患上心臟病。

5 Yerushalmy, J. and Hilleboe, H.E. "Fat in the Diet and Mortality from Heart

他的言論有違醫學邏輯，尤其在歐洲，惹來劣評如潮。批評者說：「以源自22個國家的數據，來顯示不同國家人民從飲食攝取的脂肪量，與動脈硬化

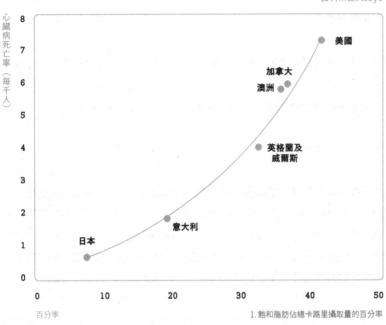

資料來源: Keys

心臟病死亡率（每千人）

美國

加拿大

澳洲

英格蘭及
威爾斯

意大利

日本

百分率　　　1. 飽和脂肪佔總卡路里攝取量的百分率

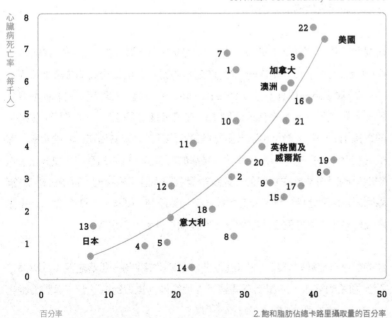

資料來源: Yerushalmy and Hilleboe

心臟病死亡率（每千人）

美國

加拿大

澳洲

英格蘭及
威爾斯

意大利

日本

百分率　　　2. 飽和脂肪佔總卡路里攝取量的百分率

1. 澳洲
2. 意大利
3. 加拿大
4. 斯里蘭卡
5. 智利
6. 丹麥
7. 芬蘭
8. 法國
9. 德國
10. 愛爾蘭
11. 以色列
12. 意大利
13. 日本
14. 墨西哥
15. 荷蘭
16. 新西蘭
17. 挪威
18. 葡萄牙
19. 瑞典
20. 瑞士
21. 英國
22. 美國

Disease; A Methodologic Note". *New York State Journal of Medicine.* 1957 Jul, 57(14):2343-2354

和退行性心臟病死亡率之間的關係,是不成立的。當中所涉及的關聯,不能認定是飲食脂肪量或心臟病死亡率。這種脆弱的關聯,明顯不能視為對脂肪作為動脈硬化及退行性心臟病病因的假設提供了什麼有力的支持。」5

但出乎意料地,Keys的理論卻在美國受到異常重視。一年後《刺針》竟發表文章表示:「此圖表顯示餐膳的脂肪量與心臟病的風險有非常可信的關連。」1956年,美國心臟協會(American Heart Association, AHA)的發言人同時出現在全國三個電視台,推廣Keys的脂質假設,特以宣揚所謂的「謹慎飲食」(Prudent Diet)。他們警告國民,食用大量牛奶油、豬油、雞蛋和牛肉會導致心血管疾病,並倡議以玉米油和含高反式脂肪的人造牛油代替牛奶油,早餐則以穀物如玉米片等精製碳水化合物代替肉類和雞蛋。

當時很多科學家對此不敢苟同,例如美國心臟協會創始人之一Paul Dudley White博士,就認同歐洲同業的觀點。他表示:「我自1921年開始當心臟科醫生,1928年之前從未見過心肌梗塞或心臟病突發的病人。回到1920年之前絕少出現上述病患的日子,我們的脂肪來源卻是牛奶油和豬油。我認為我們都會受益於當時的飲食習慣,沒有人聽過什麼玉米油這個名詞。」不幸的是,忠言逆耳,反對聲音總被忽視。美國心臟協會在背後着力策動,導致美國政府採納了它的建議,推廣與預防心臟病目標完全背道而馳的飲食模式。

6 Keys, Ancel, ed. (1970). "Coronary Heart Disease in Seven Countries". *Circulation.* 41(4 Suppl.):I 1-200.

近代丹麥醫學家、瑞典醫生Uffe Ravnskov仔細審查所有過往支持這「金科玉律」的科研後,發覺一切都是不盡不實的謊話。他的著作*The Cholesterol Myths*抽絲剝繭地指出每個被視為有力證據的科研當中錯漏百出的地方,如刻意隱瞞相反的另類數據、玩弄統計學的數字把戲,來以偏概全、譁眾取寵等等。例如書的第一章便指Keys在美國發表的科研,與在日內瓦發表的不同,刻意隱瞞相反的另類數據。其實當時Keys可搜羅到不只6、7個國家,而是22個國家的數據,但他只選擇列出7個國家的數據來支持他的論點。6 若以全部22個國家的數據來繪圖,便得出一幅像滿天星的「無線性相關」的散點圖(見圖2),絕無可能出現他所發表的「完全正相關」直線圖。

動物油脂與植物油脂爭戰

在科學上，這種流行病學研究epidemiologic study始終被認為比起隨機對照實驗欠缺說服力。因此，Keys還進行了以玉米油代替牛奶油和其他脂肪的對照科研——「明尼蘇達冠狀動脈實驗」（Minnesota Coronary Experiment）。實驗始於1968年，持續了5年。Keys及其同事在精神病院和養老院內招募9,750人，受試者分為兩組，進食標準化的配給膳餐。一組進食飽和脂肪含量高的膳餐，另一組則進食以植物油為主的大量多元不飽和脂肪酸膳餐，兩組的膽固醇攝入量也受嚴控。

要注意的是，這已是至今為止最大型和設計得最好的營養科研之一。近萬名受試者5年的膳食費全由研究單位負責，如此昂貴的科研今天沒可能會獲資助。這可被視為現代經典的研究，旨在證明通過仔細控制飲食，減少攝取飽和脂肪和膽固醇，加入植物油，以降低血液膽固醇，可能會有大大減少心血管疾病之效。Keys和他的同事Ivan Frantz預料，那組進食含高飽和脂肪的奶酪、牛奶、牛油和牛肉等典型美式飲食的受試對象，會有更高的膽固醇和更易患上心臟病。

出乎意料的結果

雖然研究已於1973年結束，但直到16年後，於1989年才發表。研究顯示，食用對「心臟健康」的玉米油的受試者，血液膽固醇水平顯著下降達14%，但並不令他們不容易死於心臟病。[7]

7 I. D. Frantz, et al. "Test of Effect of Lipid Lowering by Diet on Cardiovascular Risk: The Minnesota Coronary Survey". *Arteriosclerosis, Thrombosis, and Vascular Biology.* 1989 Jan-Feb, 9(1):129-135.

對於這麼重要的臨床科研來說，延遲公佈結果16年之久，實在非比尋常、匪夷所思。科研人員應是對結果不太滿意。因他們所做的科研，正正是當時美國主流醫學界、藥廠、食品製造業，在策劃抗飽和脂肪及膽固醇運動時，期待着的一劑強心針。

Keys等人試圖在不利的科研數據上作出修正護航，希望帶來有利的轉變。他們提出，如果這項研究持續時間延長，結果便會變得更為有利：「雖然這項研究顯示治療飲食組的心血管疾病患病率或總死亡率，在統計學上並無顯著下降。在35至39歲和45至55歲的組別，他們發現治療帶來一些有利的『頭緒』，但承認改變實在小到無法在統計學上成立。但研究者懷疑，如果治療時間更長，這年齡群中便可出現顯著下降。」若是現今醫學文獻的編輯，便一定會刪除此類研究者的猜測。

背後真相重見天日

此原刊於1989年動脈粥樣硬化醫學期刊*Atherosclerosis*的文獻，遺漏了莫大隱情。若不是有美國國立衛生研究院（National Institute of Health）的Christopher Ramsden醫生，那可能會成為一個永遠埋葬了的秘密。Ramsden醫生和同事認識了克利夫蘭診所（Cleveland Clinic）的心臟病專家Robert Frantz醫生，有幸看到他父親Ivan Frantz，即當年Keys的同事，在2009年去世之前秘藏在家園大宅地下室的數據原本。這是一個包含所有來自「明尼蘇達冠心調查」（Minnesota Coronary Survey）數據的原始資料夾。

8 Christopher E. Ramsden, et al. "Re-evaluation of the traditional diet-heart hypothesis: analysis of recovered data from Minnesota Coronary Experiment (1968-73)". *BMJ.* 2016 Apr, 353:i1246.

當重新分析當年收集的原始數據之後，文獻發佈並刊登於2016年《英國醫學期刊》（*British Medical Journal, BMJ*）中。數據明確顯示，玉米油有助降低膽固醇，但並沒有降低死亡率。事實上，所謂實行「心臟健康」飲食的治療組，比起那些吃牛油、肥膏的美式飲食組，更有可能在受試期間死亡。膽固醇愈低，死亡率愈高，明顯不過。8

Ancel Keys唯一正確的觀點，就是地中海式飲食是健康的。但這並不意味着要削減高動物脂肪的攝取。地中海式飲食模式還包括進食許多蔬菜、水果、魚、堅果和豆類等，配以大量橄欖油。

「明尼蘇達冠心調查」並不是唯一一個比較植物油與飽和脂肪的隨機科研。Ramsden醫生繼續努力發掘出於上世紀60年代澳洲的一項研究中，像「明尼蘇達冠心調查」一樣，長久以來從未被分析過的關鍵數據。

9 Ramsden C. E., et al. "Use of dietary linoleic acid for secondary prevention of coronary heart disease and death: evaluation of recov-

在此「悉尼飲食心臟研究」（Sydney Diet Heart Study）中，招募了曾有心臟病突發的男性458人，當中一半繼續以往的高飽和脂肪飲食，另一半則改吃紅花籽油（Safflower oil）。正如明尼蘇達州的研究一樣，以「心臟健康」

飲食治療的男性，膽固醇水平平均下降，但卻更有可能再因心臟病突發而死亡。[9]

多個研究支持多吃飽和脂肪

Uffe Ravnskov就此謬誤致函著名《英國醫學期刊》編輯部，並在刊登於2002年1月《英國醫學期刊》的署名文章中，指出結集了流行病學研究，根本找不到證據支持高動物脂肪的餐膳會導致心血管疾病這概念。例如嚴格遵循素食的南印度人，其冠心病死亡率是葷食的北印度人的7倍，縱使北印度人比南印度人進食多19倍的動物脂肪，他們的平均壽命亦長8年。再者，亦有研究指出，可能是全球進食最高動物脂肪的肯雅馬賽族人，他們的心電圖出現異常的機會遠低於美國人，血管硬化亦極罕有。搜羅33個國家、103段時期的數據，發現其中30段時期，當人們進食的脂肪量增加時，冠心病死亡率亦相應增高；可是於另外33段時期中，有10段時期人們的脂肪進食量同樣增加，但冠心病死亡率卻維持不變，甚至在其餘23段時期更出現下降。

綜合共有超過15萬人參與的21項世代研究（Cohort study，即是將患有某種疾病的人與未患有該疾病的人做比較，以觀察暴露於化學物質或其他風險因素時，他們之間的差異）後，都找不出一個飲食模式符合「高脂飲食會帶來壞影響」這個流行觀點。更重要的是，有系統地回顧以往不同試驗的結果，都在反駁進食脂肪與心臟病有關的觀點。從這些試驗研究可見，所謂的低脂飲食實在不能減低死亡率。那些堅稱心臟病與高脂飲食有確實關係的科研人員，其實一直刻意漠視不合意的「另類」結果。[10]

飽和脂肪對心血管病無影響

在2010年，美國兒童醫院奧克蘭研究所（Children's Hospital Oakland Research Institute）的Patty Siri-Tarino 博士和 Ronald Krauss 博士，與哈佛大學的Frank B. Hu博士聯合進行薈萃科研分析研究（Meta-analysis of studies）。他們研究了所有以前發表過的文獻，旨在檢視飽和脂肪與冠心病、中風或其他心血管疾病的關係。值得留意的是，這類直接研究飽和脂肪對健康的影響非常難得和罕有。研究人員不僅對飽和脂肪及膽固醇的影響感興趣，更想知道飽和脂肪對心血管病的直接影響。

ered data from the Sydney Diet Heart Study and updated meta-analysis". *BMJ*. 2013 Feb, 346:e8707.

10 Ravnskov U (2002) Diet-heart disease hypothesis is wishful thinking. BMJ 324, 238. Ravnskov, U. "The Questionable Role of Saturated and Polyunsaturated Fatty Acids in Cardiovascular Disease". *Journal of Clinical Epidemiology*. 1998 Jun, 51(6): 443-460.

11 F.B. Hu, et al. "Meta-analysis of Prospective Cohort Studies Evaluating the Association of Saturated Fat with Cardiovascular Disease". *American Journal of Clinical Nutrition.* 2010 Mar, 91(3): 535-546.

21項符合設計及可靠性標準的研究被納入薈萃分析，囊括了347,747名受試者。他們被追蹤了5至23年不等，期間有11,006例受試者患上冠心病或中風的案例。科研結果顯示，絕對無法透過分析攝取飽和脂肪的分量，來有效預測人們患上心血管疾病的風險。科研人員總結時指出：「攝入飽和脂肪與冠心病、中風或其他心血管疾病風險增加全無關係。」11

在統計學上，進食高飽和脂肪的人與進食少量飽和脂肪的人，其患冠心病、中風或其他心血管疾病的機會率相同。即使科研已考慮了年齡、性別及各科研質量等因素，都沒有改變最終的結果：即沒有證據顯示，攝取飽和脂肪有增加或減少患心血管疾病的風險。此薈萃分析關注的重點在於心臟病和其死亡風險，所以着眼點不在飽和脂肪會否提升膽固醇水平，而是攝取飽和脂肪會否直接令人患上心血管疾病。分析也正好解答人們實質的關注點，得出飲食中的飽和脂肪量與心血管疾病幾乎全無關係的結論。

12 R. S. Kuipers, et al. "Saturated Fat, Carbohydrates and Cardiovascular Disease". *Netherlands Journal of Medicine.* 2011 Sep, 69(9):372-378.

這並不是唯一一個證明飽和脂肪無害兼未直接參與心血管疾病過程的科研。2011年秋天，荷蘭醫學期刊*Netherlands Journal of Medicine*發表了一項名為〈飽和脂肪，碳水化合物和心血管疾病〉("Saturated Fat, Carbohydrates, and Cardiovascular Disease")的新科研。像先前的薈萃分析一樣，其旨在檢視目前飽和脂肪影響健康的科學數據、所有有關的爭議，以及飽和脂肪在心血管疾病的潛在角色。科研人員的結論指出：「膳食攝入的飽和脂肪酸與血清總膽固醇量適度增加有關連，卻與心血管疾病無關。」12

由此可見，一切所謂支持抹黑飽和脂肪的科研所發展出的間接推論，即指攝取飽和脂肪會提升血清總膽固醇量，導致患心血管疾病的風險提升，完全不成立。

13 Aseem Malhotra, et al. "Saturated fat does not clog the arteries: coronary heart disease is a chronic inflammatory condition, the risk of which can be effectively reduced from healthy lifestyle interventions". *British Journal of Sports Medicine.* 2017 Aug, 51(15):1111-1112.

最新刊登於2017年《英國運動醫學期刊》(*British Journal of Sports Medicine*)的編輯文獻再次支持Uffe Ravnskov的觀點。這不是一項科研，而是對多個觀察性研究作系統性評價和薈萃分析meta-analysis。13

分析結果顯示，在健康的成年人中，以下各項均與攝取飽和脂肪量絕無關連：
· 所有致命原因的死亡率 (All-cause mortality)

- 冠心病風險
- 冠心病死亡率
- 缺血性中風 (Ischemic stroke) 風險
- 2型糖尿病風險

作者於結論時一針見血地指出，對冠狀動脈疾病的發病機制和治療「迫切地需要一個思考模式轉變」(urgently require a paradigm shift)。首席作者、心臟病學家Aseem Malhotra醫生在接受加拿大廣播公司(CBC)新聞訪問時說：「當查究全部科研證據時，有一點非常清楚，就是飽和脂肪不會阻塞心臟動脈。可悲的是這幾十年來，這仍是治療心臟病和公共衛生宣傳的焦點。」14

同樣，在心臟病的二次預防治療方面，作者從薈萃分析觀察到，減少攝取包括飽和脂肪的脂肪量，對心肌梗塞、心血管疾病死亡率，或所有原因的死亡率毫無益處。最後，研究人員申明，值得注意的是，在一項針對停經後婦女患冠心病而進行的血管造影科研中，發現攝取更多飽和脂肪實際上與減慢動脈粥樣硬化有關連，而攝入碳水化合物和多元不飽和脂肪，卻與加快病變有關。15

正如心臟病專家Michael Farkouh醫生在訪問表示，要遠離精製碳水化合物如白糖、白麵粉及白米(三白)，因當身體組織對胰島素麻木時會引發炎症反應。他說：「這個編輯文獻確定了含豐富碳水化合物的飲食或與胰島素抵抗(Insulin resistance)，令細胞對胰島素麻木有關，這令身體出現內在炎症病變，攻擊血管壁，動脈便開始硬化了。」16

科研主筆還指出，長期的壓力是引發冠心病不容忽視的危險因素。長期的壓力使身體的炎症反應持續高企。正如研究顯示，環境壓力，如童年創傷，可以將預期壽命降低20年。

以上證明，大眾經常被廣告、傳媒、主流建制營養學界及醫學界等誤導，被植入了根深蒂固的信念，以為飽和脂肪會堵塞動脈。實際上探討飽和脂肪對心臟病及其死亡率的直接影響之研究實在很少，而且上述科研亦顯示，兩者的關連很薄弱，甚至絕無關連。

14 "Pass the butter: Cutting saturated fat does not reduce heart disease risk, cardiologists say". CBC News. 2017 Apr 25. Retrieved from: http://www.cbc.ca/new health/pass-the- butter-cutting-saturated-fat- does-not-reduce-heart- disease-risk-cardiologists-say- 1.4085453 [Accessed 28 Sep 2017]

15 Mozaffarian D., Rimm E.B., Herrington D.M. "Dietary fats, carbohydrate, and progression of coronary atherosclerosis in post-menopausal women". The American Journal of Clinical Nutrition. 2004 Nov, 80(5):1175-1184.

16 "Pass the butter: Cutting saturated fat does not reduce heart disease risk, cardiologists say". CBC News. 2017 Apr 25. Retrieved from: http://www.cbc.ca/news/ health/pass-the- butter-cutting-saturated-fat- does-not-reduce-heart-disease-risk-cardiologists-say- 1.4085453 [Accessed 28 Sep 2017]

間接推論抹黑飽和脂肪

動脈粥樣硬化或冠心病等心血管疾病，與飲食脂肪、油脂和膽固醇之間的病因關係，一直是業界60多年來研究的焦點。普遍主流共識是：一、攝取天然飽和脂肪會引起心臟病；二、攝取多元不飽和的油可以防治心臟病；以及再進一步的三、攝取高膽固醇食物也是致病因素。

在流行病學中，普遍科研文獻往往將患心血管疾病的風險增加歸咎於血清膽固醇水平升高，而膽固醇水平升高又被認為是因為從飲食中攝入了飽和脂肪和膽固醇。主流建制營養學者由此推展出一個間接的論證，即攝入較高飽和脂肪後，增加了膽固醇水平，而膽固醇水平就表示將會增多少患心臟病的風險。但是，將飽和脂肪歸咎為心血管疾病的罪魁禍首，首先要確切證實以下兩項條件：一、血清膽固醇與心血管疾病有關連；二、血清膽固醇水平和飽和脂肪的攝取有關連。

大部份科研設定在驗證第一項，主角是血清膽固醇，而不是飽和脂肪。所以，這一切都建立在血液膽固醇水平會增加心臟病風險的謬誤上。（見下圖，詳情另請參看〈錯怪膽固醇I〉及〈錯怪膽固醇II〉兩章。）

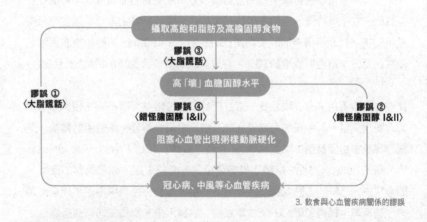

3. 飲食與心血管疾病關係的謬誤

高飽和脂肪令脂蛋白變好

17 D. M. Dreon, et al. "Change

再者，就算飽和脂肪確實提高了總體膽固醇水平，即第二項條件成立，但其效果仍然是正面的。因為它導致高密度脂蛋白（High-density lipoprotein, HDL）水平升高，多於低密度脂蛋白（Low-density lipoprotein, LDL）水平，這令血液有更高的抗氧化及抗炎能力。更重要的是，眾多科研已證實，飽和脂肪對低密度脂蛋白和高密度脂蛋白的顆粒大小有正面影響。它使這些脂蛋白顆粒變得更大、更蓬鬆、更浮動，並使那些能引發血管壁炎症、又小又緻密的脂蛋白顆粒大減，如低密度脂蛋白B型（LDL pattern B）、脂蛋白(a)（Lipoprotein(a), Lp(a)）和高密度脂蛋白3型（HDL3）等的數量。這被稱為「低密度脂蛋白顆粒種類分佈的轉移」（Distribution shift of LDL particles）。17

雖然降低脂肪攝取量可能減少總體低密度脂蛋白，但若以碳水化合物代替，便會增加不利血管的低密度脂蛋白B型。18 它比浮力較大的低密度脂蛋白A型（LDL pattern A）顆粒更容易導致動脈粥樣硬化。19 而在下一章便會解說脂蛋白顆粒的大小才是血管硬化的關鍵，而不是其總量。

有錯不認的美國心臟協會

從2010年開始，全球科研學者重新審視過往的研究。在多個獨立回顧審評中，沒有一個可以在數據中找到證據顯示飽和脂肪對心血管症病患者的死亡率或總死亡率有影響。正如不少科研學者在其審評結論中表示，這些結果顯然不支持美國政府推廣的飲食指南（Dietary Guidelines）將飽和脂肪攝取量限制在每日卡路里攝取量的10％，甚或美國心臟協會建議的低於5％至6％。

這些獨立審查與美國心臟協會一直把持的數據著眼點有所不同。相比起著眼於心臟病突發、腦中風、心血管死亡及總死亡率等無容爭論的絕對數據，美國心臟協會卻僅著重於不太明確的「心血管事件」（Cardiovascular events）上。所謂「心血管事件」是將心臟病突發與各類較主觀、似是而非的症狀，如心絞痛、心悸、心翳或胸口痛等混為一談。該協會通過採用這種模棱兩可的主觀標準，模糊了確切的死亡率數據，以顯示攝入飽和脂肪有負面結果。這有點像在馬拉松比賽中途，告知誰在領先，但又不報導誰最後贏得了比賽一樣。

in dietary saturated fat intake is correlated with change in mass of large low-density-lipoprotein particles in men". *American Journal of Clinical Nutrition.* 1998 May, 67(5):828-836.

18 Volek JS, et al. "Dietary carbohydrate restriction induces a unique metabolic state positively affecting atherogenic dyslipidemia, fatty acid partitioning, and metabolic syndrome". *Progress in Lipid Research.* 2008 Sep, 47(5):307-318. Forsythe C.E., Phinney S.D., Fernandez M.L., et al. "Comparison of low fat and low carbohydrate diets on circulating fatty acid composition and markers of inflammation". *Lipids.* 2008 Jan, 43(1):65-77.

19 Tribble D.L., et al. "Variations in oxidative susceptibility among six low density lipoprotein subfractions of differing density and particle size". *Atherosclerosis.* 1992 Apr, 93(3):189-199.

儘管眾多令人信服、非常有力的新證據及新科研均表明，過往的「飲食與心臟病假設」（Diet-heart hypothesis）應該被丟棄。奈何，現今主流營養學及醫學界一向都擺出「有錯不會認」的思維作風，絕不低頭向市民大眾宣佈，他們一直對人類的健康福祉所作出的建議，如戒吃飽和脂肪及膽固醇、多用植物油等，全是錯誤的。主流建制派業界希望各大傳媒不加以報導，或被報導後找些「權威」、「專家」三言兩語將這些科研淡化或抹黑，人們就會忘記這些研究，他們的仕途也重回「正軌」。

美國心臟協會異常抗拒修正其對飽和脂肪攝入量的觀點。這反映出，縱使將來有再重要的科研文獻實證，該協會仍會矢口否認幾十年來一直堅持推崇的營養準則為謬誤。這或與協會長期依賴既得利益財閥，如植物油製造商寶潔（Procter & Gamble, P&G）等的資助不無關係。

早在1948年，該公司已一力推動美國心臟協會成為全國性組織，當時協會已獲得約1,700萬美元資助。2016年，商業巨擘拜耳（Bayer），也就是LibertyLink大豆的幕後財團，向協會承諾高達50萬美元的資助，這可能是協會持續鼓吹用大豆植物油的報酬。

人們可能會以為，當出現新證據挑戰舊信條時，有良心的科學家應會重新評估他們長期以來的觀點。來到21世紀，我們好像在以循證醫學（Evidence-based medicine）主導的醫療衛生防護環境下生活，亦視此為先進優良的標誌。但主流營養學界的權威專家似乎一直與此背道而馳，他們良心何在?!

多元不飽和脂肪致命傷

在過往數千年歷史中，人類從天然食物攝取的多元不飽和脂肪實在非常有限。但隨着食品供應產業化之後，出現很多新科技產物及新食物種類，人們開始食用以往無法從種子中榨取的油作為煮食油，使我們於飲食中攝取過多的多元不飽和脂肪。

以往輕輕擠壓椰子、橄欖果實、花生、動物肥膏等，便很容易榨出它們的油來煮食；但要擠壓玉米、大豆、向日葵種子、葡萄籽，以榨取其油，則非以巨大機械和高科技化學工藝才能做到。因此，人們只從煮食油一項已攝入了很多多元不飽和脂肪。比起100年前，如今人們攝取多1,585%多元不飽和脂肪。這是迄今人類飲食史上最大的變化。

過往大半個世紀，主流建制營養學界盲目地將現今的疾病，歸咎於飽和脂肪，導致大眾誤以為清茶淡飯等低脂、高澱粉質飲食最健康。再者，學界還倡導以多元不飽和脂肪，如植物油，代替飽和脂肪，實質再帶來其他嚴重後果。隨機對照科研薈萃分析顯示，以具有奧米加-6的多元不飽和脂肪來代替飽和脂肪，但同時不增加攝入奧米加-3脂肪酸的話，可增死亡風險。[20] 將這些結果納入先前提過的「悉尼飲食心臟研究」（見29頁）所收集得來的數據，更新薈萃分析後，再次證實主流建制營養學界，盲目歸咎飽和脂肪是錯誤的。[21]

其他臨床科研，包括「抗冠心病實驗」（Anti-coronary club trial），也顯示當飽和脂肪被多元不飽和脂肪代替時，會引致更多人死亡，總體比對數目是多元不飽和脂肪的26對比飽和脂肪的6，若只因冠心病致死的，則是8比0。[22]

而「國民飲食心臟病試驗」（The national diet-heart trial）是另一項隨機雙盲研究，顯示飲食中多元不飽和脂肪與飽和脂肪的比例在2比1的時候，會出現更多心血管事件。[23] 因此，以多元不飽和脂肪，即奧米加-6，代替飽和脂肪的建議，可能會增加出現冠心病、各類心血管事件，以及因冠心病死亡的風險和總體死亡率。[24]

奧米加-6脂肪酸的有害之處可能是其促進癌症發展、抑制免疫系統、降低高密度脂蛋白，以及令低密度脂蛋白更易氧化。[25] 另外，亦有不少科研證據顯示，奧米加-6有促進前列腺癌和乳腺癌的作用。[26] 這亦得到「抗冠心病實驗」的數據支持，當中食用高多元不飽和脂肪又無冠心病的人士，剔除冠心病致命因素後，死亡風險增加了71%。[27] 再者，臨床科研證實，當飲食主要以奧米加-6多不飽和脂肪（包括玉米、大豆、紅花籽和棉籽油）代替動物飽和脂肪時，人們因癌症死亡的風險增加了3倍。[28]

20 Ramsden C.E., et al. "n-6 fatty acid-specific and mixed polyunsaturate dietary interventions have different effects on CHD risk: a meta-analysis of randomised controlled trials". British Journal of Nutrition. 2010 Dec, 104(11):1586-1600.

21 Ramsden C.E., et al. "Use of dietary linoleic acid for secondary prevention of coronary heart disease and death: evaluation of recovered data from the Sydney Diet Heart Study and updated meta-analysis". BMJ. 2013 Feb, 346:e8707.

22 Christakis G., et al. "Effect of the Anti-Coronary Club program on coronary heart disease. Risk-factor status". JAMA. 1966 Nov, 198(6):597-604.

23 "Dropouts, exclusions, non-cardiovascular and cardiovascular events". National Diet-Heart Study Report. Circ 1968, 37/38(Suppl 1):I222-52.

24 Ramsden C.E., et al. "n-6 fatty acid-specific and mixed polyunsaturate dietary interventions have different effects on CHD risk: a meta-analysis of randomised controlled trials". British Journal of Nutrition. 2010 Dec, 104(11):1586-1600. Ramsden C.E., et al. "Use of dietary linoleic acid for secondary prevention of coronary heart disease and death: evaluation of recovered data from the Sydney Diet Heart Study and updated meta-analysis". BMJ. 2013

Feb, 346:e8707.
Christakis G., et al. "Effect of the Anti-Coronary Club program on coronary heart disease. Risk-factor status". JAMA. 1966 Nov, 198(6):597-604.
"Dropouts,exclusions, non-cardiovascular and cardiovascular events". National Diet-Heart Study Report. Circ 1968, 37/38(Suppl 1):I222-52.

25 Grundy S.M. "Multifactorial etiology of hypercholesterolemia. Implications for prevention of coronary heart disease". Arteriosclerosis, Thrombosis, and Vascular Biology. 1991, 6(11):1619-1635.

26 Williams C.D., et al. "A high ratio of dietary n-6/n-3 polyunsaturated fatty acids is associated with increased risk of prostate cancer". Nutrition Research. 2011 Jan, 31(1):1-8.
Ritch C.R., et al. "Dietary fatty acids correlate with prostate cancer biopsy grade and volume in Jamaican men". Journal of Urology. 2007 Jan, 177(1):97-101.
Murff H.J., et al. "Dietary polyunsaturated fatty acids and breast cancer risk in Chinese women: a prospective cohort study". International Journal of Cancer. 2011 Mar, 128(6):1434-1441.

27 Christakis G., et al. "The anti-coronary club. A dietary approach to the prevention of coronary heart disease—a seven-year report". American Journal of Public Health and the Nation's Health. 1966 Feb,56(2):299-314.

28 Dayton S., et al. "A Controlled Clinical Trial of a Diet High in Unsaturated Fat in Preventing Complications of Atherosclerosis". Circulation. 1969 Jul, 40(Suppl 2):1-63.

奧米加-6脂肪酸助長炎症

如〈開門七件事〉一篇所述,多元不飽和脂肪可分為兩大類:奧米加-3脂肪酸和奧米加-6脂肪酸。植物油和素食中富含奧米加-6脂肪酸;奧米加-3脂肪酸則可在深海魚類,如三文魚,某些動物肉類,如草飼牛肉,以及某些植物性食品,如亞麻籽中找到。

要明瞭各種脂肪酸對身體的重要,必須從細胞結構來說明之。我們全身的細胞膜,包括外膜及所有細胞內細胞器(Organelles)的膜片,都是由雙層磷脂質(Phospholipids)所組成。當中的脂質便是由各類脂肪酸鏈構成。當身體組織受創,例如外物刺入、感染化學毒物、病菌侵襲等,會令細胞膜破裂,這些脂肪酸便從磷脂質釋出,成為游離脂肪酸。游離脂肪酸跟着立即被代謝,作為免疫反應引發炎症,應對創傷。這些被稱為類二十烷酸(Eicosanoids),可致炎與抗炎的激素都是由多元不飽和脂肪在體內轉化而成的。

致炎與抗炎的化合物在免疫系統抵抗外菌入侵和修復癒合過程中,扮演相互制衡的重要角色。奧米加-6脂肪酸是身體轉化炎症化合物的前驅體,用於製造致炎性高的激素,特別是前列腺素2系(Prostaglandins series 2)。而奧米加-3具有相反的功能,身體以它作為抗炎化合物,即前列腺素3系(Prostaglandins series 3)的材料。大量科研顯示,在人類飲食中,奧米加-6與奧米加-3的理想比例為1:1至4:1之間,以保持炎症反應的最佳平衡點。這亦是在狩獵採集者(Hunter-gatherer)和心臟病患極少的健康土著之飲食中發現的比例。但在城市人的飲食中,兩者的比例達驚人的15:1到20:1,過分偏重奧米加-6。如果將致炎及抗炎的激素視為在體內勢均力敵的兩支軍隊,那意味着炎症軍隊的勢力助長了超過1,500%至2,000%!

城市人攝入過量植物油,有另一個意料不到的後果,就是對心血管健康有深遠的影響。奧米加-3脂肪酸以不同碳原子鏈的長度和雙結合的數目可分為:α-亞麻油酸(Alpha-linolenic acid, ALA)、二十碳五烯酸(Eicosapentaenoic acid, EPA)和二十二碳六烯酸(Docosahexaenoic acid, DHA)。α-亞麻油酸被營養學界稱為「必需脂肪酸」。值得注意的是,「必需」

只代表身體不能把它製造出來,所以要從飲食中攝取,但「必需」不一定等於重要。至於EPA和DHA,身體可以透過α-亞麻油酸轉化而成,因此在命名上不被歸類為「必需」從餐膳吸收罷了,並不表示它們不重要。就其對整體健康的影響而言,它們可能比α-亞麻油酸更為重要。

儘管身體可以將α-亞麻油酸轉化成EPA和DHA,但這功能不是特別有效率。轉化過程需要多種酵素和一系列複雜、稱為「伸長」(Elongation)和「去飽和」(Desaturation)脂肪酸鏈的操作,成功與否受到許多不同因素干擾,包括致炎症性高的奧米加-6的含量。即使在最好的情況下,亦只有少量α-亞麻油酸成功轉化成非常關鍵的EPA和DHA。

因奧米加-6與α-亞麻油酸在代謝及轉化過程中互相競爭相同的酵素,如去飽和轉化酵素Delta-6 desaturase,若奧米加-6攝入量非常高時,便會大大降低α-亞麻油酸轉化為EPA和DHA的能力。這可能是現今高量奧米加-6餐膳促進心血管疾病的另一個原因。因此,不僅奧米加-6脂肪酸本身致炎,它也降低了兩種能抗炎的EPA和DHA的生產效率;加上多元不飽和脂肪酸極易被氧化破壞,提升致炎的低密度脂蛋白(a)水平,加劇血管內壁炎症,令血管粥樣硬化更厲害。(詳見〈錯怪膽固醇I〉及〈錯怪膽固醇II〉)

主流營養學派倡議低脂、高碳水化合物的飲食,以及要求大眾以富含多元不飽和脂肪酸奧米加-6的植物油和含反直脂肪的人造植物牛油,來代替動物油及棕櫚油的飽和脂肪,作為食用油,加進所有需烘焙、油炸和加工的超市食品中。由上述說明可見,這些經常被吹噓「非常健康」的植物油,實際上原來那麼糟糕。

元凶另有其「油」

50年代初,食油工業界致力推銷低成本、儲存期特長的氫化固體植物油,供應予當時急速增長的麵包及零食工業。50年代後期,前面提到的首位認為飽和脂肪導致冠心病的美籍科學家Ancel Keys改變初衷,宣佈氫化植物油才是真兇。食油業界對此立即作出反擊,展開大規模的公關活動,宣傳是全氫化植物油中的飽和脂肪酸作怪,並宣佈若將之改成「部份」氫化植物油

(partially hydrogenated vegetable oil)便能將問題解決。當然，此乃舊瓶新酒的廢話，各類油脂（飽和及易變形的）比例根本無甚分別。及後，食油工業一直致力抹黑飽和脂肪（即動物油、椰油及全脂奶油等），又不斷給公眾灌輸多元不飽和脂肪酸（即粟米油及後來的豆油）是健康的資訊。

29 "The Lipid Research Clinics Coronary Primary Prevention Trial Results. Reduction in Incidence of Coronary Heart Disease". JAMA. 1984 Jan, 251(3):359.

1965年美國心臟學會改變它的指引，刪除了減少進食氫化植物油的忠告，以及取消對反直脂肪酸的不利指控。此新指引鼓勵進食「部份」氫化植物油，因表面看來，它有少了兩倍的飽和脂肪酸。與此同時，美國政府贊助的國家心肺血液研究院（National Heart, Lung, and Blood Institute, NHLBI）油脂研究所（Lipid Research Clinics, LRC）公佈的實驗結果雖備受科學界批評，卻進一步支持「反飽和脂肪」的觀點。這項耗資1億5千萬美元、名為The Lipid Research Clinics Coronary Primary Prevention Trial（LRC-CPPT）的科研，是經常被「專家」引用來支持低脂、低膽固醇飲食是健康的科學根據。奇怪的是，此科研不是在比較飽和脂肪和膽固醇進食量與健康的關係，因全部受試對象都要進食低脂肪和低膽固醇的餐膳。實質上，此科研旨在研究第一代降膽固醇西藥膽鹼酯胺（Cholestyramine）的效力。分析數據後，科研人員公佈服西藥治療組比服安慰劑組，心臟病發相對死亡率少24%的結果。29

上述這個支持金科玉律的經典科研證據，在Uffe Ravnskov的著作 The Cholestrol Myths中揭露了它背後的醜惡真相。以下是有關內容的節錄：
「要找到約4,000名實驗對象，為近50萬中年男性抽出血液，測量他們的血膽固醇水平。這是醫學史上唯一一個有這麼多高血膽固醇水平的人參與的實驗。當中血液含膽固醇愈高的人，愈會被邀為實驗人選。他們比另一個經典科研MRFIT（詳見〈錯怪膽固醇I〉）的實驗人選的膽固醇水平足足高出40mg/dl（1mmol/L）。

「但找到如此『高膽固醇』的男人，若被分派到『不被治療』的對照組，似乎有違醫學科研的道德倫理標準。為了解決只有一半患者能『有效』降低膽固醇的科研倫理困局，西藥治療組和對照組均要接受飲食督導。雖然這會減少兩組之間結果的差異，但科研人員心中有數，單靠督導他們的飲食來降低膽固醇，其成效預計將是微乎其微！反而服用西藥膽鹼酯胺，成效才來得明顯，最後將得出巨大的差異。經過多個星期洗腦式灌輸『正確』的低脂、低膽固醇飲食後，一半的男性開始服用西藥，而另一半則接受了一種無效的安慰劑粉末。

「7至8年後，分析科研收集到的數據發現，雖然西藥治療組的膽固醇降低多於8%，但兩組受試者心臟病突發次數的差異卻很小，微不足道。服用膽鹼酯胺的一組，有190名受試者，即10%，曾出現非致命性心臟病發作；無治療的對照組有212名受試者，即11.1%，出現該情況，兩組相差為1.1%。而致命心臟病突發的數字分別為1.7%和2.3%，相差只有0.6%，即12個人。但在此科研的總結中，這些毫無說服力的結果，卻以另一種稱為「相對風險」（Relative risk）的全新方式表達出來：非致命性冠心病的發生率下降了19%，致命心臟病突發率下降了30%。這些演算結果是將治療組中的絕對數值與對照組的絕對數值相比而得出的，但完全沒有將總受試人數納入計算中。

「如果你告訴那些支持餐膳導致心臟病的學者，50萬名經血檢篩選的男士中，只有12個人能在整個LRC-CPPT科研中得到『治療』而倖免於心臟病發死亡，的確是很冒犯和難以接受的。事實上，『獲救』的實際人數更少。因西藥治療組中死於心臟病突發的人其實不多（西藥治療組32人，對照組44人），但因中風、暴力、癌症或自殺而死亡的人更多（西藥治療組11人，對照組4人）。若我們參照LRC主管巧妙地使用相對風險，而不是絕對風險來計算，服西藥後出現暴力死亡人數非常多，畢竟11人比4人高出175%！」

本身就是降低膽固醇能減少患心臟病機會的結論，也受到其他科學家質疑。其他獨立研究員將科研的數據重新列表後發現，兩組受試者在冠心病死亡率的分別於統計學上並不明顯，因此先前得出的結論是不成立的。[30] 儘管如此，無知的傳媒及醫學文獻一意孤行「硬銷」，彷彿這LRC-CPPT科研是不可多得、久違的科學證據，證實動物脂肪是心臟病的元凶。

再者，任何對於食用脂肪質的量度，若無顧及到反直脂肪酸（Trans fatty acid）的存在的話，也是註定錯誤的。奈何，此LRC-CPPT科研結果繼續成為1984年美國國家膽固醇教育計劃（National Cholesterol Education Program, NCEP）的藍本。NCEP旨在宣揚人造牛油（Margarine）及「部份」

30 Kronmal RA. "Commentary on the published results of the Lipid Research Clinics Coronary Primary Prevention Trial." JAMA. 1985 Apr 12;253(14):2091-3.

氫化植物油的好處（詳見本著作〈脂肪敗類〉一篇）。

數十年來，食品中的反直脂肪酸含量一直被美國食品藥品監督管理局（Food and Drug Administration, FDA）「視而不見」，但幸好此情況開始有所改變。哈佛大學公共衛生學院（Harvard University School of Public Health）設立包括反直脂肪酸在內的食品成份數據庫，美國農業部亦要求有關食物中的反直脂肪酸含量的資料，而FDA已於1999年逐步確立有關反直脂肪酸的標籤條例。時至今日，美國甚至香港在食品包裝上必須列明反直脂肪酸含量的資料，但膽固醇含量則不須列入標籤內，進一步顯示膳食的膽固醇量對健康毫無壞影響，問題來自反直脂肪（詳見本著作〈脂肪敗類〉一篇）。

飽和脂肪最有益

31 Cohen, L. A., et al. *Journal of the National Cancer Institute.* 1986, 77:43. Kabara, J. J. "The Pharmacological Effects of Lipids". Kabara, J. J. ed. (1978). *The American Oil Chemists' Society.* Champaign, Illinois, 1-14.

32 Watkins, B. A., et al. (1996). "Importance of Vitamin E in Bone Formation and in Chondrocyte Function". Purdue University, Lafayette, IN, AOCS Proceedings. Watkins, B. A. and Seifert, M. F. "Food Lipids and Bone Health". *Food Lipids and Health.* McDonald, R. E. and Min, D. B. eds, New York: Marcel Dekker, Inc. 101.

33 Mead, J. F., et al. (1986). *Lipids: Chemistry, Biochemistry and Nutrition.* New York: Plenum Press.

34 Ibid.

35 Clevidence, B. A., et al. (1997). *Arteriosclerosis, Thrombosis, and Vascular Biology.* 17:1657-61. Dahlen, G. H., et al. (1998,

含反直脂肪的食品之所以在過去數十年大行其道、充斥市場，全因市民大眾被營養學的偽科學界所宣傳的謬誤蒙蔽，摒棄傳統沿用的動物油、棕櫚油及椰油等健康的煮食油所致。事實上，很多科研結果顯示，飽和脂肪在身體擔任重要角色，因為它們的化學結構穩定、不易腐臭敗壞、不耗殆身體的抗氧化營養、不誘發癌症、不傷血管壁。它們的好處還包括：

- 增強免疫系統 [31]
- 強健骨骼，因鈣質要有效地滙入骨質，飽和脂必須佔餐膳脂肪攝取量的一半或以上。[32]
- 供給細胞燃燒，釋出能量。[33]
- 鞏固細胞膜結構 [34]
- 有降低誘發心血管疾病的低密度脂蛋白Lp（a）的效應 [35]
- 保護肝臟免受化學西藥，如退燒止痛藥（Acetaminophen）及酒精等毒害。[36]
- 提升身體必須的脂肪酸的運用。當餐膳含較高飽和脂肪，才能將更多長鏈奧米加-3脂肪酸存儲於身體組織內。[37]
- 在牛脂及牛奶油中的硬脂酸（18-carbon stearic acid）有助降膽固醇。它和棕櫚酸（16-carbon palmitic acid）亦是心臟肌肉的主要能量來源，因此囤積於心臟器官周圍的都是飽和脂肪，作為心肌緊急能量。[38]
- 短、中鏈飽和脂肪酸有抗病菌效應，能保護腸道及身體健康。[39]

經反復、誠實地驗證評審的科研結果，無一支持飽和脂肪栓塞血管引致心臟病，40 反而，真正在血管硬斑所找到的，最少一半以上是屬植物油的多元不飽和脂肪。41

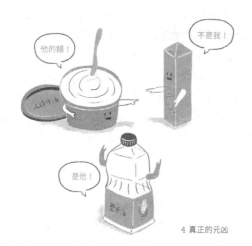

4 真正的元凶

Nov). *J Intern Med.* 244(5):417-24.
Khosla, P., et al. (1996). *Journal of the American College of Nutrition.* 15:325-39.

36 Cha, Y. S.,et al. (1994, Aug). *Journal of the American College of Nutrition.* 13(4):338-43.
Hargrove, H. L., et al. (1999, Mar). *FASEB Journal.* Meeting Abstracts. 204.1, A222.
Nanji, A. A., et al. (1995, Aug). *Gastroenterology.* 109(2):547-54.

37 Garg, M. L., et al. (1988). *FASEB Journal.* 2:4:A852.
Oliart Ros, R. M., et al. (1998, May 7). "Meeting Abstracts". Chicago, IL: AOCS Proceedings.

38 Garg, M. L. *Lipids.* (1989 Apr). 24(4):334-9.
Lawson, L. D.,et al., F. (1979, May). "beta-Oxidation of the Coenzyme A Esters of Vaccenic, Elaidic and Petroselaidic Acids by Rat Heart Mitochondria". *Lipids.* 14(5):501-3.

39 Cohen, L. A., et al. (1986). *J Natl Cancer Inst.* 77:43.
Kabara, J. J. (1978). "The Pharmacological Effects of Lipids". Kabara, J. J. ed. Champaign, Illinois: The American Oil Chemists' Society. 1-14.

40 Ravnskov, U. (1998, Jun). "The Questionable Role of Saturated and Polyunsaturated Fatty Acids in Cardiovascular Disease". *J Clin Epidemiol.* 51(6):443-60.

41 Felton, C. V., et al. (1994). *The Lancet.* 344:1195.

CH.1

錯怪膽固醇 I

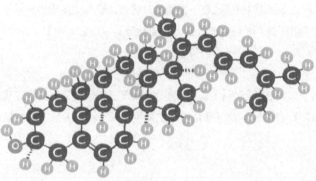

1. 膽固醇分子結構

1 McGee, C. T. (1993). *Heart Frauds: The Misapplication of High Technology in Heart Disease*. Coeur d'Alene, ID: Medipress. 67.

2 Krumholz, H. M. (1994). "Lack of Association between Cholesterol and Coronary Heart Disease and Morbidity and All Cause Mortality in Persons Older than 70 years". *JAMA*. 272:1335.

進食高飽和脂肪及高膽固醇食物會導致血管阻塞及心臟病,這是大部份醫生、營養師,以至街市小販,由長者至3歲小孩都信以為真的謬誤,已聽得有點令人窒息。此謬誤已經被多個殿堂級醫科學者,包括:Linus Pauling、Russell Smith、George Mann、John Yudkin、Abram Hoffer、Mary Enig、Uffe Ravnskov及其他頂尖翹楚所否定。Charles T. McGee醫生所著的Heart Frauds裏寫道:「對絕大部份人來說,膽固醇在血液的水平,是不會明顯地被餐膳裏的脂肪和膽固醇所影響。很多有高血膽固醇的人沒有患上冠心病,但很多有低血膽固醇的人卻一樣有冠心病。有不少於30%曾心臟病突發的病人,其血膽固醇水平低於正常範圍。美國心臟學會(American Heart Association, AHA)制定的降膽固醇飲食法,已被多次證明無助減低心臟病患率;而若以西藥降膽固醇,反會得出更高的總死亡率。」 1 Harlan M. Krumholz醫生也在一份醫學文獻中表示,在研究了997個年過65歲的長者後,發現血膽固醇量與心臟病患率及死亡率,並無任何關連。 2

3 Peter Whoriskey. (2015, Feb). "The U.S. government is poised to withdraw long-standing warnings about cholesterol". *The Washington Post*. Retrieved from: https://www.washingtonpost.com/news/wonk/wp/2015/02/10/feds-poised-to-withdraw-longstanding-warnings-about-dietary-cholesterol/?utm_term=.b757cc7c875a [Accessed 28

在2015年,美國政府最頂尖的「營養指南諮詢委員會」(Dietary Guidelines Advisory Committee)終於180度「轉軚」。美國法例規定此委員會的科學家,每5年要齊集開會,制訂美國人未來應如何飲食之指引。2015年的會議結果一改制訂了35年、害人不淺的指引,宣佈無須理會食物中的膽固醇含量。每日要進食少於300毫克膽固醇,即稍多於一隻雞蛋黃(約200毫克)的指引,正式被廢除。正常人血液中的膽固醇量不會被其進食量所影響,因此不要再擔心吃多了雞蛋、龍蝦、生蠔會阻塞血管了。奈何,委員會仍維持進食高飽和脂肪會增加血液的膽固醇量，從而提升患心血管疾病風險的謬誤。
可能由反省至承認錯誤，再到切實改變，需要點時間，寄望下次2020年的
會議有好消息。 3

在本著作於2008年初版的2年後，香港《關於營養標籤及營養聲稱的規定規
例》於2010年7月1日生效。香港營養標籤是採用「1+7」制度。該制度包括
以下營養信息：

- 熱量
- 營養特質，包括：蛋白質、可獲得的碳水化合物、總脂肪、飽和脂肪酸、
  反直脂肪酸、鈉，以及糖的含量。

而營養標籤上無須列出膽固醇含量。由此可見，現今醫學界已確定食物的膽
固醇量不須加以留意，亦對健康無礙。因此請不要再聽某某不學無術的電台
節目主持人、營養師、醫生說的話，為食物中的膽固醇而擔心，誤以為吃多
了雞蛋、鵪鶉蛋，或龍蝦、海膽、魷魚、生蠔等海產，會堵塞血管等等。

解構膽固醇

膽固醇是重型分子，屬酒醇類(見圖1)，但有別於酒精(乙醇)等醇類。膽固醇相對
於其他醇分子來說較巨大。在醇類中，甘油是將甘油三酯中的脂肪酸連結在一起
的醇分子，具有3個碳、3個氧和8個氫；乙醇有2個碳和6個氫，但只有一個氧。
而膽固醇是一種具有27個碳原子、一個氧和46個氫的醇分子，為固醇(Sterol)。
膽固醇是動物留醇，固醇中還有植物留醇。植物留醇的結構與膽固醇非常相似，
但不完全相同。谷留醇(Sitosterol)是許多植物留醇之一，也具有27個碳和一個
氧，但它有50個氫，比膽固醇多4個。事實上，所有植物留醇的氫都比膽固醇多。

動物膽固醇和植物留醇都被稱為「脂質」，因為它們可溶於油脂和油脂溶劑中，但它
們與脂肪酸或甘油三酯不相同，並且在動物和植物生理學中，有完全不同的作用。
膽固醇和甘油三酯之間的一個重要區別，就是甘油三酯提供熱量(卡路里)，而膽固
醇則不被身體用以產生能量。此外，存在於食物中的膽固醇以毫克計量，但甘油三
酯則以克計量(1克等於1,000毫克)，例如：3盎士的三文魚具有約3至10克脂肪，
但只有約30至70毫克(即0.03至0.07克)的膽固醇。

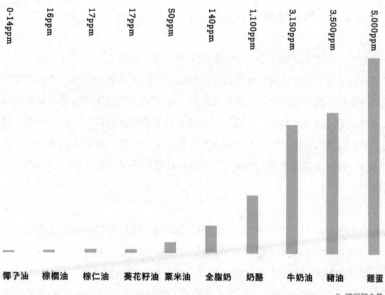

0-14ppm	16ppm	17ppm	17ppm	50ppm	140ppm	1,100ppm	3,150ppm	3,500ppm	5,000ppm
椰子油	棕櫚油	棕仁油	葵花籽油	粟米油	全脂奶	奶酪	牛奶油	豬油	雞蛋

2. 膽固醇含量

膽固醇和植物甾醇都是動物或植物細胞系統中重要的組成部份。雖然膽固醇從來不被身體作為能源，但在生命中不可缺少。膽固醇是許多重要的激素和其他物質的基本組件，沒有它，身體就不能起作用。膽固醇僅在動物，如牲畜、家禽、魚類的肉，以及昆蟲組織中找到，作為細胞膜的組件。這就是為什麼瘦肉比肥膏含有更多膽固醇的原因。

膽固醇也是蛋黃的主要成份，對於小雞的發育至關重要。乳脂中的膽固醇是乳脂肪球膜（Milk fat globule membrane）的一部份。近年科研發現，植物油中有微量的膽固醇。最初以為是植物油被存在於種子或穀物中昆蟲的膽固醇所污染，後來科研證實，除了製造自己特定的植物甾醇，所有植物都能產生微量膽固醇。

因此，人們大多以為植物油沒有膽固醇，只會在動物葷食、蛋、牛奶油裏才能找到，這亦是一個謬誤。當然，植物油所含的膽固醇確實遠少於動物油，如植物油中膽固醇含量較高的粟米油，也只有約50ppm。膽固醇含量最低的反而是椰油，它完全不含膽固醇，而豬油、牛奶油則有3,000至3,500ppm（見圖2）。

膽固醇是你的好兄弟

膽固醇是世界上所有生命體的細胞膜，乃一種必備的物質。沒有了膽固醇，便沒有生命。由於它實在太重要，人類無法以每天吃含膽固醇的食物來提供身體所需。為了彌補身體欠缺的膽固醇，我們的肝臟和其他器官，具有非常活躍的膽固醇合成機制。人體的器官中，以肝臟功能最多。肝臟的其中一個功能是負責有效率、均衡地生產無數身體必須的物質，膽固醇便是其一。而膽固醇更是身體最重要的物質之一，是你的最好兄弟。它在體內的功能，略舉如下：

- 在腦部神經線的血清素(Serotonin)接收器，需要膽固醇才能正常運作。低膽固醇水平與種種暴戾侵凌行為、抑鬱症及自殺傾向有關連。 4
- 餐膳的膽固醇對消化道的腸壁結構及完整性非常重要。 5
- 膽固醇是製造雌激素、孕酮、雄激素、睪丸酮及抗壓力的皮質醇等荷爾蒙的重要前驅物。
- 7-脫氫基膽固醇(7-Dehydrocholesterol)是膽固醇的衍生物，透過紫外線照射皮膚形成維他命D，再被吸收後進入循環系統，轉化成活性維他命D3。維他命D3能讓鈣和磷有更佳的吸收，幫助穩定鈣在骨骼及神經肌肉系統中的水平、優化胰島素的分泌，同時亦是成長、生殖及免疫系統組件不可或缺的重要物質。
- 身體從膽固醇製造出膽汁來，在脂肪的消化及吸收運用極為重要。
- 膽固醇是強力的抗氧化劑，能清除游離基，保護我們對抗致癌物。 6
- 膽固醇和飽和脂肪都是不可或缺的細胞膜構成物質，細胞能防水及結構完整有賴它們。在攝取過量多元不飽和脂肪酸時，細胞膜的飽和脂肪酸會被它們取代，導致細胞膜變得過於鬆軟。這時血中的膽固醇會被滙入細胞組織內，用以鞏固其結構。這就是在減少攝取飽和脂肪，同時進食多元不飽和脂肪後，血膽固醇水平出現暫時性下降的原因。 7
- 每日血管壁受着數千加侖血液沖刷，就連石頭也被磨滑，更遑論是血肉之軀。膽固醇擔起執勤重任，負責修復血管內壁出現的裂縫罅隙，使之滑溜無瑕。
- 膽固醇本身已是抗氧化劑，廣泛散佈在細胞膜上，防止其磷脂質受游離基破壞。

4 Engelberg, H. (1992, Mar 21). *The Lancet*. 339:727-728. Wood, W. G., et al. (1999, Mar). *Lipids*. 34(3):225-234.

5 Alfin-Slater, R. B. and Aftergood, L. (1980). "Lipids". Goodhart, R.S. and Shils, M. E. eds. *Modern Nutrition in Health and Disease*. 6th ed. Philadelphia: Lea and Febiger. 134.

6 Cranton, E. M., MD, and Fracke, J.P., MD. (1984, Spring/Summer). *Journal of Holistic Medicine*. 6-37.

7 Jones, P. J. (1997, Aug). American Journal of Clinical Nutrition. 66(2):438-446. Julias, A. D., et al. (1982, Dec). *Journal of Nutrition*. 112(12):2240-2249.

8 Gillman, M. W., et al. (1997, Dec 24-31). "Inverse Association of Dietary Fat with Development of Ischemic Stroke in Men". *JAMA.* 278(24):2145-2150.

由於膽固醇對身體如此重要，身體絕不可能倚賴食物來提供所需的膽固醇。典型美國人每日只攝取400毫克膽固醇，95%的膽固醇是由肝臟製造出來的。在你閱讀此句的同時，你的肝臟正在以每秒50,000,000,000,000,000個分子的速度，為你的身體製造每日2,000毫克膽固醇。肝臟無須用飽和脂肪來製造膽固醇，它可以利用糖和碳水化合物，所以流行智慧說多進食肥肉，膽固醇水平便增高，吃清茶淡飯就能降膽固醇等，都是大謬誤。反而，科研發現進食脂肪，無論飽和或不飽和，都與減少男性的缺血性中風機會率有關連。 8

9 Enig M., Ph D. (2000). *Know Your Fats: The Complete Primer for Understanding the Nutrition of Fats, Oils and Cholesterol.* Bethesda Pr. 187.

如果將血液膽固醇和膳食膽固醇相提並論，便會發現從餐膳攝取的膽固醇實在微乎其微。若血液膽固醇水平是每分升(dl)200毫克(mg)(每分升dl為100毫升)，以人類血容量為5至7升為例，即50至70分升，可以計算出血液循環中的膽固醇含量，相當於10,000至14,000毫克。每隻雞蛋含約200毫克的膽固醇，若以每天吃兩隻為例，便進食了400毫克的膽固醇，腸道實質只吸收其中約50%，也就是200毫克。那麼將200毫克扔入10,000到14,000毫克的量池中，血清膽固醇只是從每分升200毫克，增加到每分升203至204毫克。如此少數量，甚至可能無法準確測量得到。一個體重達70公斤的人，全身總膽固醇量等於145,000毫克，新陳代謝量需約100,000毫克，因此擔心餐膳進食高膽固醇食物帶來血液膽固醇量微不足道的增加，實在是杞人憂天。散播這些謬誤的所謂「專家權威」毫無生理科學常識，自欺欺人。有些人血清膽固醇水平比別人高，有多種原因，包括遺傳因素，以及因要應對壓力而增加膽固醇產量(詳見本篇及〈錯怪膽固醇II〉一篇)。 9

由於蔬果含極少膽固醇，所以素食者的肝臟若不能自行製造足夠膽固醇的話，他們便不可能生存。反之，當我們進食過多含膽固醇的食物，身體亦能自行降低產量，甚至能減少膽固醇在腸道的吸收，以及加快把它轉化成膽汁，從膽囊排到小腸去。須知道的是，要確保身體能將不需要的膽固醇暢順地排出體外，多吃蔬果纖維最重要，因為纖維能像海綿般吸收膽汁，並被排出體外。若餐膳纖維不足，膽汁便會被腸道吸回血液，再次運到肝臟，如此多餘的膽固醇便無法排走。

膽固醇無分好壞

血檢所得出的總膽固醇量，基本反映出體內受游離基侵襲的程度及肝臟製造出多少膽固醇來迎擊，絕非取決於你進食高膽固醇食物的份量。血檢發現膽固醇水平高於所謂的正常水平，是因為你正需要它來作修補。將高膽固醇說成阻塞血管，引致心臟病，就像將危樓歸咎於工人用來搶修的水泥鋼筋一樣。

坊間流行的謬誤是膽固醇有「好」與「壞」之分。在高密度脂蛋白的膽固醇（High-density lipoprotein cholesterol, HDL-C）被稱為「好」的膽固醇，在低密度脂蛋白的膽固醇（Low-density lipoprotein cholesterol, LDL-C）則是「壞」的。首先，要弄清楚的是，HDL或LDL本身不是膽固醇。膽固醇是這些脂蛋白運載着的其中一種貨物而已。HDL與LDL載着的膽固醇，同樣都是酯化膽固醇，無分「好」與「壞」。

重新認識脂蛋白

由於飽和、不飽和脂肪質，膽固醇，各種脂油溶性的營養素，如維他命A、D、E、K，胡蘿蔔素等，以及各種荷爾蒙，都不能溶於血液內，這些不能水溶的物質，便有賴不同的脂蛋白（Lipoprotein）來運載、傳送、補給到全身組織。而脂蛋白由以下組件構成（見圖3）：

- 核心為甘油三酯脂質、酯化膽固醇及脂溶性維他命所組成。
- 外膜由磷脂質（Phospholipids）及少量游離膽固醇構成
- 一種名為載脂蛋白（Apolipoprotein）的脂蛋白交織於磷脂外膜中

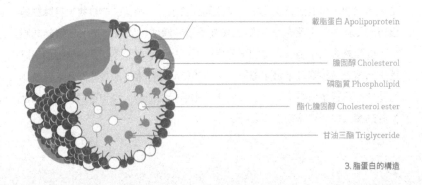

載脂蛋白 Apolipoprotein

膽固醇 Cholesterol

磷脂質 Phospholipid

酯化膽固醇 Cholesterol ester

甘油三酯 Triglyceride

3. 脂蛋白的構造

脂蛋白的密度是高或低，決定於所含的蛋白質及脂質的比例，脂質愈豐厚，密度則愈低。由此可見，脂蛋白有如一輛貨車，貨物是脂肪、酯化膽固醇，以及所有脂溶性營養素，如維他命A、D、E、K及輔酶Q10等。它的車殼就是磷脂質，其脂質組件向內，固定着貨物；其水溶磷質組則向外接觸血液，作用如輪胎在地面滾動。載脂蛋白就如駕駛者，與細胞表面的特定接收器受體互動。這決定貨車到哪處停泊，裝或卸貨物（見圖4）。

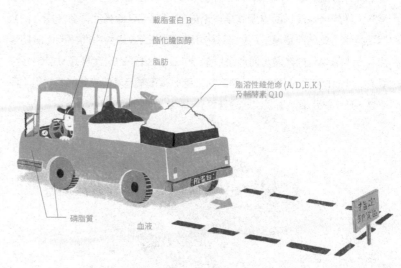

載脂蛋白 B

酯化膽固醇

脂肪

脂溶性維他命 (A,D,E,K) 及輔酵素 Q10

磷脂質

血液

4. 有如一輛貨櫃車的脂蛋白

載脂蛋白有6個主要分類及若干子分類：

- apoA

  載脂蛋白A-I、載脂蛋白A-II、載脂蛋白A-IV及載脂蛋白A-V，為高密度脂蛋白（HDL）之專用「駕駛者」。

- apoB

  載脂蛋白B48與載脂蛋白B100，為十分低密度脂蛋白（VLDL）、低密度脂蛋白（LDL）及乳糜粒（Chylomicrons）之專用「駕駛者」。

- apoC

  載脂蛋白C-I、載脂蛋白C-II、載脂蛋白C-III與載脂蛋白C-IV，為各類脂蛋白互相交換的「駕駛者」。

- apoD
- apoE
  為各類脂蛋白互相交換的「駕駛者」
- apoH

若以初級的簡化方式去說明之，坊間所謂「好」的HDL-C是從身體各組織回收得來的膽固醇量。它們會被運返肝臟處理後循環再用，或有少部份被排出體外，就如一輛環保回收車收集得來的「剩料」，以便循環再造一樣。當我們需要動用儲備能量時，肝臟便派出HDL這輛回收車到脂肪處，將脂肪運回肝臟，燃燒化成能量。而所謂「壞」的LDL-C就是被送貨車運載着到各種組織，作為修補組織細胞膜，建立新細胞、荷爾蒙及其他物質的原材料。換言之，LDL便是輛送水泥鋼筋的貨車(見圖5)。

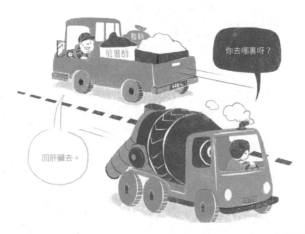

5. 脂蛋白貨車的運作

由於HDL令身體脂肪儲存減少，當我們消瘦時，或愈多做運動減肥，HDL-C水平亦會提升，反之亦然。HDL-C與LDL-C的比例高低，只代表身體正在進行建立、儲存或修理工程罷了。成年人血液膽固醇量增多，某程度上反映身體正值修補破損期。但當前的主流西醫學界卻將焦點錯放，不單漠視組織受創的原委，竟還用化學藥物，來令這重要修補物料停產，有如每逢在火災現場發現消防員存在，便斷定是消防員放火，將之清剿為要的歪理一樣。

深度探索脂蛋白

之前只是初級簡化版，對有興趣深究的讀者來說，極嫌不足。這裏開始讓我
們深度探索脂蛋白。除了常常聽聞的HDL及LDL外，還有其他如乳糜粒、十
分低密度脂蛋白(VLDL)、中密度脂蛋白(IDL)及脂蛋白(a)（Lp(a)）等不同
類型的脂蛋白。各種脂蛋白的功效，從它們的產生周期便可洞悉一二。

10 Mahmood Hussain, M.
(2000, Jan). "A proposed
model for the assembly of
chylomicrons". Atherosclero-
sis. 148(1):1-15.

小腸將吸收來的脂肪、膽固醇和脂溶性營養素等組裝成乳糜粒，又稱為超低
密度脂蛋白(ULDL)。它內含甘油三酯(85-92%)、磷脂質(6-12%)、膽固
醇(1-3%)及蛋白質(1-2%)。 10 在乳糜粒擔任駕駛者的是只有在腸臟生成
的載脂蛋白apoB-48。它是長鏈apoB-100的48%，故稱為apoB-48。至於
只有在肝臟生成的長鏈apoB-100，則是LDL、VLDL、IDL及脂蛋白(a)等
的駕駛者。所有此類apoB的駕駛者，以及有apoE駕駛者，如某些HDL，都
會獲准停泊到肝臟細胞的LDL的受體處。因此肝臟細胞通過apoE也可接收
載有膽固醇的HDL。

乳糜粒通過淋巴系統，由小腸被帶到血液，隨着血流，將脂溶性營養派送到
各組織。各組織「消化」這些乳糜粒，剩下乳糜殘渣。這些殘渣會被肝臟細
胞的低密度脂蛋白受體(LDLR)和清道夫受體B型1型(Scavenger receptor
class B type 1, SR-B1)迅速回收。同時這些受體也回收少量VLDL殘渣、
IDL，以及大量LDL，循環再用。

跟着，通過微粒體轉運蛋白(Microsomal triglyceride transfer protein,
MTP)的作用，肝細胞將之與甘油三酯(TG)、膽固醇、脂溶性營養素重新
組裝，匯入帶有長鏈ApoB-100的VLDL中，釋放於血液，再送到全身組
織。各組織可「持續消化」，即被脂蛋白脂肪酶(LPL)和肝臟甘油三酯脂肪
酶(HTGL)水解後，成其殘渣，再成為中密度脂蛋白(IDL)，最後大多成為
LDL為止(見圖6)。其他各種組織也具有較少量的LDL受體，而能攝取少量
LDL。因此，肝臟細胞較其他組織能接收最多LDL。如前面所說，在進入肝
細胞時，LDL和HDL分別需要以低密度脂蛋白受體(LDLR)和清道夫受體B
型1型(SR-B1)作為接收器。

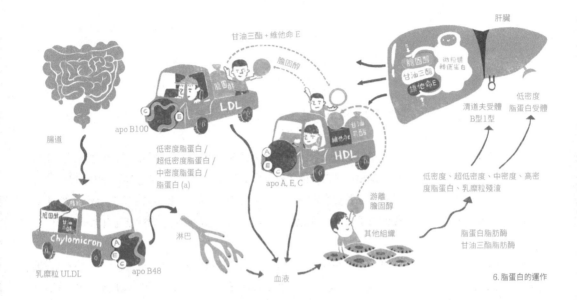

肝臟

甘油三酯 + 維他命 E

膽固醇

清道夫受體
B型1型

低密度
脂蛋白受體

apo B100

腸道

低密度脂蛋白 /
超低密度脂蛋白 /
中密度脂蛋白 /
脂蛋白 (a)

低密度、超低密度、中密度、高密
度脂蛋白、乳糜粒殘渣

apo A, E, C

游離
膽固醇

其他組織

脂蛋白脂肪酶
甘油三酯脂肪酶

淋巴

乳糜粒 ULDL   apo B48

血液

6. 脂蛋白的運作

脂蛋白與血管硬化的關係

LDL若不被細胞吸收，便極易被氧化破壞。其磷脂質外膜的多元不飽和脂肪酸易受游離子襲擊，繼而傷害表面的蛋白質，最後氧化到核心的脂肪酸及膽固醇。

氧化破壞了LDL，能侵襲血管內壁。尤其是那些血流不暢的位置，如血管的彎曲及分岔位。這些位置的血管壁最易被較大的分子滲透。氧化破壞的脂質進入血管壁中層，吸引白細胞吞噬，導致一連串發炎、修補、又發炎的惡性循環，形成血管硬斑(詳見〈錯怪膽固醇II〉)。

肝臟細胞亦製造HDL，它含有載脂蛋白apoA-I這駕駛者及一些磷脂質外膜，但最初離開肝細胞時欠缺了脂質核心。HDL可在其他組織的細胞膜當中，抽取游離的膽固醇(Free cholesterol)，將之與脂肪酸結合，成為酯化膽固醇(Cholesterol esters)。通常它們會將之轉交予低密度脂蛋白(LDL)及其他有apoB駕駛者的貨車，以換取其甘油三酯及如維他命E等的脂溶性營養素。因此，隨着時間，HDL運載着的是豐厚的甘油三酯脂肪質及維他命E等，而其他的脂蛋白，尤其是LDL，則盛載着膽固醇。

HDL將維他命E派送到血管內壁細胞。它們都肩負着抑制細胞生成游離子酵素，避免LDL受到氧化破壞。它們亦能抑制發炎物質產生，減少白細胞侵入血管壁，遏止血管硬斑形成。

早前在「重新認識脂蛋白」一節中，初級簡化版談到 HDL的「膽固醇回輸功用」，其實是經常被誇大的。即是說，它可抽走血管硬斑的膽固醇之功能乃言過其實。因為那些被HDL抽走的游離膽固醇會轉移到LDL身上，而不是速遞到肝臟回收。再者，膽固醇被抽走的同時，硬斑其實早已充分形成了。相比之下，它的抗氧化及抗炎功能才最可貴。它能預防LDL被氧化破壞，阻止白細胞進侵。這些都更有價值，可在硬斑形成之前發揮保護作用。

HDL還具抗血凝性，能抑制凝血過程，和令血栓纖維蛋白溶解有關。此外，它也刺激內皮生成、產生一氧化氮（NO）和前列環素，全是有效抑制血小板凝聚的物質。因此，HDL的抗血栓作用是多重的，提升HDL可能是降低動脈和靜脈血栓形成的重要治療策略。 11

11 Stoep, et al. (2014, Aug). "High-density lipoprotein as a modulator of platelet and coagulation responses". *Cardiovascular Research.* 103(3):362-371.

脂蛋白(a)成眾矢之的

脂蛋白(a)（Lp(a)）和VLDL等一樣，都屬其中一類型的LDL。Lp(a)與別不同之處是，它有一種稱為載脂蛋白(a)（Apolipoprotein (a), Apo(a)）的醣化蛋白質，通過二硫鍵（Disulfide bond）在LDL的駕駛者載脂蛋白B（ApoB）身上結合着（見圖7）。所有LDL顆粒都含有駕駛者ApoB，但其中僅一些有載脂蛋白(a)黏附着，所以稱為脂蛋白(a)。（請留意，脂蛋白的載脂蛋白用的是英

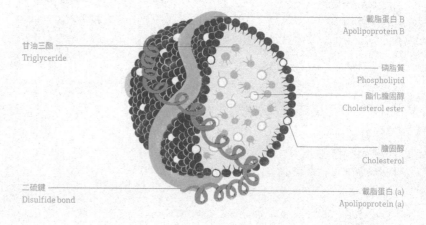

甘油三酯 —
Triglyceride

二硫鍵 —
Disulfide bond

— 載脂蛋白 B
Apolipoprotein B

— 磷脂質
Phospholipid

— 酯化膽固醇
Cholesterol ester

— 膽固醇
Cholesterol

— 載脂蛋白 (a)
Apolipoprotein (a)

7. 脂蛋白 (a)

文小寫(a)，不要與載脂蛋白A(apoA)混淆。)

這種載脂蛋白(a) 很特殊。從血液凝固的範疇來看，它竟與纖溶酶原(Plasminogen) 的化學結構相同。纖溶酶原是唯一能溶解血凝塊的酵素，須由纖溶酶原激活劑(Plasminogen activator)活化才顯效。但可惜載脂蛋白(a) 的分子折疊形態與纖溶酶原有異構體的分別，就如雙手看似一樣，但左右手卻不能對調。就是這原因，它不像纖溶酶原般能溶解血凝塊，反而會令血凝塊積聚。脂蛋白(a)是動脈粥樣硬化明顯且獨立的風險因素，被發現存在於動脈硬斑中。膽固醇無分好壞，但脂蛋白(a)幾可肯定是「壞」的脂蛋白。

最近的科研揭示，血液中幾乎所有含氧化磷脂外膜的LDL，都與脂蛋白(a)有關。再者，氧化破壞了LDL，將磷脂質從其被氧化的外膜直接轉移到脂蛋白(a)顆粒身上。因此，脂蛋白(a)似乎是LDL外膜被氧化破壞的標記物，儘管它也可能從血管壁的內皮細胞外膜中接收氧化磷脂質（詳見〈錯怪膽固醇 II〉一篇）。[12]

12 Bergmark C, et al. (2008, Oct). "A novel function of lipoprotein [a] as a preferential carrier of oxidized phospholipids in human plasma." *The Journal of Lipid Research*. 49(10):2230-2239.

LDL-C通常是估值

在驗血報告中，低密度脂蛋白膽固醇(LDL-C)，是指LDL顆粒運載着的膽固醇量。然而，LDL-C是一個估算出來的數值，並非直接在血液中測量的。實質的LDL超離心測量(Ultracentrifugal measurement)需要使用專門的設備，耗時且昂貴。因此，1972年美國科學家、前公共衛生學系教授William Friedewald設計出一條公式，以計算LDL-C的估值。這條稱為Friedewald的公式，獲醫學界沿用至今。

要計算出LDL-C，首先要知道血液中的膽固醇、甘油三酯(TG)濃度和高密度脂蛋白膽固醇(HDL-C)的總濃度。[13] 以下是LDL-C的計算方法：

13 Friedewald WT, et al. (1972, Jun). "Estimation of the concentration of low-density lipoprotein cholesterol in plasma, without use of the preparative ultracentrifuge". *Clin Chem*. 18(6):499-502..

在美國通常以膽固醇分子的重量mg/dl為單位，公式如下：

$$LDL\text{-}C = [總膽固醇] - [HDL\text{-}C] - [TG] / 5$$

在香港、澳洲、加拿大和歐洲以膽固醇分子的數量mmol/L為單位，公式如下：

$$LDL\text{-}C = [總膽固醇] - [HDL\text{-}C] - [TG] / 2.2$$

14 Sathiyakumar V, et al. (2017, Oct). "Fasting vs Non-Fasting and Low-Density Lipoprotein-Cholesterol Accuracy". Circulation. CIR-CULATIONAHA.117.030677.

此公式有賴於多項假設。首先，假設幾乎所有的血漿(TG)都由VLDL運載。其次就是，假設VLDL中的TG與膽固醇重量的比例是恆定的，常數約為5比1，而數量比例的常數約為2.2比1。可惜兩項假設都不是絕對成立。若血漿同時含有乳糜粒載運的TG，第一項假設便不成立。因此驗血前要禁食達12至14小時，來減少乳糜粒的存在。再者，實際的TG與VLDL膽固醇比例，在不同TG和膽固醇的水平上，變化差異很大。當血液TG水平偏高或低時，LDL-C估值便會出錯。例如，當TG水平高於400mg/dl(4.52 mmol/L)，Friedewald方程式則不適用了。很多醫生卻忽視了這公式的侷限，乍見病人驗血報告中LDL-C、總膽固醇量、血脂等超標，便不加思索、毫不猶豫地給病人處方降膽固醇藥，而不去查究病人有否禁食達12至14小時之久。因若病人只禁食了8至10小時或以下，血脂往往較高，超出400mg/dl(4.52mmol/L)的範圍，導致估算出錯誤的LDL-C。所以血檢前務必禁食達12至14小時，以免誤診。14

然而，更須強調的是，低TG水平也可能高估LDL-C的事實。採納以低澱粉質、低糖、高脂飲食方式的人，驗血報告估算出LDL-C水平偏高是常見的情況。儘管有具壓倒性的科研證據表明，低澱粉質、低糖、高脂飲食能改善多種脂質參數(Lipid parameters)、有效地減肥、改善身體糖份代謝能力，但偏高的LDL-C水平，便成了許多醫生和營養學家對這飲食方法仍有存疑的背後原因。

15 Wang T Y, et al. (2001, Mar). "Low Triglyceride Levels Affect Calculation of Low-Density Lipoprotein Cholesterol Values." Archives of Pathology & Laboratory Medicine. 125(3):404-405.

在2001年發表的一篇文獻中，記錄了一名有低TG(約為50mg/dl)，但高膽固醇水平的患者，他的LDL-C估算值與直接測量出現明顯差異。使用Friedewald公式估算的LDL-C量，比使用直接測量的LDL-C量相比，明顯高得多。文獻作者首次提出，在低TG和高膽固醇水平的情況下，應直接測量LDL-C水平，而不是使用Friedewald公式計算。 15 這些結果在2008年伊朗科學家發表的文獻予以證實。在低濃度TG的情況下，Friedwald公式高估了LDL-C，影響臨床治療方案。因此，他們提出了計算LDL-C的不同方程式。

當以mg/dl為單位時，公式如下：

$$LDL\text{-}C = [總膽固醇]/1.19 + TG/1.9 - [HDL\text{-}C]/1.1 - 38$$

當以mmol/L為單位時，公式如下：

$$LDL\text{-}C = [總膽固醇]/1.19 + TG/0.81 - [HDL\text{-}C]/1.1 - 0.98$$

研究者得出結論，低血清TG水平的人，其LDL-C水平應直接測量或通過上述修改公式進行調整。16

16 Ahmadi SA, et al. (2008 May). "The impact of low serum triglyceride on LDL-cholesterol estimation." Arch Iran Med. 11(3):318-21.

這對於遵循低澱粉質高脂飲食的人來說具實際意義。在限制碳水化合物攝取期間發生的第一件事，就是血液TG水平顯著下降。現舉一例説明之：

採納了低澱粉質高脂飲食方式6個月的47歲男子驗血結果：

· 總膽固醇：293mg/dl(7.6mmol/L)

· HDL-C：60mg/dl(1.5mmol/L)

· TG：70mg/dl(0.8mmol/L)

根據Friedwald公式計算，LDL-C為219 mg/dl(5.7mmol/L)；根據伊朗科學家的公式計算，LDL-C為190mg/dl(4.9mmol/L)。這不是很大的差別嗎？因此，LDL-C在低澱粉質高脂飲食中升高的原因之一，可能是當TG低時，Friedwald公式高估了LDL-C。

膽固醇重量與數量單位換算

美式驗血報告中的常用膽固醇量單位為mg/dl，是每毫升的血液有多少毫克的膽固醇，亦即是説在此容量的血液中膽固醇分子的重量。而香港、澳洲、加拿大和歐洲則以mmol/L為單位，即每升血液含有多少毫莫爾。莫爾(Molecule)代表分子數量，而非重量。每種分子由不同的物質組成，重量和分子數量的換算法亦不一樣。

膽固醇水平的兩種單位以這公式換算：17

17 Screening and Treatment of Subclinical Hypothyroidism or Hyperthyroidism. Retrieved from: https://www.ncbi.nlm.nih.gov/books/NBK83505/ [Accessed 28 Sep 2017]

A mg/dl = 38.67 × B mmol/L

甘油三脂的兩種單位以這公式換算：

A mg/dl = 88.57 × B mmol/L

脂蛋白分子體積比重量重要

驗血報告中膽固醇量增多了，可以代表分子數目多了，也可以是其數目不變，但每粒分子卻重了。這並無顯示分子的體積是大了還是小了。

現今的科研集中研究LDL分子的體積對心血管疾病的影響，而非其重量，亦非它載着多少膽固醇。所以，莫為驗血報告中總膽固醇量的高低擔心惆悵。再者，LDL超標是指血液中所含的量「重」了，不是指分子體積變小，亦不代表增加患病的風險。

LDL分子的體積愈小，對危害心血管健康的風險愈大，反之亦然。愈細微的LDL分子代表血管受到氧化破壞。這些氧化或「鏽蝕」了的分子潛藏在血管內壁，引致發炎，繼而誘發血管硬斑形成。又大又浮的LDL分子反而最安全。因此就LDL本身而言，又大又浮的是「好」，又小又緻密的是「壞」，而不是其膽固醇。

因此，不能用總膽固醇量或LDL是否超標來判斷患心血管疾病的風險。要

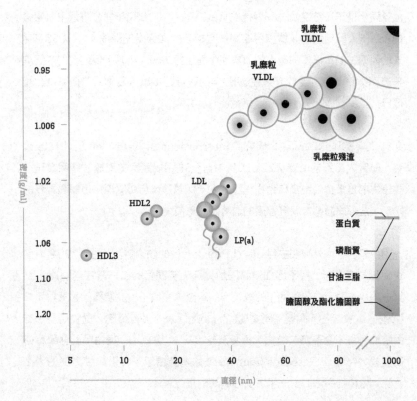

8. 各類脂蛋白分子大小一覽圖

更確切，便要再將LDL細分，分析屬於又小又緻密的LDL，如低密度脂蛋白B型 (LDL Pattern B) 的含量。新的血檢項目，如 Vertical Auto Profile (VAP)、LPP，甚至更先進的光譜核磁共振 (NMR LipoProfile) 等，才能檢驗出細小的低密度脂蛋白B型顆粒及其數量，以及高密度脂蛋白2系 (HDL2)、十分低密度脂蛋白群 (VLDL1, 2, 3) 及脂蛋白 (a) 等等 (見圖8)，這些全是極易受氧化破壞，引起血管壁發炎硬化的物質。

血管硬化可能無可避免

血管硬化是血管退化病變的結果，而並非由於膽固醇積聚所引致。雖然，在1955年出現了一份受廣泛重視的科研，其內容是關於解剖韓戰陣亡的美兵後，發現他們有高度血管硬化情況；但另一項類似卻得不到頭條報導的科研，就指出一向少進食動物及其脂肪的日本土著，同樣有與美軍相差無幾的血管硬化情況，數字為65%對比美兵的75%。 [18] 1957年亦發現近乎全素食的Bantu人與其他南非葷食民族同樣有相若的血管硬斑形成。 [19] 1958年完成的科研亦顯示牙買加黑人的血管硬化程度與美國人相若，但他們的心臟病病患率卻較低。 [20] 至於一份在1960年的報告則指出，日本人的血管硬化程度已接近美國人了。 [21]

在1968年的「國際血管硬化研究」(International Atherosclerosis Project) 裏，研究人員解剖檢驗了22,000具來自全球14個國家的屍體。結果發現，無論生前是素食或進食高動物脂肪的人，抑或是來自心臟病病患率高與低的國家，全部屍體都有同等程度的血管硬斑形成。 [22]

一項由著名心臟外科醫生Michael DeBakey做的調查發現，在1,700名有血管硬化的病人裏，找不出血液膽固醇量與血管硬化的出現有任何關連。 [23] 另一項以美國南卡羅萊納州的成人作的調查，亦找不出血液膽固醇量與所謂「高危」飲食有任何關連。所謂「高危」飲食，就是多吃紅肉、動物肥膏、鮮牛奶油、蛋、全脂奶、煙肉、香腸及芝士。 [24] 還有，一項由英國醫學科研委員會 (Medical Research Council) 做的調查顯示，食用鮮牛奶油的男士比吃人造植物牛油的少一半患上心臟病的風險。 [25]

18 Enos, W. F., et al. (1955). "Pathogenesis of Coronary Disease in American Soldiers Killed in Korea". JAMA. 158(11):912-914.
Groom, D. (1961, Jul). "Population Studies of Atherosclerosis". Annals of Internal Medicine. 55:1:51-62.

19 Laurie, W., et al. (1958, Feb). "Atherosclerosis and its Cerebral Complications in the South African Bantu". The Lancet. 231-232.

20 Robertson, W. B. (1959). "Atherosclerosis and Ischaemic Heart Disease". The Lancet. 1:444.

21 Gordon, T. (1957). "Mortality Experience Among Japanese in the US, Hawaii and Japan". Public Health Reports. 72(6):543-553.
Pollak, O.J. (1959). "Diet and Atherosclerosis". Am J Clin Nutr. 7:502-7

22 McGill, H. C., et al. (1968). "General Findings of the International Atherosclerosis Project". Laboratory Investigation. 18(5):498.

23 DeBakey, M., et al. (1964). JAMA. 189:655-659.

24 Lackland, D. T., et al. (1990, Nov). Journal of Nutrition. 120:11S:1433-1436.

25 *Nutrition Week.* (1991, Mar 22). 21:12:2-3.

以上研究都說明,血管硬化是自然的退化情況,更可能無可避免。吃動物脂肪及高膽固醇食物導致血管硬化這假設,在眾多流行病學研究上得不到證實,更不能解釋導致心肌壞死的血管阻塞情況。事實上,動脈硬化的成因及過程,醫學界暫未有一套肯定的理論。我們年紀漸長,血管壁便開始變硬,年輕時血管壁中層的平滑肌及彈性纖維,隨着時日逐漸被較硬的纖維化結締組織取代。與此同時,鈣質亦會沉積於血管壁內,形成血管斑鈣化的情況,至於其中的膽固醇及各種脂肪成份實質相對很少。大部份血管硬斑既堅韌,又易脆裂,只有在大動脈和一些大血管內,才會找到多些含脂肪及蛋白質的較柔軟積聚物。

26 Saul, G. D., Gerard, H. M. (1991). *Medical Hypotheses.* 36:228-37.
Saul, G. D., Gerard, H. M. (1999). *Medical Hypotheses.* 52:349-51.
Stehbens, W. E. (1990, Sep-Oct). "The Lipid Hypothesis and the Role of Hemodynamics in Atherogenesis". *Progress in Cardiovascular Diseases.* 33(2):119-136.

另外,血管壁不會平均增厚,只集中在受血壓衝力最大的位置,如血管分叉位,那裏血管硬斑最為明顯。科學家推斷血管之所以硬化,很可能是一種保護措施,以防血壓令其過度膨脹。 26 那些要通過狹窄管道,如頭顱骨的血管,便永不會出現硬化現象。另外,在心肌外圍的冠心血管經常硬化栓塞,但那些深入心臟肌肉內的血管卻永不會硬化。這些血管受到外界組織緊緊包圍,局限其膨脹幅度,所以血管壁便無需要以加厚變硬作為保護措施了。

再者,若血管硬化由於是膽固醇、血脂積聚的話,體內靜脈血流會極之緩慢,理應最易形成血管硬斑,事實卻剛剛相反。只有血流澎湃的動脈才會出現硬化現象,因靜脈的血壓非常低,所以永不硬化。但若心臟外科醫生移植大腿的靜脈到心臟,作為搭橋之用,此靜脈便因受到動脈高血壓的衝擊力,而逐漸硬化起來。

27 Glueck, C. J., et al. (1995, Jan). "Evidence that Homocysteine is an Independent Risk Factor for Atherosclerosis in Hyperlipidemic Patients". *American Journal of Cardiology.* 75(2):132-136.
Clarke, R., et al. (1991, Apr). "Hyperhomocysteinemia: An Independent Risk Factor for Vascular Disease". *The New England Journal of Medicine.* 324(17):1149-1155.

28 Ellen K Hoogeveen, et al. "Hyperhomocysteine-

除了血壓的衝擊力,還有很多破壞血管壁組織的因素會誘發血管硬化。全素食者的血管硬化非常嚴重,原因是缺乏如維他命B6、葉酸、維他命B12等的甲基組CH4輸送物(Methyl group donor),導致氨基酸代謝中介物「同半胱氨酸」(Homocysteine)積聚,破壞心血管內壁膠原質結構,繼而引起的連鎖反應,導致血管硬化。 27 當必需氨基酸「甲硫氨酸」轉化成半胱氨酸(Cysteine)的過程中,出現此代謝中介物,此時同半胱氨酸需要甲基組輸送物送來的甲基組CH4完成轉化成半胱氨酸。缺乏維他命B6、葉酸、維他命B12等甲基組CH4輸送物,導致同半胱氨酸水平高企,產生超氧化物和過氧化氫,這兩者都能傷害動脈血管內皮層。科研顯示,血液中過多的同半胱

氨酸與冠心病、中風和周圍血管病變風險較高有關。 28

其他眾多因素，如自身免疫力錯亂（Autoimmune disease）、物理磨損、化學、病毒、西藥，以及剛才談過的游離基侵襲氧化等因素，都能誘發血管內壁受損。身體因吸煙、進食過量多元不飽和脂肪酸，使抗氧化的維他命不足，亦加快血管硬化。一旦動脈內壁受損，血漿物質，尤其是Lp(a)，便容易滲透進去。它與動脈內皮細胞底層結合，破壞黏多糖基質的完整，身體為「修補」此破損，膽固醇便開始鋪積在血管壁上。同時，單核白血球（Monocytes）及血小板（Platelets）會凝結，黏附着受損的部位，釋放生長因子（Growth factors），令平滑肌細胞（Smooth muscle cells）從中層血管轉移到內層進佔繁殖。平滑肌細胞棄置細胞殘渣到內皮層，引致血管斑增生。內皮層表面生長出帽狀纖維（Fibrous cap），包含着結疤組織（Scar tissue），如膠原、彈性纖維及黏多糖；而血小板亦會繼續凝結，直至最後堵塞血管為止。

冠心血管閉塞不等於有心臟病

當流向心肌的血液不足時，胸口會痛，左下顎骨、肩臂亦可能會出現不適症狀，特別是在忙碌及運動期間、心臟對血氧需求增加的時候，這些症狀稱為心絞痛。如果這時你停下休息，不適感便會逐漸消失。但是，若血流完全停頓，或者長時間血流太少，那麼由此動脈分支供應的部份心肌就會壞死，這被稱為心臟病發作，或心肌梗塞（Myocardial infarction, MI）。心絞痛和心肌梗塞一起被稱為冠心病（Coronary heart disease, CHD）。

據說動脈粥樣硬化是冠心病的病因，但事情並不是那麼簡單。任何物質阻塞冠狀動脈的血流，都可能產生冠心病。經解剖研究顯示，因心臟病發致命的人，約五分之一沒有冠狀動脈粥樣硬化的痕跡。阻塞血流的可能是冠狀動脈突然痙攣收縮，或死前有血塊破裂後下流導致阻塞，但難以確實。

有醫學文獻便詳細描述過，沒有硬斑塊的冠狀動脈痙攣導致冠狀動脈血栓形成和心肌梗塞的整體情況。1983年7月28日，《新英倫醫學期刊》（New England Journal of Medicine）發表了一篇報告，提及一位29歲、曾患有心

mia Is Associated With an Increased Risk of Cardiovascular Disease, Especially in Non-Insulin-Dependent Diabetes Mellitus A Population-Based Study". *Arteriosclerosis, Thrombosis, and Vascular Biology.* 18(1):133-138.

29 G. Michael Vincent, M.D., et al. (1983, Jul). "Coronary Spasm Producing Coronary Thrombosis and Myocardial Infarction". *The New*

England Journal of Medicine.
309(4):220-223

絞痛型胸口痛病史的女士，在進行冠狀動脈血管造影檢查時，於第一次注射顯影劑後，顯示沒有動脈粥樣硬化或其他斑塊阻塞的跡象，是完全正常的左冠狀動脈。但不幸在第二次注射顯影劑的幾分鐘後，左前降支動脈出現瀰漫性痙攣。在X光熒光幕直接顯示下，觀察到在痙攣區域形成血凝塊，隨即迅速發展成全發性心肌梗塞及心肌壞死。主診醫生以心外壓急救，病人心臟得以繼續跳動，保住性命。這份報告首次記錄了，在醫生觀察下，冠心動脈突然痙攣和血栓的形成，以及隨後心肌壞死的整個過程。它發生在沒有斑塊的正常冠狀動脈中。現在看來，令人驚訝的是，有為數相當多的病例是在相對全無動脈粥樣硬化的情況下，因冠狀動脈痙攣或原發性的心肌代謝功能衰竭，而導致心臟病突然發作。 29

心臟病的基理實際上可更複雜，冠狀動脈可能100%完全阻塞了，卻沒有任何症狀，對心臟全無傷害。原來，3條冠狀動脈的細分支相互通流，若其中一條動脈受阻塞、發展緩慢，其通流的分支可能會逐漸擴大，供應額外血液來補償。因此，即使冠狀動脈完全正常，也可能發生心肌梗塞；即使冠狀動脈可能完全阻塞，也可全無心臟病發、心絞痛的徵狀。顯然動脈粥樣硬化和冠心病都是獨立的病症，但許多醫生都將之混為一談。

實際上，已有許多醫學文獻報告，縱使3條主要冠狀動脈完全阻塞了，也可全無心臟病徵狀、無心絞痛，並且更能優越地耐受嚴苛的體力鍛煉。美國頂尖的宇航員就是一個好例子。他們因火箭發射失敗，意外身故後，在進行屍體解剖時，經常被發現此類情況。1967年1月27日，阿波羅火箭發射失敗，3名太空人罹難。解剖屍體檢查後才發現，這3名健康狀況極優良的男子均須有動脈粥樣硬化徵狀。其中一位的3條冠狀動脈阻塞程度嚴重，在現今心臟醫學標準裏，早須安排施行冠心搭橋手術了。然而他過往一直遵從嚴格的體能訓練，每天跑十多公里，通過了所有宇航員須接受的頻密身體檢查（當時還未有心血管造影技術），亦從未有任何不適。

運動不一定阻止動脈粥樣硬化

很多人誤以為經常做運動，甚至長時間鍛煉身體，將保護人免於出現動脈粥樣硬化。這可能亦是謬誤。對包括專業馬拉松運動員在內，有高度體能鍛煉的人，在他們死後進行解剖驗屍後，發現他們都出現廣泛動脈斑塊積聚的高度動脈粥樣硬化現象，儘管這些人很少出現心血管疾病徵狀。至於對高度流動人口來說，例如非洲馬賽部落（Masai）的游牧民族，每天須行走20到30英里，解剖研究時也發現意料不到的高度動脈粥樣硬化現象。而馬賽部落的餐膳含高度氧化的脂肪及膽固醇。

但要注意，這並不是說常規運動沒有好處，或鍛煉身體是浪費時間。就如上述的馬賽人，為保持身體活躍，經常鍛煉，雖然不能倖免於動脈斑塊積聚，卻罕有出現心絞痛、心肌壞死的徵狀。因此，體育鍛煉能產生莫大的保護作用，通過促進閉塞動脈周圍側支血管的血流量作補償，以及擴大血管斑塊積聚的動脈，來預防心臟病發生。雖然運動鍛煉沒有被證明能阻止斑塊積聚形成，但確實提高了HDL與總膽固醇的比例，而HDL本身具有有效的抗氧化特性。

多做運動的人，有更少動脈粥樣硬化徵狀；他們的死因也較少與動脈粥樣硬化相關，即使實際上他們具有廣泛動脈硬化狀況。他們體感良好，更有精力，反應敏捷，少患抑鬱。很多中年而熱愛鍛煉身體的人，偶爾做冠心血管造影檢查，駭然發現自己冠心血管已閉塞了50至70%，就診西醫隨即安排血管造形手術，俗稱「通波仔」，更隨之植入血管支架。自此之後，這批原先活躍好動的健康人士，便須終生服用抗血凝西藥。因被告之已是心臟病患者，應減少體力操勞，他們便放棄曾經熱愛的運動，養尊處優。他們更非常感激心臟醫生，從鬼門關救出他們。誰知一切都可能是一場美麗的誤會。

進食愈多　膽固醇血水平愈低

醫學史上，動用最多資源、研究時間最長、受檢人數最多的心臟病科研：「麻省心臟病研究」（Framingham Heart Study），是經常被引用來說明飽和脂肪及高膽固醇會導致心血管病的證據。很多營養學教科書都會收錄此研究，指控飽和脂肪及膽固醇是心血管健康受損的罪魁禍首。但當你真正花些時間，用心解讀這研究，不難發現結論其實完全相反，被人刻意歪曲的事實不斷重複。這個研究有6,000人參與，分為兩組，多年來一組進食少量膽固醇及飽和脂肪，另一組則大量進食。研究主管William Castelli出奇地表示：

30 Castelli, W. (1992). *Archives of Internal Medicine.* 152(7):1371-2.

「在麻省，愈是進食高飽和脂肪、膽固醇及卡路里的人，反有更低的血液膽固醇水平……我們發現那些進食高飽和脂肪、膽固醇及卡路里的人，體重最輕，也最活躍。」30

31 Hubert, H. and others. (1983). *Circulation*. 67:968.

此科研的確顯示出，高膽固醇水平及較肥胖者得冠心病的機會稍微高些罷了，而且當中近半數有心臟病的人有低膽固醇量。再者，其增磅及血液膽固醇水平，和在餐膳進食的脂肪及膽固醇量的關係成反比。31 科研亦顯示當膽固醇量低於160mg/dl，患心血管疾病的風險更會增加。

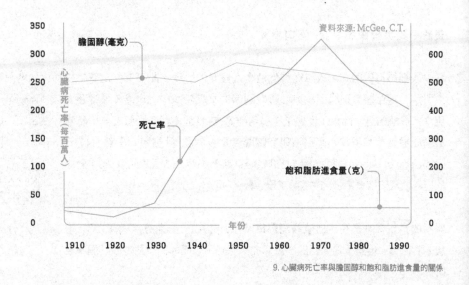

9. 心臟病死亡率與膽固醇和飽和脂肪進食量的關係

膽固醇高低與死亡風險無關

32 Anderson KM, et al. (1987, Apr 24). "Cholesterol and mortality. 30 years of follow-up from the Framingham study". JAMA. 257(16):2176-2180.

與原先研究相隔30年後，科研人員於1987年重回麻省的Framingham，跟進當年受試者的健康狀況，再作數據分析後，發表文獻刊登在《美國醫學會雜誌》（*The Journal of the American Medical Association, JAMA*）。內裏數據揭示了隱藏着、沒有被表述出來的結果。從48至57歲組別的存活率與總膽固醇量關係圖可發現，男士在48歲後，無論膽固醇高或低於「標準」，存活率都一樣，死亡風險無別。順帶一提，48歲前死亡的人中，絕大多數是因糖尿病或罕有遺傳病，心血管疾病佔極少數。32

得出如此結果，也許閣下認為此麻省科研發表之後，降膽固醇運動應告一段落。對不起，剛相反。研究者說：「數據顯示，低膽固醇水平與高死亡率有關，背後原因是低膽固醇水平的人死於其他疾病。」但他們這解說自相矛盾。科研主筆撰寫道：「在這30年內，自身膽固醇下降的人，比膽固醇升高者的死亡風險更大。」科研內文表示：「每降低1mg/dl膽固醇水平，總死亡率和心血管疾病死亡率分別增加了11%和14%。」不僅總死亡率，還有冠心病的死亡率也有所增加。多年來，我們被告知降低膽固醇以預防冠心病是多麼重要。但是，麻省研究明確顯示，如果血液膽固醇水平本身下降，死亡風險就會增加。

美國心臟協會歪曲事實　滿口謊言

甚少人細讀科研內文，故無從得悉這令人震驚的發現。此研究亦出奇地少人引用，甚至連質疑膽固醇與心臟病關係的文獻評論中，也甚少被提及。更令人費解的是，此科研反過來被引用作為支持「飲食與心臟假設」！看看美國心臟協會和國家心肺血液研究院聯合發表的題為「膽固醇事實」（The Cholesterol Facts）的回顧說：「麻省研究結果表明，膽固醇減少1%，對應的冠心病風險降低2%。」33 閣下沒看錯。

原本的科研根本是在說血液膽固醇每降低1mg/dl，心血管疾病死亡率「增加」了14%。但是，這項回顧卻說死亡率下降了，而他們說的是同一個麻省研究。

事實上，這種歪曲科研結果來迎合主流建制派的主張，在膽固醇的科研文獻中殊不罕見。例如，1987年，「麻省心臟病研究」的研究者發表了關於研究30年後續的新報告，34 卻隻字不提他們先前的報告。他們索性說出：「最重要的總體發現是，總膽固醇濃度是老年人患冠心血管疾病的風險因素。」

如此之多歪曲事實、空口說白話、厚顏無恥、埋沒良心、別有用心的「偽科學家」，原來一直充斥整個膽固醇及飽和脂肪的科研領域，實難怪弄出這麼多營養謬誤，荼毒蹂躪人類的健康，他們真是「厥功甚偉」。

33 LaRosa JC, et al. (1990 May). "The cholesterol facts. A summary of the evidence relating dietary fats, serum cholesterol, and coronary heart disease. A joint statement by the American Heart Association and the National Heart, Lung, and Blood Institute. The Task Force on Cholesterol Issues, American Heart Association". *Circulation*. 81(5):1721-1733.

34 Castelli, W.P., et al. (1989). "Cardiovascular risk factors in the elderly". *American Journal of Cardiology*. 63:12H-19H.

膽固醇非元凶

於1930年，歐洲人開始將心臟病列為特別的死因來作統計，而在美國，因此病當時仍罕見得很，到了1950年才開始認真作正式記錄。圖9 顯示心臟病的死亡率與膽固醇和飽和脂肪進食量的關係。從此圖可見，膽固醇及飽和脂肪的進食量一直變不了多少，但心臟病的死亡率卻火速上升。從1930年開始，由每10萬人中有46人死於心臟病，一直飆升至1970年的331人。

近代瑞典醫學家Uffe Ravnskov博士仔細審查所有過往支持膽固醇有害健康的科研後，著了 *The Cholesterol Myths* 一書。他指出，以減少死亡率的方式（如說相對風險減少50%），來表達餐膳或藥物研究結果時，往往非常誤導。當治療組及無治療監控組的真正實質死亡率都很低時，此誤導尤其明顯。舉例說：長期服食一項藥物多年後，能將生存率由99%改變至99.5%，代表生存率由0%增至0.5%，如此，科研結果便可說成相對死亡率減少了50%。看似很有療效的藥物，但實質上死亡率的分別只有微不足道的0.5%，實難以說服有醫德的醫生採用這些帶有副作用的藥物。

35 JAMA. (1982, Sep 24). 248 (12):1465-77.

他亦討論過「多重風險因素干預試驗」（Multiple Risk Factor Intervention Trial, MRFIT）」，此科研一直被視為史上最強的醫學證據，支持以血膽固醇值來預測心臟病發的機會。 研究量度了超過30萬名美國中年男性的血液膽固醇含量，以其數值分成10組。35 跟進6年後， Jeremiah Stamler教授公佈令人驚嚇的結果：研究發現，血膽固醇量最高的一組，即超過265mg/dl，比較低於170mg/dl，即血膽固醇量最低的一組，有高出令人咋舌的433%的機會死於心臟病發。如此看來，膽固醇無庸置疑是心臟病的元凶。

但只要稍為細讀此科研，你會發現這班科學家刻意誇大兩組數據上的分別，來譁眾取寵。在研究的6年間，30萬人裏只有0.6%，即2,258人死於心臟病，最高膽固醇組有1.3%的人死於心臟病發，而最低膽固醇組則有0.3%。當然1.3%比0.3%是有433%的分別，但實質上的差別只是1%罷了。重要的是，98.7%最高膽固醇組的人並沒有死於心臟病，同樣，99.7%最低膽固醇的人也沒有。最高血膽固醇組裏的確有最高的死亡率，但不要忘記這組實際上已經包括了一班患上稱為「家族性高膽固醇血症」（Familial hypercholesterolemia）的罕有遺傳病人。少於1%的人口有此遺傳基因缺陷，不能正常代謝脂肪，令他們在早期已經出現嚴重的血管硬化，患上心血管疾病。整個研究結果只是異常複雜地再次重複展示醫學界的舊聞罷了。

高膽固醇根本不是病

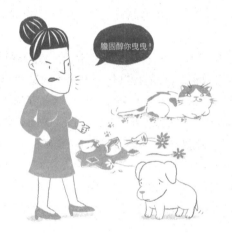

10. 被錯怪的膽固醇

究竟何謂疾病呢？疾病是一系列的功能、代謝和形態結構上發生的變化，因此而產生各種徵狀，這是疾病的基礎定義。高膽固醇根本不是一種疾病，因為它本身並沒有引起任何徵狀及體況不適，這與高血糖不同，血糖過高會令人尿頻、口渴、消瘦、困倦，甚至缺水、昏迷、休克。

人不去驗血，就不會知道自己血液膽固醇的「高」「低」。換言之，驗血前你還是好好一個正常人，但血檢報告一出，若讀數不符所謂的「標準」，你便立即成為要吃西藥的病人。縱使高於所謂的「標準」不帶來任何徵狀及體況不適。況且，什麼讀數才是標準，醫學界仍有所爭辯。誰人會患上高膽固醇症？細讀30、40年前的醫學文獻，你得到以下答案：任何年過50的中年男性，總膽固醇量超過240mg/dl，加上具有其他心臟病的風險因素，如吸煙及超重等。但經過1984年的「膽固醇統合會議」（Cholesterol Consensus Conference）後，就裁定任何男女，總膽固醇量超過200mg/dl，就要服用降膽固醇藥。最近，此標準數值更被進一步下調至180mg/dl。如果你曾中風或有心臟病發作史，哪怕你有超低的膽固醇量，也要吃降膽固醇藥及乏味惱人的低脂餐膳。

科研顯示低膽固醇更易致死

最一矢中的又一直被忽視的研究，是於2001年8月刊登在醫學期刊《刺針》(*The Lancet*)的「檀香山心臟計劃」(Honolulu Heart Program 2001)。夏威夷大學的科學家研究了3,572名於1900至1919年間出生的日裔美國男性，在他們中年時記錄了其總膽固醇量。跟着於1991年和1993年，當他們成為老年人的時候，再次記錄其血檢總膽固醇量。然後，科學家們在之後5年內一直記錄，確定他們的死亡人數，誰還在世，誰已逝去。

36 Schatz, I. J., et al. (2001). "Cholesterol and All-Cause Mortality in Elderly People from the Honolulu Heart Program: A Cohort Study". *The Lancet*. 358:351-355.

研究結果令人震驚。在1971年和1991年的檢查中，發現膽固醇水平最低的人，有最高的全因死亡率(All-cause mortality)。諷刺的是，醫學界認為最理想、最低危的膽固醇量水平，即低於170mg/dl(4.25mmol/L)的人全因死亡率最高；反而膽固醇量超過210mg/dl(5.25mmol/L)的組別，其死亡率明顯低於最低水平，只是微高於死亡率最低、介乎188mg/dl(4.7mmol/L)和209mg/dl(5.2mmol/L)之間的一組。即使膽固醇量高於209mg/dl的男性，相比膽固醇水平最低的，也較難會因任何原因而死亡。科研人員承認：「我們無法解釋這結果。這些數據令人懷疑，要將老年人膽固醇降至極低，即低於4.65mmol/L(180mg/dl)的科學理據何在……我們的數據符合先前發現的低血清膽固醇的老年人有更高死亡率的科研結果，並顯現出，長期持續低膽固醇濃度，實際上增加了死亡風險。因此，男士愈早出現低血膽固醇濃度，死亡風險就愈高。」36

毫無疑問，大多數對60歲以上的人處方降膽固醇藥物的西醫，從未閱讀過此「檀香山心臟計劃」資料。就算有，也會慣性刻意地視而不見。畢竟處方藥物是他們收入來源之一。

37 Naoki Nago, et al. (2011). "Low Cholesterol is Associated With Mortality From Stroke, Heart Disease, and Cancer: The Jichi Medical

再者，還有多個研究，包括1999年向美國心臟協會提交的一份科研報告，指出總膽固醇量低於180mmol/L的人，發生出血性中風的可能性，是總膽固醇量高於230mmol/L人士的兩倍。日本醫學家經長期觀察發現，低膽固醇的人比高膽固醇的人更容易發生出血性中風。在日本12個農村進行了一項針對40至69歲之間健康成人的研究，受試者共12,334人，接受了近12年跟進。科研得出以下結論：「低膽固醇與高死亡率有關，即使從分析中剔除肝病導致的死亡。高膽固醇→6.21mmol/L或240mg/dl）不是致命的風險因素。」[37]

School Cohort Study". *Journal of Epidemiology*. 21(1): 67-74.

不難找到更多高階科研質疑肆意降低膽固醇背後的科學理據：

· 1989年，在《刺針》的一項研究發現，年齡在60歲及以下、低膽固醇水平的女性，其死亡風險會有所增加。[38]
· 1994年，《美國醫學會雜誌》（*The Journal of the American Medical Association, JAMA*）發表了一項研究，結果顯示較高總膽固醇量並不是70歲以上人群死亡或心臟病的危險因素。[39]
· 1997年，《刺針》的研究指出，「總血清膽固醇作為心血管疾病危險因素的影響，會隨着年齡增長而下降，這應對向老年人處方降膽固醇西藥作治療的必要性提出質疑。」因研究人員發現，在85歲以上的人中，高總膽固醇水平與他們長壽有關。當總膽固醇量每增加1mmol/L，對應死亡率降低15%。研究人員還指出，最高膽固醇水平的受試者，其患癌症和受感染風險明顯較低。[40]
· 2004年，《婦女健康雜誌》（*Journal of Women's Health*）的研究發現，最佳膽固醇水平可因年齡和性別而異。結果顯示在整個年齡層中，雖然50歲以下的男性顯著較小，但婦女在50歲之後，其低膽固醇量與全因死亡率則顯著相關，當中因癌症、肝病和精神疾病等病發令死亡風險增加。[41]

38 Forette B, et al. (1989, Apr 22). "Cholesterol as risk factor for mortality in elderly women". *The Lancet*. 1(8643): 868-870.

39 Krumholz HM, et al. (1994, Nov 2). "Lack of association between cholesterol and coronary heart disease mortality and morbidity and all-cause mortality in persons older than 70 years". *JAMA*. 272(17):1335-1340

40 Weverling-Rijnsburger AW, et al. (1997, Oct 18). "Total cholesterol and risk of mortality in the oldest old". *The Lancet*. 350(9085):1119-1123.

41 Ulmer H, et al. (2004, Jan-Feb). "Why Eve is Not Adam: prospective follow-up in 149650 women and men of cholesterol and other risk factors related to cardiovascular and all-cause mortality". *J Womens Health (Larchmt)*. 13(1):41-53.

上述這些跟之前的一樣都是獨立科研，並無接受西藥業資助，與西醫在診所從接見藥廠推銷員所得來的科研資訊，有雲泥之別。縱使受西藥業財力資助的降膽固醇西藥科研，當西醫們不是只一瞥標題摘要，而是認真細閱內容，也不難找出研究背後真實的一面。

研究背後的真相

現舉部份例子說明之：

42 Schwartz GG, et al. (2001). "Effects of atorvastatin on early recurrent ischemic events in acute coronary syndromes: the MIRACL study: a randomized controlled trial". *JAMA*. 285:1711-1718.

MIRACL(2001)：MIRACL研究高劑量的降膽固醇西藥Atorvastatin(商品名Lipitor)，對曾出現心絞痛(Angina)或非致命心肌梗塞(Non-fatal myocardial infarction)的3,086例患者的影響，並隨訪16周。根據摘要所寫：「對於急性冠脈綜合症患者，每天80mg Atorvastatin的降脂治療，在首16周減少了缺血事件復發(Recurrent ischemic events)，以及大部份須再住院的缺血性症狀復發。」但摘要完全沒提到，服藥組的死亡率與不服藥的對照組相比全無分別，有同等的死亡人數。而兩組再次患上心肌梗塞率或心臟停頓須復甦急救率亦全然一樣。唯一的分別，是須再住院的胸口痛(Chest pain)等較主觀、似是而非般的徵狀顯著下降罷了。 42

43 The ALLHAT Officers and Coordinators for the ALLHAT Collaborative Research Group. (2002, Dec 18). "Major outcomes in moderately hypercholesterolemic, hypertensive patients randomized to pravastatin vs usual care: The Antihypertensive and Lipid-Lowering Treatment to Prevent Heart Attack Trial (ALLHAT-LLT)". *JAMA*. 288(23):2998-3007.

ALLHAT(2002)：以抗高血壓和降脂治療防止心臟病發的試驗ALLHAT，是有史來最大的北美降膽固醇藥物試驗。結果顯示，治療組和不治療對照組相比，在3或6年後的死亡率相同。科研人員使用來自10,000多名服用降膽固醇藥物參與者的數據，並跟進4年，將使用抗高血脂的他汀類藥物，與「常規護理」，即保持適當體重、不吸煙、定期運動等作比較，治療具有中高密度脂蛋白膽固醇，以及低密度脂蛋白膽固醇(LDL-C)水平的受試者。在接受他汀類藥物治療的5,170例受試者中，28%的LDL-C水平得到顯著降低；而5,185例接受常規護理的受試者中，約11%的患者其LDL-C水平有相似的下降。但服藥與否，兩組的死亡率、心臟病發和心臟病患率全都沒有分別。 43

44 Heart Protection Study Collaborative Group. (2002). *The Lancet*. 360:7-22.

45 Clinical Trial Service Unit, Oxford University. (2001, Nov 13). "LIFE-SAVER: World's largest cholesterol-lowering trial reveals massive benefits for high-risk patients". *EurekAlert!* Retrieved from: https://www.eurekalert.org/pub_releases/2001-11/ctsu-lwl111301.php [Accessed 28 Sep 2017]

46 Kmietowicz A. (2001, Nov 17). "Statins are the new aspirin, Oxford researchers say". *BMJ*. 323(7322):1145. Ravnskov U. (2002, Mar

Heart Protection Study(2002)：「心臟保護研究」(Heart Protection Study)在牛津大學進行了研究，並得到廣泛的新聞報導。 44 研究人員聲稱：「降低膽固醇可獲益巨大。」 45 更引起一位評論學者吹噓揚言降血脂的他汀類藥物是「新版阿士匹林」。 46 事實上，如Ravnskov博士在《英國醫學期刊》(British Medical Journal, BMJ)撰文直斥，獲益何來巨大？服用降血脂藥物Simvastatin(商品名多為Zoctor)的患者，在5年後的存活率為87.1%，對照組的存活率則為85.4%，只有1.7%的分別，而這些微分別與降低了膽固醇量的程度更全然無關。因死亡率是關鍵所在，儘管收到許多同業的要求，甚至他們已另獲資助，進行查看累積死亡數據的研究，奈何「心臟保護研究」班子仍拒絕公佈累積死亡率數據。他們解釋，提供逐年死亡率數據是以「不適當」的方式來發佈其研究結果。

降膽固醇西藥成搖錢樹

30). "Statins as the new aspirin. Conclusions from the heart protection study were premature". *BMJ*. 324(7340):789.

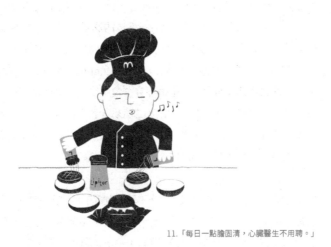

11.「每日一點膽固清，心臟醫生不用聘。」

既然高膽固醇不是疾病，那麼為何要吃藥呢？答案很簡單，一切皆因唯利是圖的西藥廠已花了龐大資源來創製出一種能「降」膽固醇的特效藥。既然投產了，當然要大賣特賣，若非如此豈能向股東交代？治療此症的醫生一定首先要說服病人，他們有病了，要終身服用一種昂貴的降膽固醇藥，還要定期抽血檢驗。這些要令正常人相信自己變成病人的醫生，是不會單打獨鬥的，他們有整個西醫學主導的政府體系、西藥業、營養師、傳媒、廣告商、保險業，以及眾多自覺或不自覺地參與、製造這「膽固醇恐慌」，從而受惠的既得利益者，作為龐大後盾。他們相互協調，務求令人相信高膽固醇是心臟病、中風，甚至其他疾病的元凶，從而在這炒作下，製造額外的消費，齊齊分一杯羹。

不過，為何要等到心臟病發後才吃藥呢？我們的血液，看來已流着膽固醇這「孽種」，從這觀點出發，豈不是趁早吃降膽固醇藥，杜絕它更好？的確，現時西醫學界在西藥業的威逼利誘下，已出現倡議青少年及小孩檢驗膽固醇並施藥的方案。但是，膽固醇本身並非病理性的物質，反而是身體賴以維生的重要材料，如何將之減少呢？答案也很簡單，只要「毒壞」肝臟，令它造不出膽固醇來，便馬到功成，藥到「病」除了。

降膽固醇藥毒壞肝臟

現時最廣泛使用的降膽固醇藥，是一種統稱為他汀類(Statins)的西藥，以Lipitor (Atorvastatin)、Zocor (Simvastatin)、Mevacor (Lovastatin) 及Pravachol (Pravastatin) 等不同名稱出售。其藥理就在於此：他汀類藥物抑制肝臟的一種重要酵素：羥甲戊二酰輔酶 A (HMG-CoA) 還原酶。它是由乙酰輔酶A (Acetyl-CoA) 轉化成膽固醇的8個步驟中，開首第二種產生出來的中介物——甲羥戊酸基 (Mevalonate) 所須的酵素。這樣膽固醇在肝臟合成時被抑制，減少肝臟裏游離膽固醇的儲存量。此時，肝臟感應到這轉變，便急需增加膽固醇來填補。肝臟的LDL受體因而顯得更活躍，從血液加快接收LDL的膽固醇，血液膽固醇就得以降低。

47 Soma, M. R., Corsini, A., Paoletti, R. (1992). "Cholesterol and Mevalonic Acid Modulation in Cell Metabolism and Multiplication". *Toxicology Letters.* 64/65. 1-15.

48 Hidaka, Y., Eda, T., Yonemoto, M., Kamei, T. (1992). "Inhibition of Cultured Vascular Smooth Muscle Cell Migration by Simvastatin (MK-733)". *Atherosclerosis.* 95(1):87-94.

49 Schror, K. (1990). "Platelet Reactivity and Arachidonic Acid Metabolism in Type II Hyperlipoproteinaemia and its Medication by Cholesterol-lowering Agents". *Eicosanoids.* 3(2):67-73.

50 Hoffman, G. (1986). *The New England Journal of Medicine.* 314:1610-1624.

由此可見，他汀類藥物降膽固醇的機制非常間接，而且遠離根本原因。因為沒有了甲羥戊酸基，就生產不出肝臟重要的製成品，如角鯊烯(Squalene)、輔酶Q10 (Ubiquinone)、長醇 (Dolichol) 和膽固醇等，眾多潛伏的副作用由此而生。 47 甲羥戊酸基的不足，令平滑肌細胞表現呆滯，減少從血管中層轉移到內層； 48 又通過減少血栓素 (Thromboxane) 的產生，令血小板凝聚力減弱。 49 因此，他汀類降膽固醇藥實質上以減少血管壁的發炎及抑制血小板凝固，來達到少許預防冠心病的效果。這與說成它降低了膽固醇，從而減少了血管栓塞，根本是兩碼子的事。

從美國加州大學發表的一個有關先天缺失往後第三種酵素「甲羥戊酸激酶」(Mevalonatekinase) 的小童，所出現的體況異常的報告，便可看到沒有了這些酵素所帶來的嚴重後果。此小孩是弱智的，頭顱腦袋很細小、極度貧血、酸中毒、經常發高熱、有白內障。他的膽固醇當然很低，只有70至79mg/dl。最後他只活了24個月。 50 由此極端病例可見大幅抑制身體賴以維生的膽固醇的後果：高量或長期經年累月的服食降膽固醇藥，便可能會出現智能衰退、貧血、酸中毒等等的情況。

甲羥戊酸基除了是膽固醇的前驅物，還是多種異常重要的內生性物質(Endogenous compounds) 的前驅物，例如：參與細胞遺傳因子主導的蛋白質合成、細胞之間信息傳遞的長醇，以及細胞能量產生的輔酶Q10。輔酶

Q10參與電子轉移作用，製造體內能量單位「三磷腺苷」（ATP），是腺粒體重要組成部份。它的角色好像是汽車引擎的火嘴——如點燃車輛引擎一樣重要。沒有輔酶Q10，一切體內功能都會停頓。尤其當心臟或肌肉組織需要額外能量時，輔酶Q10能適時參與供給能量。而脂溶性的輔酶Q10亦具有抗氧化功能。

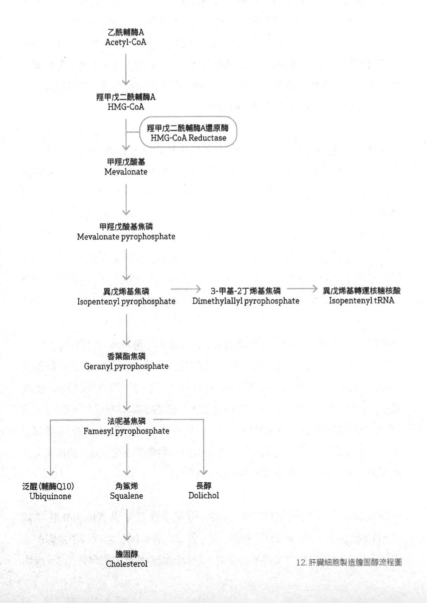

12. 肝臟細胞製造膽固醇流程圖

51 Desager, J. P. and Horsmans, Y. (1996). "Clinical Pharmacokinetics of 3-hydroxy-3-methyl-glutaryl-coenzyme A Reductase Inhibitors". *Clinical Pharmacokinetics.* 31(5):348-371.

52 Laaksonen, R., Jokelainen, K., Laakso, J. and Sahi, T. (1996). "The Effect of Simvastatin Treatment on Natural Antioxidants in Low-density Lipoprotein and High-energy Phosphates and Ubiquinone in Skeletal Muscle". *American Journal of Cardiology.* 77(10):851-854.

53 Newman, T. B. and Hulley, S. B. (1996). *JAMA.* 27:55-60.

Lovastatin被證實會降低心肌約33%的輔酶Q10濃度。51 另一研究顯示，連續4周每天服用20mg Simvastatin，血液中輔酶Q10水平平均降低32%。52 心臟是其中一個最活躍、能量消耗最大的肌肉器官，輔酶Q10的不足大大影響心肌收縮力，以及會引致心臟衰竭。本來服用降膽固醇藥是為了預防心臟病、血管硬化等，但它諷刺地卻有令心臟衰竭的副作用。在9項集中研究他汀類藥物會否消減人體輔酶Q10含量的對照科研中，有8項顯示輔酶Q10有明顯耗殆，導致左心室功能下降及生化失衡。53

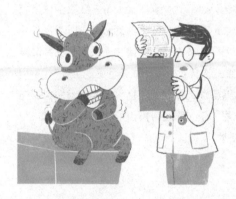

13.「報告出來了，你的膽固醇指數很高，我要開點膽固清給你。」

他汀類降膽固醇藥的「官方」副作用

任何西藥都有副作用，因為它們是石油化工業的產品，在地球出現不多於數十年。服用後，身體視之為「外太空異形」侵襲，在患病的器官及組織內，干擾其生化運作，達致服藥的預期目的，產生出此西藥的「作用」。但與此同時，服藥亦會干擾其他器官及組織的正常生化過程，產生非理想的作用，出現西藥附送的「副作用」。副作用可以是輕微、短暫及可還原的，但也可以是長久、嚴重、不可還原，甚至潛伏未知的。吃西藥前，要衡量其利與弊，看看是否值得為了其作用而承受其副作用。

54 AHFS Drug information. (2003). *American Society of Hospital Pharmacists.* 1603-1631.

降膽固醇藥似乎已成為很多長者，甚至中年人的必須品，但其弊遠多於利的真相，又有多少人知道呢？他汀類降膽固醇藥的「官方」公佈副作用如下：頭痛眩暈（發生率2至17%）、胃腸不適（發生率1至5%）、皮膚搔癢過敏

（發生率1至4%）、肝臟機能衰竭（通常調整劑量或停藥後方可恢復）、肌毒症（包括肌肉疼痛或軟弱無力，發生率1至6%），以及致命的橫紋肌溶解症（Rhabdomyolysis）。[54] 活躍好動的人士較愛靜的人更易出現肌毒症的副作用。在一個奧地利科研裏，22個患家族性高膽固醇血症的運動員中，只有6個能忍受他汀類藥物，其餘16個因肌肉疼痛厲害，要終止治療。[55]

雖然藥廠公佈，致命的橫紋肌溶解症發生率少於1%，但當德國拜爾（Bayer）大藥廠充滿信心地相信，自己出品的降膽固醇藥勢必大賣，甚至將寶號也押上，將其降膽固醇藥Cerivastatin命名為Baycol，狂攻全球市場時，卻導致數十個服藥後即時死亡的案例。拜爾大藥廠於2001年8月被迫宣佈回收，並停售此因嚴重副作用導致多人死亡的藥物。美國食品藥品監督管理局表示，Baycol在美已導致31人死亡，美國以外地區則至少有9個與Baycol相關的死亡案例。橫紋肌溶解症的徵狀，包括小腿與下背肌肉嚴重痛楚、虛弱、無力、發燒、尿色暗濁、噁心嘔吐，原因是肌肉細胞遭到摧毀，並釋入血液中，嚴重者會腎衰竭死亡。[56]

嚴重副作用逐一送上

除了官方公佈的上述「少數」副作用，有更多的副作用，在服用他汀類藥物一至兩年後才發生。有一項由50萬名丹麥居民參與的調查發現，服此藥後一年，患上外圍神經病變（Polyneuropathy）的風險增加達15%，兩年以上更增至26%，病人出現手軟腳軟、針刺痲痺感及疼痛，甚至走路困難。長期服用高劑量他汀類藥物後，倘若停了藥也復原不了！[57]

另外，Golomb博士的科研發現，約15%服用他汀類藥物的病人出現腦部認知失常的副作用。前宇航員、飛機師兼醫學家Duane Graveline在他的著作Lipitor: Thief of Memory就道出他自己和其他人，包括因此被迫提早退休的民航機師，服用他汀類藥物後，出現短暫記憶全失（Transient global amnesia）的副作用，例如：突然忘掉家人的名字，平常駕車卻於回家途中迷路，記不起為何自己會身處宴會或商店中等尷尬而可怖的經歷。各西藥廠當然矢口否認藥物會令人失憶，但無可抵賴，失憶的徵狀的確出現在多個他汀類藥物試驗中。在某科研的2,502個對象中，有7個服用Lipitor後出現失

[55] Sinzinger, H., O'Grady, J. (2004, Apr). *British Journal of Clinical Pharmacology*. 57(4):525-528.

[56] Visweswaran, P. and Guntupalli, J. (1999). "Rhabdomyolysis," *Critical Care Clinics*. 15(2):415-428.

[57] Gaist, D. and others. (2002, May 14). *Neurology*. 58(9):1321-1322.

[58] Lopena, O. F., Pharm, D., Pfizer, Inc. (2002). Written communication, quoted in an email communication from Duane Graveline.

憶，有4個「思考異常」。而在其他他汀類藥物的測試中，742個受試對象裏有兩人有相似的副作用。 [58]

59 Newman, T. B. and Hulley, S. B. (1996). *JAMA*. 27:55-60.

60 Sacks, F. M. and others. (1996). *The New England Journal of Medicine*. 385:1001-1009.

61 Leung, B. P. and others. (2003, Feb). *The Journal of Immunology*. 170(3):1524-1530. Palinski, W. (2000, Dec). *Nature Medicine*. 6:1311-1312.

至今，在每一個以醫齒目動物做的他汀類藥實驗中，都發現它是高度致癌的。 [59] 但為何致癌的副作用不見於人類測試呢？因為人類癌瘤需長時間形成，而大部份藥物測試均以2、3年為限，癌瘤還未形成一點也不奇怪。事實上，在簡稱為「CARE」的藥物測試中，服藥組患乳癌率的確高達駭人的1,500%。 [60] 各大藥廠都對他汀類藥物能抑制免疫系統，令身體易受感染，甚至患癌的副作用心知肚明，所以決定將害處「賣」成好處，狡詐地建議西醫將其當作類固醇，用於治療類風濕關節炎，以及處方給接受過器官移植的病人，作為抗排斥藥之用。 [61]

生產Lipitor的輝瑞（Pfizer）大藥廠在其廣告上，亦諷刺地出現一項免責聲明，列明：「Lipitor並未被顯示出能預防心血管疾病或心臟病突發。」既然他們做了耗資過千萬美元的研究，最後還是得出這樣的結果，為什麼西醫還要處方這些有毒的西藥給病人呢？為何我們自己或父母仍要冒着生命危險，來吃這些無用的西藥呢？

62 Eleanor, L. (2003, Nov). "The Lipitor Dilemma". *Smart Money: The Wall Street Journal Magazine of Personal Business*.

2003年11月，美國的SmartMoney雜誌就報導了倫敦的聖湯瑪士醫院（St. Thomas' Hospital）在1999年的研究，發現在使用高劑量80mg Lipitor時，便有36%的病人出現副作用，就算劑量低至20mg，亦有10%病人出現各種副作用。 [62]

再者，對不同種族、類型的人，其副作用出現的機會、花樣及嚴重程度亦有影響。2005年3月，新加坡國立大學藥劑部李教授（Prof. E. Lee），在針對140名服用他汀類降膽固醇藥 Rosuvastatin 的病人進行研究後發現，若施用相同劑量，對亞洲人比白種人產生高兩倍的副作用。報告表示，目前不知道其因由，但這藥物確實對亞洲人有較大副作用。新加坡衛生科學局也對這項藥品發佈警訊，勸籲在亞洲人身上施用此藥時，必須斟酌劑量。

總言之，服用他汀類降膽固醇藥物，保證你肝功能弱、肌肉弱、心臟弱、神經衰弱、記憶力弱、抵抗力弱，愈吃愈弱。

「壞」膽固醇不壞

近年醫學界開始懷疑，若降低了膽固醇量，可能會引發更多疾病。荷蘭科研發現，男士若長期處於低膽固醇水平，容易患上憂鬱症。[63] 加拿大科研亦發現，總膽固醇量最低的四分一人口，比最高的四分一，有超達6倍自殺風險。[64] 不少科研也一致顯示，低或被降低了的膽固醇水平與暴力行為有關連。[65] 這些都與低膽固醇可能影響神經傳導物的製造，引致神志失常有關。

2007年美國波士頓的Tufts University醫學院的Richard Karas醫生，在美國心臟病學院(ACC)文獻發表的研究中指出，在整合分析超過41,000個病人檔案中，若以西藥降LDL至低於100mg/dl，與患癌的風險就出現一個明顯且呈直線的關連，現在醫學界要找出究竟是降膽固醇西藥的副作用，還是LDL降得太低的緣故。[66] 服食有副作用的降膽固醇西藥，毒害肝臟，令其不能製造修復物料，既不治標又不治本，不但不能預防心臟病或降低死亡率，[67] 更有致癌之虞！[68]

長久以來，獲西藥業巨額資助的美國心臟協會建議，幾乎所有64歲以上的男性和超過70歲的婦女，即使血壓、膽固醇和血糖等一切正常，仍應該服用他汀類西藥來維持健康。原來這是協會又一毫無醫學根據、疑為討好西藥業界的建議。《美國醫學會內科醫學期刊》(JAMA Internal Medicine)於2017年5月發表一項共納入2,867位患高血壓，但無動脈粥樣硬化之心血管疾病患者的研究。結果顯示，給予沒有患心臟病的老年人他汀類藥物沒有益處；甚至給患有中度高脂血症和高血壓的老年人服用Pravastatin作為預防，亦沒有觀察到有任何好處。但反而在75歲以上人群中，看到全因死亡率有些微、但不顯著的增加趨勢。[69]

本章先前提及的科研，集中探討高總膽固醇水平與心血管疾病及全因死亡率等不相關。現在看看一些坊間所謂的「壞」膽固醇：低密度脂蛋白膽固醇(LDL-C)與健康、死亡風險的關係。

2004年前，閣下「壞」的LDL-C量為3.25mmol/L(130mg/dl)，仍屬健康的人。但在2004年後，隨着美國國家膽固醇教育計劃委員會(National

63 Steegmans, et al. (2000, Mar-Apr). "Higher Prevalence of Depressive Symptoms in Middle-Aged Men With Low Serum Cholesterol Levels". *Psychosomatic Medicine*. 62(2):205-211.

64 Wu S., et al. (2016, Jan). "Serum lipid levels and suicidality: a meta-analysis of 65 epidemiological studies". *Journal of Psychiatry & Neuroscience*. 41(1):56-69.

65 Golomb BA, et al. (1998, Mar 15). "Cholesterol and violence: is there a connection?" *Annals of Internal Medicine*. 128(6):478-487.

66 Alsheikh-Ali, A. A., Maddukuri, P. V., Han, H., et al. (2007). "Effect of the Magnitude of Lipid Lowering on Risk of Elevated Liver Enzymes, Rhabdomyolysis, and Cancer: Insights from Large Randomized Statin Trials". *J Am Coll Cardiol*. 50(5):409-18.
Cauley, J. A., McTiernan, A., Rodabough, R. J., et al. (2006). "Statin Use and Breast Cancer: Prospective Results from the Women's Health Initiative". *J Natl Cancer Inst*. 98(10):700-7.
Coogan, P. F., et al. (2007). "Statin Use and the Risk of 10 Cancers". *Epidemiology*. 18:213-9.
Coogan, P. F., et al. (2007). "Statin Use and Risk of Colon Cancer". *J Natl Cancer Inst*. 99(1):32-40.
Fortuny, J., de Sanjosé S, et al. (2006). "Statin Use and Risk of Lymphoid Neoplasms: Results from the European Case-Control Study EPI-LYMPH". *Cancer Epidemiology, Biomarkers & Prev*. 15:921-5.
Heart Protection Study Collaborative Group (2005).

"The Effects of Cholesterol Lowering with Simvastatin on Cause-specific Mortality and on Cancer Incidence in 20,536 High-risk People: A Randomised Placebo-controlled Trial". *BMC Med.* 3:6.
Peppercorn, J., Blood, E., et al. (2007). "Association between Pharmaceutical Involvement and Outcomes in Breast Cancer Clinical Trials". *Cancer.* 109(7):1239-46.
Strandberg, T. E., Pyorala, K., et al. (2004). "Mortality and Incidence of Cancer during 10-year follow-up of the Scandinavian Simvastatin Survival Study (4S)". *The Lancet.* 364(9436):771-7.

67 Davey, S. G., Song, F., Sheldon, T. A. (1993). Cholesterol Lowering and Mortality: The Importance of Considering Initial Level of Risk". *BMJ.* 306:1367-73.
Ravnskov, U. (1992). "Cholesterol Lowering Trials in Coronary Heart Disease: Frequency of Citation and Outcome". *BMJ.* 305:15-19.

68 Newman, T. B., Hulley, S. D. (1996). "Carcinogenicity of Lipid-Lowering Drugs". *JAMA.* 275:55-60.

69 Han BH, et al. (2017, Jul 1). "Effect of Statin Treatment vs Usual Care on Primary Cardiovascular Prevention Among Older Adults: The ALLHAT-LLT Randomized Clinical Trial". *JAMA Internal Medicine.* 177(7):955-965.

70 Hayward RA, et al. (2006, Oct 3). "Narrative Review: Lack of Evidence for Recommended Low-Density Lipoprotein Treatment Targets: A Solvable Problem". *Annals of Internal Medicine.* 145(7): 520-530.

71 The Associated Press. (2004, Oct 16). "Cholesterol guidelines become a morality play". *USA TODAY.* Retrieved

Cholesterol Education Program Panel）有新指引出台，你立刻成為要服藥的病人了。因他們這次訂出的標準，LDL-C量要少於2.5 mmol/L（100 mg/dl）才合格；若你是高危人士，更要低於1.75mmol/L（70 mg/dl）。要達致這超低水平的膽固醇，不只是多做運動、注意飲食那麼簡單，而是非服用多種降膽固醇西藥不可，否則不能成事。

諷刺的是，2006年在美國《內科醫學年鑑》（*Annals of Internal Medicine*）刊登的回顧科研發現，根本沒有足夠科學證據去支持這委員會的決定，也找不出達至此低水平的膽固醇的重要性何在。而且那些所謂支持論據的研究，亦是錯漏百出。70 甚至制訂該指引的科學家，也有數位承認要LDL-C量低於70mg/dl的建議欠缺有力的理據。那麼何解這超低的指標會出台呢？在傳媒追查下揭露，原來委員會的9個醫學家中有8位收受過製造降膽固醇西藥的廠方金錢利益。71

科研學者回顧了流行病學的文獻，以LDL-C作為心血管疾病死亡率或全因死亡率的風險因素進行研究。對象全在60歲以上，總共有19項研究，涉及68,094名參與者。72 坊間流行之理論說，「壞」的LDL-C水平較高的人，應該容易心臟病發，中風死亡的風險也會增加，他們的全因死亡率也應該更高。實際與預期卻相反，沒有科學證據顯示，「壞」膽固醇和過早死亡之間有關係。60歲以上老年受試者中，其LDL-C愈高，他們卻愈長壽，他們經歷的心臟病患似乎也愈少。這與傳統心臟病學預測的完全相反。以下是該科研的結論：

「高LDL-C與大多數60歲以上的人士之死亡率呈負性關係。這發現與膽固醇假設學說不一致（即膽固醇，特別是「壞」的LDL-C導致動脈粥樣硬化的假設）。由於LDL-C較高的老年人較LDL-C低的有相等甚至更長壽命，因此我們的分析結果質疑膽固醇假說的真確性。再者，在建議老年人服藥來降低LDL-C，作為預防心血管疾病策略的指導原則上，要再作審視，此科研亦提供了充足的理據。」73

戒吃膽固醇不預防心臟病

有多個關於血管硬斑的科研顯示，在植物油裏佔多數的多元不飽和脂肪是其基本構成物質，並非於動物油、椰油、棕櫚油中佔多數的飽和脂肪。[74] 科學家如Mary Enig、G.V. Mann及Fred Kummerow證實，人造植物牛油及超市出售的植物油所含的反直脂肪酸(Trans fatty acids)才是加快血管硬化、冠心病、癌症及其他退化性疾病的元凶。[75]

新的科研繼續研究出，高澱粉質及低脂食物(即素食者的餐膳)會帶來更高患心臟病、糖尿病及癌症的機會，因它們引致長期胰島素水平高企(Hyperinsulinemic effects)。[76] 還有，全素食者有較高同半胱氨酸水平，因他們缺乏了重要的維他命B6、B12及膽鹼(Choline)，血管更易硬化。[77]

要減少血管硬化的發生，不是全素食，也不是戒吃有飽和脂肪、膽固醇的食物，如雞蛋黃、肉類等。[78] 反之，每日都要多吃雞蛋黃。它含豐富的卵磷脂(Lecithin)，膽鹼，抗氧化營養素如類胡蘿蔔素(Carotenoids)，甲基組輸送物如維他命B6、B12及葉酸等。前兩者有效清除血管壁的沉積物及防止血小板凝聚；後三者抗氧化及抑制同半胱氨酸形成。應避免進食太高溫煎炸的肉類及蛋類，因其有益的脂肪及膽固醇受高熱後，會被氧化破壞。這些被氧化破壞的脂肪和膽固醇，可能會破壞血管壁結構，以及病態地積聚形成血管硬斑。[79] 還要多吃蔬果纖維、維他命B雜及C補充品，[80] 做適量運動，戒煙及減輕體重，這些都是更有效預防心血管病的方法。要戒的反是進食無膽固醇的人造牛油，用氫化植物油製造出來的糕餅麵包、糖果、汽水，以及過多「三白」(即白糖、白麵粉及白米)的澱粉質等。

from: http://usatoday30.usatoday.com/news/health/2004-10-16-panel-conflict-of-interest_x.htm [Accessed 28 Sep 2017]

72 Ravnskov U, Diamond DM, Hama R, et al. (2016). "Lack of an association or the inverse association between low-density-lipoprotein cholesterol and mortality in the elderly: a systematic review". BMJ Open. 6:e010401.

73 Newman, T. B., Hulley, S. B. (1996). "Carcinogenicity of Lipid-Lowering Drugs". JAMA. 275:55-60.

74 Felton, C. V., et al. (1994). "Dietary Polyunsaturated Fatty Acids and Composition of Human Aortic Plaques". The Lancet. 344:1195.

75 Enig, M. G., et al. (1978). "Dietary Fat and Cancer Trends-a Critique". Federation Proceedings. 37:2215. Kummerow, F. (1983). "Nutritional Effects of Isomeric Fats". Dietary Fats and Health. Horisberger and Bracco, eds. IL:Amer Oil Chem Soc. 391-402. Mann, G. V. (1994). "Metabolic Consequences of Dietary Trans Fatty Acids". The Lancet. 343:1268-1271. Oomen, C. M., et al. (2001, Mar 10). "Association between Trans Fatty Acid Intake and 10-year Risk of Coronary Heart Disease in the Zutphen Elderly Study: a Prospective Population-based Study," The Lancet. 357:9258:746-751.

76 Goodwin, P. J., et al. (2000, Dec). "Prognostic Effects of Circulating Insulin-like Growth Factor Binding Proteins (IGFBPS) 1 and 3 in Operable Breast Cancer". Program and Abstracts of the 23rd Annual San Antonio Breast Cancer Symposium, abstract 118, San Antonio,

Texas, 6-9.

Jeppesen, F., et al. (1997). "Effects of Low-fat, High-Carbohydrate Diets on Risk Factors for Ischemic Heart Disease in Post-menopausal Women". Am J Clin Nutr. 65:1027-33.

Reaven, G. (2001). "Syndrome 'X'". Curr Treat Opt Cardio Med. 3:4:323-332.

Zavaroni, I., et al. (1989, Mar 16). "Risk Factors for Coronary Artery Disease in Healthy Persons with Hyperinsulinemia and Normal Glucose Tolerance". N Engl J Med. 320:11:702-6.

77 Herrmann, W., et al. (2001). "Total Homocysteine, Vitamin B (12), and Total Antioxidant Status in Vegetarians". Clinical Chemistry. 47(6):1094-10.

Mazzano, D., et al. (2000, Nov). "Cardiovascular Risk Factors in Vegetarians. Normalization of hyperhomocysteinemia with Vitamin B(12) and Reduction of Platelet Aggregation with N-3 Fatty Acids". Thrombosis Research. 100:153-60.

78 Corr, L. and Oliver, M. (1997). "The Low-fat/low Cholesterol Diet is Ineffective". European Heart Journal. 18:18-22.

Dreon, D. M, et al. (1999). "A Very-low-fat Diet is Not Associated with Improved Lipoprotein Profiles in Men with a Predominance of Large, Low-density Lipoproteins". Am J Clin Nutr. 69:411-8.

Taubes, G. (2001, Mar 30). "The Soft Science of Dietary Fat". Science. 291:5513:2536-2545.

79 Addis, P. (1990, Mar-Apr). Food and Nutrition News. 62:2:7-10.

80 Carlson, L. A., et al. (1989). "Pronounced Lowering of Serum Levels of Lipoprotein Lp(a) in Hyperlipidaemic Subjects Treated with Nicotinic Acid". J Intern Med. 226(4):271-6.

Enein AMA, et al. (1983). "The Role of Nicotinic Acid and Inositol Hexaniacinate as Anticholesterolemic and Antilipemic Agents." Nutrition reports international. 28:899-911.

Harats, D., et al. (1990). "Effect of Vitamin C and E Supplementation on Susceptibility of Plasma Lipoproteins to Peroxidation Induced by Acute Smoking". Atherosclerosis. 85:47-54.

National Research Council. (1989). "Implications for Reducing Chronic Disease Risk". Diet and Health. Washington: National Academy Press. 331-334.

Simon, J. A. (1992). "Vitamin C and Cardiovascular Disease: A Review". J Am Coll Nutr. 11(2):107-25.

膽固醇導致心臟病的市井版本是這樣的：當你吃脂肪，特別是動物脂肪時，可惡的飽和脂肪會使壞的膽固醇上升，凝滯在像管道一樣的動脈中，阻塞血液流動，引發心臟病。

以上是某些自以為是、不學無術的醫生或營養師灌輸給大眾的謬誤。歷來從未有一個科學家，提出或相信膽固醇為發展心臟病的關鍵因素，或任何類似上述的謬誤。他們從一開始就認識到，動脈粥樣硬斑積聚在與血液接觸的動脈層，稱為內皮層（Endothelium）的裏面，而硬斑中的膽固醇和脂肪藏於吞噬了它們的白細胞中。

這些科學家提出的理論是「脂質假說」（Lipid hypothesis）。當血液中的膽固醇水平增加時，膽固醇滲透入動脈壁，並被卡住。然後，在血液中循環的白血球進入動脈壁吞噬膽固醇。負載着脂質的白血球積累起來，導致局部受創及細胞死亡，該組織繼而被鈣化，以及在動脈粥樣硬化位置發展出膠原蛋白的「纖維帽」。當「纖維帽」破裂時，血液凝結成塊，阻塞動脈並引發心臟病。

心臟與血管疾病的種類多得很，如心律不正、心瓣鈣化、充血性心臟衰竭，以及心肌梗塞，即心臟病突發時出現心絞痛等等。以下集中討論的是膽固醇與血管硬化的關係及如何形成粥狀血管硬斑，也就是一些在血管壁鈣化了的脂質硬塊。當硬塊破裂碎散，將引致血凝固及血管阻塞。

1933年支持膽固醇導致血管硬化的科學家Anitschkov，以餵兔子吃膽固醇的模擬實驗，倡議血管硬化是一種有滲侵性（Infiltrative），而不是退化性（Degenerative）的病理特質。他不否認這帶有發炎的特質，但相信血管硬化是在脂質滲侵入血管壁之後才產生。然而，反對者繼續堅持膽固醇及脂質與血管硬化無關。他們認為，血管壁受創血凝塊形成，引致發炎後修補不成功之餘，血管壁再度受創，導致惡性循環，因而出現退化性病變才是主因，而非脂質的滲侵。

就像拼湊一塊大拼圖一樣，現今眾多的科研慢慢將零碎的證據拼湊出來，產生較合理又具體的病理模式。血管硬化是血管壁「對應受創」的病變；血管硬斑是血凝塊在各種修復階段中的狀態。血管內壁內皮細胞受損，其防血凝及放鬆血管功能喪失，引發血凝固，使血凝塊出現，加上血液中退化變壞的脂質滲侵入了血管壁，引致發炎加劇。血管壁組織嘗試修復，但因炎症及受創的速度比修復快，反反復復，形成血管粥樣硬斑。其他致炎物質，如細菌、病毒、藥物及其代謝物等，也可加速整個病變，或促成硬斑形成後的持續退化。但最初的誘因，是內皮細胞受損和退化變壞的脂質(Degeneration of lipids)，尤其是極易被氧化及醣化破壞的多元不飽和脂肪。

若讀者有興趣了解箇中論證，可繼續看下去。不然的話，上述可算是總結了。

歷代學者各有貢獻

1 Daniel Steinberg. (2007). *The Cholesterol Wars: The Skeptics vs the Preponderance of Evidence.* 1st Edition. Massachusetts: Academic Press.

在整個血管硬化的病理探索中，每位學者都有所貢獻。若全無實質的證據，指出膽固醇有份促成心臟病，就不會有國家膽固醇教育計劃(National Cholesterol Education Program, NCEP)，就不會有他汀類藥物(Statins)的西藥業王國，脂質代謝及動脈硬化領域的先驅Daniel Steinberg博士也無法寫下一本收納了200多篇有關這課題的科學文獻著作。[1]

反過來看，若這個理論完全成立，主流的科學家沒有犯下任何嚴重錯誤、無懈可擊的話，便不可能被Uffe Ravnskov、Anthony Colpo、Malcolm Kendrick等眾多醫學家憑着指出這些理論的莫大漏洞，而建立自己的科研寫作事業。

要明瞭箇中的論證，必須走回100多年前，了解以膽固醇餵兔子的模擬實驗：兔子對應受創模擬實驗(The Response-to-Injury Rabbit Model)，由此窺視後來如何演變出「對應受創」(Response-to-injury)的假設。

兩大醫學家的辯論

遠在大約160多年前，學者對於血管硬化斑塊的形成，展開了第一次科學辯論。兩大醫學家菲爾紹(Rudolf Virchow)和羅基坦斯基(Carl von Rokitansky)是分別支持兩類不同假設的學者。假設由在1856年被譽為「病理學之父」的菲爾紹提出。他是首位證明在動脈粥樣硬化中存在膽固醇這物質的人。當時，他將動脈粥樣硬化描述為「endarteritis deformans」，即動脈內壁發炎變形體。以「itis」（炎症）強調，表示它是由炎症導致動脈內膜受損，膽固醇繼而積聚。換句話說，膽固醇不是動脈粥樣硬化的病因，膽固醇是在斑塊形成的第二階段才出現。

然而，羅基坦斯基在同意這論點的同時，還提出另一個假設。他提出：「觀察到在動脈壁內層的沉積物，主要來自纖維蛋白（Fibrin）和其他血液物質，而不是化膿性的結果（Purulent process）。之後的動脈粥樣硬化是由纖維蛋白和其他血漿蛋白質的退化所引起的。最後這些沉積物被修飾成含有膽固醇晶體和脂肪球的漿狀物質。」

換句話說，他相信硬斑塊實際上是血液凝塊（Clot）處於不同的修復階段。這是因為斑塊看起來像血塊，並且包含了血塊中所找到的一切，如大量纖維蛋白，這是所有血塊的關鍵組件。然而，菲爾紹反對這個論點：「動脈壁內如何可以有血塊形成呢？」可惜當時羅基坦斯基提不出有效的回應，所以輸了這場辯論。

究竟如何可以在動脈壁的內皮層內發現血塊？其實有一個非常簡單的解釋。這是因為當凝塊形成時，內皮層不在那裏。血塊形成之後，內皮層才覆蓋在它的頂部。此細胞現今稱為「內皮始祖細胞」（Endothelial Progenitor Cells, EPCs）。

那麼，血管內壁又為何無故發炎，而導致血凝塊形成呢？

兔子對應受創模擬實驗

20世紀初，心臟病的尋因研究始萌。1933年由E. V. Cowdry編寫了一本文獻，題為《動脈硬化症：問題調查》（Arteriosclerosis: A Survey of the Problem）。當中有20份關於動脈硬化症的探究回顧，包括其統計學關係、野生動物疾病分佈情況、根據種族和氣候來分類的人類分佈情況、營養影響、動脈粥樣硬化組織病變的物理和化學性質，以及疾病的實驗模型等。

2 Anitschkow N. (1933). "Experimental Arteriosclerosis in Animals". In: Cowdry EV, *Arteriosclerosis: A Survey of the Problem*. New York: Macmillan. 271-322.

當中包括1933年Nikolai Anichkov提出，血管硬化是一種「對應受創」的反應，甚至可能是物理性或毒性的損傷，針對着神經，而非血管。當時有大量以兔子及動物做的實驗，包括：2

- 對血管造成物理損傷，包括結紮、牽拉、夾緊和創傷，及以電鍍絲或硝酸銀燒灼。
- 通過收窄主動脈的血液供應，及／或損壞腎臟，來增加血壓；或將兔子倒懸。
- 切斷或刺激某些神經
- 給兔子注射腎上腺素：以大量有毒物質給兔子注射，包括洋地黃、黃芩苷、麥角蛋白、托卡因、氯化鋇、尼古丁、咖啡因、福爾馬林、麥角甾醇和各種重金屬鹽酸。
- 注射白喉毒素，以及許多其他細菌培養物或副產物。

這些方法大多數都能對動脈造成實質性損傷，並導致某類型的「修補增厚」(Regenerative thickening)。因此，「對應受創」這概念在當時相當真實。

粥狀動脈硬化乃特定類型的動脈壁病變────────────

然而，這些方法都產生不出任何類似於人類動脈粥樣硬化的模樣。雖然動脈硬化是指動脈的硬化和退化，但粥狀動脈硬化所指的是特定類型的動脈壁病變，其中存有富含脂質的白細胞、膽固醇、脂肪酸、鈣，以及各類血凝塊構成物，如纖維蛋白、血小板等，統稱為「動脈粥狀化的斑塊」(Atheroma)。這硬斑特定形成於血管壁中稱為內膜(Intima)的最內層，恰好就在稱為內皮的單細胞層(Endothelium)之下。如果不熟悉血管的構造，可以參看圖1。

動脈壁由3層組成：內膜層(Tunica intima)、中膜層(Tunica media)和外膜層(Adventitia)。在內膜層和血液接觸着的是一片內皮細胞(Endothelium)，它鋪在動脈內部最表面。內膜層和中膜層由平滑肌細胞和細胞外基質組成，而外膜層由較鬆散的結締組織、神經末梢、肥大細胞和供應較厚動脈壁所需的微血管網絡(Vasa vasorum)所組成。

對血管或神經出現物理損傷，產生局部修復的過程，涉及細胞的增殖。細胞聚集於受損區域周圍，出現血管壁中膜層增厚。然而，這個結果是局部的，而不是全身性的，並且從未產生類似於動脈粥狀硬化，使硬斑形成於血管內膜層的病變。

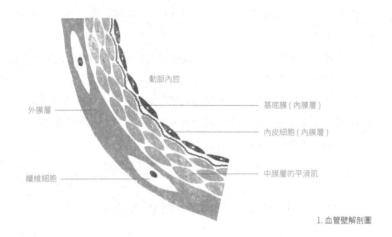

1. 血管壁解剖圖

內皮細胞合成一氧化氮

血管內壁的內皮細胞有一重要作用，是生成儲備一氧化氮（Nitric oxide, NO）。這個小分子絕對是心血管疾病的關鍵。首先，它能使動脈壁中層的平滑肌鬆弛，令動脈放鬆張開，並降低血壓。

心絞痛患者服用各種「硝酸鹽」（Nitrate）藥物，放鬆舒張冠狀動脈，改善血流量，提高氧氣供應。當中常被應用的是「舌底丸」三硝酸甘油酯（Glyceryl trinitrate），將之放在舌下最薄皮層，能迅速吸收入循環系統，效果僅次於靜脈注射。NO也是非常強勁的抗凝血劑，能阻止血液凝固。它顯然不可或缺，正常血管壁上不能有血塊形成，但當NO水平不足時，血液凝塊卻能意外地出現。

健康的內皮細胞能產生大量NO，但受拉扯、衝擊等壓力，和被各類化學物質、自身免疫力等襲擊而破損的話，便會喪失此能力。若內皮細胞受壓，或出現功能障礙，動脈便收縮起來，變得狹窄，兼形成血凝塊。因此，近年醫學界已確認，內皮細胞的損傷是動脈粥樣硬化的早期指標。有一文獻更以此為標題：〈內皮功能障礙：動脈粥樣硬化的早期預測因子〉。3

3 Mudau, et al. (2012, May). "Endothelial dysfunction: the early predictor of athero-sclerosis." *Cardiovasc J Afr.* 23(4): 222-231.

反過來說，若體內含有豐富NO，似乎能保持內皮細胞的健康。

內膜層反復受創形成硬斑

內皮的單細胞層受損後，形成血塊，先前提及的EPCs不僅能覆蓋損傷區域，還可以轉變成能夠清除血凝塊或斑塊的細胞，如單核細胞（Monocytes），它又可變成巨噬細胞（Marcophages）。巨噬細胞是免疫系統的清道夫，攻擊異物，然後將之吞噬。這情況極可能現在就發生在你的動脈壁內。

無奈問題就在這處開始。當內皮損傷得太快，而這清理癒合機制進度相對較慢，在同一患處，一次又一次、重複又重複的內皮損傷和血塊形成，反復不成功的修復癒合，最終會出現凝塊或斑塊的生長和惡化。大量血塊形成於原先便存在的血管硬斑上，直至完全阻塞動脈為止，是乃斑塊形成的終結。這是大多數心臟病發作的根本原因。若在缺血性中風時，凝塊從頸動脈破碎，其碎屑被卡在腦中較小的動脈中，阻斷血流供應，相關腦部組織更會因缺血壞死。

總結來說，常見的心血管病變過程有4個步驟：

1. 內皮損傷
↓
2. 血凝塊形成或毫無作用的凝塊形成
↓
3. 凝塊得以修復或毫無作用的血塊修復
↓
4. 最終致命的血塊

簡而言之，血管斑塊實質是血凝塊在各種修復階段中的形態。最終的病變（心臟病突發或中風）亦只是斑塊形成過程中的一部份，只是會造成更大、更致命的結果。若血液中存在某些令血塊形成得更大、更快，或更難被分解的因素的話，那麼，在動脈壁內形成的會是一個更大的斑塊，甚或血塊一開始形成，便完全堵塞動脈。

血管內皮損傷和凝塊形成便是斑塊形成的因由。但當中修復過程同時出現也很重要，任何可能干擾修復過程的因素都會使硬斑塊發展，而不是退減。

修復的關鍵在於單核細胞、巨噬細胞和EPCs。如前所述，一旦內皮損傷並形成凝塊，EPCs被吸引到該處，以形成新的內皮層。科研證實，來自骨髓的EPCs在持續的內皮修復中起作用。任何損壞它們的動員能力或將之耗損，都會造成內皮功能障礙（Endothelial dysfunction）和心血管疾病惡化。EPCs愈不足，硬斑塊發展得愈快。 4

4 Hill JM, et al. (2003, Feb 13). "Circulating endothelial progenitor cells, vascular function, and cardiovascular risk". N Engl J Med. 348(7):593-600.

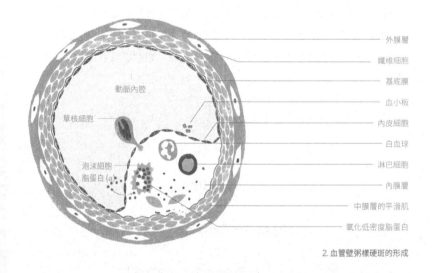

外膜層
纖維細胞
基底膜
血小板
內皮細胞
白血球
淋巴細胞
內膜層
中膜層的平滑肌
氧化低密度脂蛋白

動脈內腔
單核細胞
泡沫細胞
脂蛋白 (a)

2. 血管壁粥樣硬斑的形成

其他情況也會減少EPCs的數量，包括：2型糖尿病、紅斑狼瘡症（SLE）、類風濕性關節炎、服用卵巢癌抗癌藥（Avastin）及抽煙等。除了2型糖尿病及有高水平的十分低密度脂蛋白（VLDL），會令血栓變得更大，及／或更難清除之外，還有以下因素：

• 纖維蛋白原（Fibrinogen）水平超標

· 脂蛋白(a)(Lipoprotein(a), Lp(a))水平升高
· 抗磷脂綜合症(又稱休斯綜合症，Hughes syndrome)
· 抽煙
· 同半胱氨酸(Homocysteine)水平超標

纖維蛋白原遠比膽固醇量致病

纖維蛋白原是一種參與血凝固過程中的蛋白質。但它也擔當不同重要角色，包括引發血管硬化，如血小板凝聚的輔助因子，或決定血液的黏稠度等。纖維蛋白原由短小、像釣魚絲的蛋白鏈組成。當數以百計蛋白鏈纏繞在一起時，形成纖維蛋白，就像把雜亂的釣魚絲綑紮起來，形成多層強韌的魚網，將血小板聚集成堅實的凝塊。若纖維蛋白原水平超標，形成的血塊當然會更大、更難以分解清除。而由它轉化出來的纖維蛋白卻是血塊的關鍵成份。

高血纖維蛋白原水平的重要，在1984至1986年開始的「蘇格蘭心臟健康研究」(Scottish Heart Health Study)中首次揭示出來。這是一項持續10年、有數千人參與的重要研究。科研人員探索了許多被認為與心臟病(及所有致命原因)有關的不同因素，當中高膽固醇水平卻被發現沒有致病果效。相反，他們發現：「纖維蛋白原是男女患冠心病確切的預測指標，無論該病致命或非致命，剛出現或復發，以及死亡原因未明。其致病作用僅有部份歸因於其他冠狀動脈風險因素，其中最重要的是吸煙。」

研究發現，在最高和最低的纖維蛋白原水平之間，相對風險會增加：

· 心血管疾病死亡率：男性301%，女性342%。
· 任何原因死亡率：男性259%，女性220%。

事實上，高纖維蛋白原水平是他們唯一發現最重要的風險因素，比吸煙禍害更大。而吸煙本身亦可提高纖維蛋白原水平，令情形更複雜。

5 Heinrich J, et al. (1994, Jan). "Fibrinogen and factor VII in the prediction of coro-

至於「前瞻性心血管明斯特研究」(Prospective Cardiovascular Münster (PROCAM) Study)進一步確認了這發現。研究顯示：「血漿纖維蛋白原量

在最高三分一的組別，其冠狀動脈病患發生率高於最低三分一組別達2.4倍。血漿纖維蛋白原被認為是心血管疾病的獨立風險指標（P <.05）。血低密度脂蛋白膽固醇(LDL-C)含量最高三分一組別的受試對象，若同時有高血漿纖維蛋白原濃度，其冠心病風險會增加6.1倍。但出乎意料的是，若受試對象的血漿纖維蛋白原含量較低，縱使血LDL-C含量較高，患冠心病風險也較低。」 5

但是為什麼主流醫學界一直將矛頭直指膽固醇是導致動脈粥狀化、血管內皮層脂肪斑突起的病變原因呢？為了回答這個問題，我們必須看看用膽固醇餵食的兔子會怎樣。

兔子餵食膽固醇的爭論

兔子安靜不咬人，從他們長長的耳朵抽出血液更容易，牠們也很便宜。1909年，位於聖彼得堡軍事醫學院的研究員Ignatowski，通過以肉類、雞蛋和牛奶餵食家兔，令其產生血管硬化。他當時依循諾貝爾得獎者、微生物學家梅契尼可夫（Metchnikoff）所提出的膳食蛋白質會加速衰老的假說。6

1913年，Anitschkov和Chalatov共事於同一所科學院，受指派跟進Ignatowski的研究。兔子被餵食高脂、高膽固醇食物，卻未能輕易誘發體內形成血管硬化。他們幾經辛苦，通過餵食不同的食物和個別的食物成份，逐漸將致病因素縮窄至膽固醇，最後通過餵食溶有純膽固醇的葵花籽油，終導致兔子出現血管硬化（若用純葵花籽油則沒有此效果）。

以膽固醇餵養的兔子，其血管病變與人類的相當類似：脂肪條紋開始在內皮膜層形成，循環中的白細胞繼而侵入內膜，吞噬沉積在那裏的膽固醇和脂肪，最終生成巨大的吞噬細胞。Anitschkov將此稱為黃瘤細胞(Xanthoma cells)，現稱為泡沫細胞(Foam cells)。形成中的斑塊最終發展成突出到內皮層的斑塊。此斑塊有血凝塊殘跡、脂肪核心，富含結晶和鈣化膽固醇沉積物，並被纖維化的帽覆蓋着。7 血管病變並不會均衡地出現，而是發生在特定位置，在主動脈和其他大動脈中最明顯，特別是在血流紊亂的動脈壁區域，例如動脈分岔點。雖然兔子的血管病變，沒有發展至與人類動脈粥樣硬

nary risk. Results from the PROCAM study in healthy men". *Arterioscler Thromb.* 14(1):54-9.

6 Steinberg D. (2000). *The Cholesterol Wars: The Skeptics vs. The Preponderance of the Evidence.* San Diego: Academic Press.

7 Anitschkow N. (1933). "Experimental Arteriosclerosis in Animals". In: Cowdry EV, *Arteriosclerosis: A Survey of the Problem.* New York: Macmillan. 271-322.

8 Ibid.

化病變完全相同的位置，但模式大體相似。研究亦揭示了病變位置取決於動脈壁所受的血流紊亂度。[8]

然而，兔子和人類之間有一個有趣的區別，就是兔子的動脈粥樣斑塊不會破裂，亦不會導致心臟病發作。根據目前的科學文獻所知，斑塊破裂與否主要決定於膠原蛋白降解和膠原蛋白合成之間的平衡。[9] 合成膠原蛋白需要維他命C，大多數動物，包括兔子，能自行產生大量維他命C，但人類卻沒有這能力（詳見〈遺傳缺陷〉一篇）。[10]

動脈粥樣硬化本身可通過阻礙血流和減弱血管功能等損壞健康，但顯然不會導致心臟病發。可惜，對人類來說，動脈粥樣硬化卻會導致心臟病發、中風等疾病，其原因可能在於人類不能自行產生維他命C，容易出現膠原蛋白合成障礙，而對許多其他動物來說這卻不是問題。

與餐膳中的膽固醇無關

Anitschkov反對膽固醇能直接導致動脈粥樣硬化的論點，但他認為，膽固醇是主要因素（primary causal factor）和必要存在的因素（necessary causal factor），以誘發各種動脈硬化。如在兔子受到物理損傷，或為牠們注射腎上腺素的同時餵食膽固醇，可以加速動脈粥樣硬斑形成，但這些方法本身不會發展成像人類動脈硬斑的粥狀硬化。雖然膽固醇在牠們的動脈積聚，卻與人類動脈硬斑位置有別，而且硬斑裏沒有血凝塊、血栓等物質，更無法令牠們因此而心臟病突發。

Anitschkov從未就他的實驗得出飲食中的膽固醇是引起人類動脈粥樣硬化的結論。相反，他寫道：「人類動脈粥樣硬化的病情有所不同。可以肯定的是，人類不能從日常進食的食物中攝取這麼多膽固醇。人類患者可能在體內出現處理膽固醇的代謝障礙，即使高膽固醇血症不明顯，只要持續一段長時間，並加上其他有害因素，也可導致動脈粥樣硬化。」[11]

懷疑膽固醇論的學者經常反駁，兔子與人類根本不可相提並論，因為前者是食草動物。在給許多不同種類的動物餵食膽固醇的實驗中，動物也未能出現

9 Libby P. (2008). "The molecular mechanisms of the thrombotic complications of atherosclerosis". *J Intern Med.* 263(5):517-27.

10 Ibid.

11 Anitschkow N. (1933). "Experimental Arteriosclerosis in Animals". In: Cowdry EV, *Arteriosclerosis: A Survey of the Problem.* New York: Macmillan. 271-322.

動脈粥樣硬化。這是真的，但是漏了一點。那些動物血液中的膽固醇水平不會像Anitschkov的兔子那樣，飆升到極致。但當「無所不用其極」地令所有物種血液中的膽固醇水平提升到過量時，動脈就會出現粥樣硬化。例如，餵狗隻吃膽固醇不會使其產生動脈粥樣硬化，因為牠們將膽固醇轉化成膽汁酸。但當通過抑制甲狀腺素來阻止這轉化，同時大量餵食膽固醇，就會誘發出動脈粥樣硬化。

正如Steinberg所指出的那樣，將血液膽固醇水平提升至極點，就能在狒狒、貓、雞、黑猩猩、狗、山羊、豚鼠、倉鼠、猴子、小鼠、鸚鵡、豬、鴿子、兔子和大鼠等實驗中，使其產生動脈粥樣硬化。

家族性高膽固醇血症(Familial hypercholesterolemia, FH)的患者，血中膽固醇水平便超高。在他們青年和中年時期，患心臟病和動脈粥樣硬化的相對風險已顯著增加。上述這些研究都揭示了血液膽固醇在人類患心臟病時扮演的角色。但是什麼導致他們有超高的膽固醇水平？而這超高水平是否就能導致動脈粥樣硬化？若是如此，這種現象與其他人又有什麼關係？再者，若膽固醇在某種程度上是這一切的罪魁禍首，是否就憑它在血液中的濃度決定其是否危險，還是有其他因素作祟？

家族性高膽固醇血症的啟示

FH患者的情況與前面說的兔子實驗模型非常相似。在輕度病例中，FH患者與普通人相比，更早和更快速地發展出動脈粥樣硬化。在嚴重的情況下，會導致整個體內，尤其是肝臟、腎臟和眼皮都有膽固醇沉積。[12] 在20世紀70年代中期，Micheal Brown和Joseph Goldstein發現，FH是由於低密度脂蛋白受體(LDL receptor)的單一遺傳缺陷，導致細胞不能從血液中吸收低密度脂蛋白(LDL)。這兩位科學家關於調節膽固醇代謝的發現，使他們獲頒1985年諾貝爾生理或醫學獎。Steinberg認為，由於細胞會根據需要調整其膽固醇製造量，以確保膽固醇含量，這顯示FH患者與一般人唯一的不同就是血液中的膽固醇濃度。[13]

這發現顯示FH患者和Anitschkov的兔子實驗模型之間有更多吻合之處。

12 Steinberg D. (2000). The Cholesterol Wars: The Skeptics vs. *The Preponderance of the Evidence*. San Diego: Academic Press.

13 Ibid.

Anitschkov認為，不只是給產生動脈粥樣硬化的兔子餵食膽固醇，用量還要壓倒性地遠超其運用LDL受體所能接收及排走膽固醇的能力。這些兔子的血液膽固醇往往高於500-1000mg/dl以上，相當於人類最高水平的10至20倍！膽固醇佔據兔子全身，其肝腎全脂肪化，毛全掉光，紅眼睛也變黃。最後兔子死於厭食及消瘦，與心臟病無關。

LDL受體對心臟病的重要性

從遺傳基因突變的科研證據，揭示LDL受體出了岔子是人類患心血管病的最重要原因。FH患者就因有損壞或帶有缺陷的受體，使他們無法結合接收載脂蛋白B(ApoB)，於是細胞無法從血液中接收LDL，導致LDL積聚，繼而被氧化破壞。

這些患者有超高的血膽固醇水平，由350mg/dl(8.75mmol/L)至1,000mg/dl(25mmol/L)，亦較他人容易在年輕時出現血管硬化現象，患上心臟病。而帶有兩個有基因缺陷受體的患者，若不接受治療，通常更早出現血管硬化及心臟病。有醫案記載，這可發生在歲半的嬰兒身上。

另一方面，帶有Proprotein convertase subtilisin/kexin type 9 (PCSK9)酵素遺傳基因缺陷的患者，患心臟病的風險卻銳減。PCSK9酵素的作用是銷毀LDL受體。當PCSK9酵素結合了LDL受體，受體又攝入LDL顆粒後，LDL受體便被降解，不再循環回到細胞膜表面，無法繼續接收更多LDL顆粒。超過2%非裔美國人帶有此基因缺陷，生產不出此酵素，導致LDL受體不被降解，能迅速循環再用。這些PCSK9酵素遺傳基因缺陷的患者，患心臟病風險減少達88%！差不多免疫於心臟病，縱使他們大多同時患上糖尿病、高血壓，又煙如命。[14]

每85個有這類基因缺陷的非裔美國人，只有一人曾心臟病發作。他是有高血壓又癡肥的吸煙者。從血檢發現，他有超低的LDL，為53mg/dl，與同種族男性相比，他的Lp(a)極高。Lp(a)水平是最能反映脂蛋白的外膜磷脂質受氧化破壞的指標。由此證明，LDL多少不重要，應着眼在其被氧化的程度。[15]

14 Burnett JR, Hooper AJ. (2008). "Common and Rare Gene Variants Affecting Plasma LDL Cholesterol". *Clin Biochem Rev.* 29:11-25. Cohen JC, Boerwinkle E, Mosley TH, Hobbs HH. (2006). "Sequence Variations in PCSK9, Low LDL, and Protection against Coronary Heart Disease". *New Engl J Med.* 354:1264-72.

15 Barre DE. (2007). "The molecular nature and consequences of lipoprotein(a)'s association with platelets". *Protein Pept Lett.* 14(9):839-42. Bergmark C, Dewan A, Orsoni A, Merki E, Miller ER, Shin

再者，從有PCSK9酵素缺陷的人幾近免疫於心臟病的事實來看，防止LDL被氧化破壞的要訣，有賴超卓的LDL接收器性能，使LDL在血液中得到迅速接收及代謝。隨着生產他汀類降膽固醇西藥的20年專利權屆滿，新一代的膽固醇西藥就是以PCSK9酵素抑制劑作藍本研發。

M-J, et al. (2008, Oct). "A Novel Function of Lipoprotein (a) as a Preferential Carrier of Oxidized Phospholipids in Human Plasma". *J Lipid Res.* 49(10):2230-9.

人類想超越自然，奈何用化學藥物操縱身體運作談何容易。2016年10月，輝瑞大藥廠(Pfizer)宣佈，立刻停止正在開發的PCSK9酵素抑制劑、降膽固醇藥物Bococizumab的所有研究。若非出現嚴重副作用，藥廠都不會剎停招募了27,000名病人的藥物測試，皆因輝瑞察覺到藥物在臨床上出現意料不到的情況，包括：降低LDL-C的藥效隨着時間而衰減、有致免疫性(Immunogenicity)，以及注射部位紅腫。

可惜，另一藥廠安進(Amgen)卻繼續生產此類西藥，如Evolocumab及Alirocumab。現將它們常見的副作用一一奉上：喉嚨痛、上呼吸道感染、背痛等肌肉疼痛、注射部位發紅和疼痛、鼻竇炎、頭痛、頭暈、尿道感染、血壓升高、腹瀉和消化不良等。2017年8月，醫學家已在《美國醫學會——心臟醫學期刊》(*JAMA Cardiology*)撰文，批評Evolocumab昂貴程度超乎想像，並質疑此藥是否物有所值，因預計每名病人每年要為此付14,000美元以上！16

16 Fonarow GC, et al. (2017, Aug 23). "Cost-effectiveness of Evolocumab Therapy for Reducing Cardiovascular Events in Patients With Atherosclerotic Cardiovascular Disease". *JAMA Cardiol.* doi:10.1001/jamacardio.2017.2762

發現氧化低密度脂蛋白

FH患者的細胞可以吸收游離膽固醇，卻不能吸收LDL運載的膽固醇。同樣，Anitschkov的兔子吃下膽固醇後形成動脈粥樣硬化，但當牠們被直接注射膽固醇時，卻不會發生動脈粥樣硬化，因為注射的膽固醇不會被吸收入脂蛋白如LDL中。回顧來看，似乎每個模型的共同特點，是血液中運載膽固醇的LDL水平遠遠超出LDL受體能將之從血液抽到細胞的能力，而不純粹是血液中含多少膽固醇。FH是由於LDL受體的單一遺傳缺陷，導致細胞不能從血液中吸收LDL。但既然受體有缺陷，即門常關着，何解LDL會被吸收進血管硬斑的泡沫細胞中？科研發現，那些不是正常的LDL，而是被氧化破壞了的LDL。

LDL受體像高速公路般被阻塞，LDL(車輛)便流動不了。不過，Steinberg是否正確呢？只是提升血液中LDL載運着膽固醇的濃度那麼簡單？

試想想交通堵塞時的情況：道路上車輛密集，需要更長時間才能回家。當LDL不能從血液中被抽進細胞時，它在血液中的濃度升高，同時亦會更長時間停留在血液中。這重要性何在呢？這隨着科研發展變得明確。上世紀70年代末，氧化壓力(Oxidative stress)在心臟病中的作用變得清晰。

如前所述，Anitschkov認為他的研究顯示，動脈粥樣硬化是滲侵性，而不是退化性的病理特質。他認為，膽固醇和其他物質自然地滲透侵入血管內壁的內皮細胞層，以滋養血管的其他組織層，並從那裏離開，進入淋巴液；當膽固醇的血液水平升高時，它進入內膜的速度比離開更快，於是開始沉積。某層面上，Anitschkov是正確的。這疾病是由脂質滲侵驅動，而血管壁退化是這滲侵引發出來的。可惜他當時並未意識到，整個過程都取決於脂質有否被破壞變質。

17 Steinberg D. (2000). *The Cholesterol Wars: The Skeptics vs. The Preponderance of the Evidence. San Diego*: Academic Press.

1979年開始，科學家發現了一些革命性的突破，描繪出這退化過程。當在沒有其他血清成份的情況下，用LDL培養細胞時，細胞經歷嚴重破壞，並在24小時內開始凋亡。但若加入血清或高密度脂蛋白(HDL)，卻可防止這破壞。[17]

18 Carew TE, Schwenke DC, Steinberg D. (1987, Nov). "Antiatherogenic effect of probucol unrelated to its hypocholesterolemic effect". *Proceedings of the National Academy of Science USA.* 84(21):7725-7729.

科學家亦發現，可給患FH的渡邊(Watanabe)兔子以降脂藥物Probucol，減少其血管動脈粥樣硬化，而不須降低其血液膽固醇。這全因Probucol就像維他命E一樣，是一種阻礙自由基攻擊的抗氧化劑。[18] 另一方面，科研顯示，補充奧米加3號可降低渡邊兔子的膽固醇、血脂、各種低密度脂蛋白，以及抗血小板凝聚，卻無法減輕動脈粥樣硬化程度。[19]

19 Clubb FJ, et al. (1989). "Effect of dietary omega-3 fatty acid on serum lipids, plasma function and atherosclerosis in Watanabe heritable hyperlipidemic rabbits". *Atherosclerosis.* 9(4):529-537.

20 Steinberg D. (2000). *The Cholesterol Wars: The Skeptics vs. The Preponderance*

1981年，科學家發現，以LDL來培養內皮細胞時，激起LDL劇烈的變化，它變得更緻密，帶更強的負電荷，並更具積累巨噬細胞的能力。巨噬細胞喜歡吞噬外物，亦是充填動脈粥樣硬斑的泡沫細胞的前身。這種變質的LDL被稱為「內皮細胞改變了的低密度脂蛋白」(Endothelial cell-modified LDL)。不久之後，從進一步科研得悉，它們實際上是被「氧化改變」了。而

HDL還有其富含的維他命E，能抗衡這氧化作用。 20

of the Evidence. San Diego: Academic Press.

氧化低密度脂蛋白才是罪魁禍首

目前已有數千篇關於氧化低密度脂蛋白（OxLDL）是動脈粥樣硬化的罪魁禍首的科學文獻。OxLDL導致內皮細胞分泌「黏附分子」和「化學誘發物」，吸引單核白細胞滲入內皮細胞之間，並黏附其中，形成脂質條紋及動脈粥樣硬斑。 21

21 Libby P. (2006). "Inflammation and cardiovascular disease mechanisms". Am J Clin Nutr. 83(suppl):456S-60S.

OxLDL活化單核細胞的基因，並轉化成巨噬細胞，最終轉變為泡沫細胞。由於巨噬細胞不斷狂吞OxLDL，但使用的是其「清道夫受體」而不是LDL受體，因此從未有意義地攝取正常未被氧化的LDL。因它們只吞取氧化了的LDL，引發惡性循環，加重炎症。 22

22 Tontonoz P, Nagy L, Alvarez JG, Thomazy VA, Evans RM. (1998). "PPARgamma promotes monocyte/macrophage differentiation and uptake of oxidized LDL". Cell. 93(2):241-52.

OxLDL通過激發泡沫細胞，分泌吸引T細胞和其他炎症細胞的物質，來啟動炎症過程。 23 OxLDL減少T細胞、泡沫細胞、平滑肌細胞和內皮細胞，生產膠原蛋白，又加速膠原蛋白分解，最後導致纖維硬斑破裂。 24 原本內皮細胞能產生為LDL抗氧化的NO，並增加血液流動，減少血液凝固，降低單核細胞對內皮層的黏附等。但氧化LDL破壞了內皮細胞，令其失去這能力。 25

23 Libby P. (2006). "Inflammation and cardiovascular disease mechanisms". Am J Clin Nutr. 83(suppl):456S-60S.

24 Libby P. (2008). "The molecular mechanisms of the thrombotic complications of atherosclerosis". J Intern Med. 263(5):517-27.

25 Laufs U, Fata VL, Plutzky J, Liao JK. (1998). "Upregulation of Endothelial Nitric Oxide Synthase by HMG CoA Reductase Inhibitors". Circulation. 97:1129-1135.

簡而言之，OxLDL參與了整個動脈粥樣硬化過程。

低密度脂蛋白氧化後成脂蛋白（a）

如果是OxLDL而不是LDL本身令動脈粥樣硬化，那麼LDL被氧化的原因何在？

每個LDL顆粒含有大約700個磷脂質（Phospholipids）分子、600個游離膽固醇（Free cholesterol）分子、1,600個酯化膽固醇（Cholesterol esters）分子、18個甘油三酯分子，和一個載脂蛋白分子ApoB。

由於在LDL外膜磷脂質中，若有多元不飽和脂肪酸（PUFA）的話，便成為最

26 Camejo G, Hurt-Camejo E, Wiklund O, Bondjers G. (1998). "Association of apo B lipoproteins with arterial proteoglycans: Pathological significance and molecular basis". *Atherosclerosis.* 139:205-222.

容易受氧化的部份。因此，過量的多元不飽和脂肪酸，以及抗氧化劑不足，就是最明顯的罪魁禍首。此外，血管內膜層細胞也分泌許多氧化酶，例如髓過氧化物酶(Myeloperoxidase)和脂氧合酶(Lipoxygenase)。血液中的LDL總會接觸到內皮細胞，但若它滲入內皮下的內膜層空間，當中平滑肌細胞生產的蛋白聚醣(Proteoglycans)會與ApoB互結，令LDL卡在這裏，暴露於氧化酶中，而迅速被氧化。 26

27 Tribble DL, Holl LG, Wood PD, Krauss RM. (1992). "Variations in oxidative susceptibility among six low density lipoprotein subfractions of differing density and particle size". *Atherosclerosis.* 93:189-99.

28 Austin MA, Breslow JL, Hennekens CH, Buring JE, Willet WC, Krauss RM. (1988). "Low-density lipoprotein subclass patterns and risk of myocardial infarction". *JAMA.* 260(13):1917-21.

從試管實驗亦發現，LDL體積愈小愈密，氧化速度愈快。 27 在臨床上，1988年的一項病例對照研究顯示，血液中LDL愈小愈密，會有高出3倍的心臟病發病率。 28 又小又密的LDL滲入血管壁並被卡着，其多元不飽和脂肪酸成份繼而被氧化，證明最初滲侵性的假設成立：LDL滲透侵入血管內壁的內皮細胞層，沉積並氧化變質。既可笑又令主流建制營養學界尷尬的是，受氧化而變壞的就是50年來一直被他們推崇備至、所謂比飽和脂肪健康有益得多的「必需脂肪酸」(Essential fatty acids)，即多元不飽和脂肪酸。

接下來的問題是，這些氧化的LDL如何變得又小又密？科學家發現，當LDL分子氧化時，體積變小、密度增加，有較細小的非極性核心，而覆蓋在表面的是單層磷脂質和膽固醇。那麼，最初提及的脂蛋白結構中的磷脂質外膜去了哪裏？

29 Bergmark C, et al. (2008). "A Novel Function of Lipoprotein (a) as a Preferential Carrier of Oxidized Phospholipids in Human Plasma". *J Lipid Res.* 49:2230-2239.

30 Henriksen T, Mahoney EM, Steinberg D. (1981). "Enhanced macrophage degradation of low density lipoprotein previously incubated with cultured endothelial cells: Recognition by receptors for acetylated low density lipoproteins". *Proc Natl Acad Sci USA.* 78(10):6499-6503.

研究Lp(a)的科學家在2008年7月發現，血液中幾乎所有OxLDL都存在於Lp(a)上。Lp(a)基本上是一種被「載脂蛋白a」(Apolipoprotein (a), Apo(a))黏附着的LDL。當氧化脂蛋白和Apo(a)一起培養時，許多氧化了的磷脂質直接轉移到Lp(a)處去。 29 換句話說，當LDL的外膜開始被氧化時，部份外膜從LDL分子剝落，這便解釋了其體積變小和密度增加的原因。這亦對應了Steinberg在描述內皮細胞改變了LDL時，最明顯的變化特徵之一便是密度顯著增加。 30

脂蛋白(a)竟保護人類的進化

值得注意的是，從血液凝固的範疇分析，Apo(a)竟與纖溶酶原(Plasminogen)的化學結構相同。纖溶酶原是唯一能溶解凝塊的酵素，經由組織纖溶酶原激活劑活化才顯效。

但可惜Apo(a)的分子折疊形態與纖溶酶原略有不同，有偏振光左旋(Levo)或右旋(Dextro)異構體的分別，就如鏡中影像般不同，又如雙手看似一樣，但左右手卻不能對調。Apo(a)是右旋的，與左旋的纖溶酶原有別，纖溶酶原激活劑無法將之活化。即是Lp(a)中的Apo(a)「保護」了纖維蛋白免受分解，使血凝塊變更難被溶解。

Lp(a)也有鮮為人知的一面。原來Lp(a)僅在無法自行生產合成維他命C的動物身上出現，如天竺豚鼠、食果蝙蝠、猿猴和人類等(詳見〈遺傳缺陷〉一篇)。缺乏維他命C，身體就製造不出重要的結締組織，如膠原蛋白。沒有膠原蛋白，血管變得脆裂，出現壞血病，使人全身皮膚及內臟流血，最後失血而死。它曾是人類經歷3個世紀的絕症。

無法自行生產合成維他命C的動物，有Lp(a)來暫充救援者，它滲入血管壁的裂縫，令血栓難以分解，堵塞因膠原蛋白缺失所造成的縫隙。Lp(a)的出現，實際上是這類動物得以倖存的進化保護機制，免得壞血病爆發。

所有一切意味着，若維他命C攝取量不足，加上高水平的Lp(a)，體內各處的動脈壁都會出現難以分解的血栓塊。這在心血管疾病的角度來看絕非好事。1991年，兩屆諾貝爾獎得主、天才化學家和醫學家鮑林(Linus Pauling)，提倡以分子矯正營養學(Orthomolecular medicine)來控制心臟病。簡言之，Lp(a)具有一個離氨酸(Lysine)和脯氨酸(Proline)受體。當它的受體全部被離氨酸或脯氨酸結合，Lp(a)分子便失去黏附在血管壁的能力，血凝塊得以減少及更易被溶解，粥樣硬斑也得以消除。

他發明的治療通過提高離氨酸和脯氨酸這兩種無害的氨基酸補充劑在血清中的濃度。血液中游離離氨酸和脯氨酸的濃度愈高，Lp(a)與該離氨酸結合的可能性愈大，而不是結合從血管裂縫暴露出來的離氨酸，或已經附着於血管壁的Lp(a)的離氨酸。如此高濃度的游離離氨酸就可以破壞現有的斑塊。但簡單地去除斑塊，而不使靜脈或動脈恢復健康，就像撕裂傷口一樣。因此要同時補充足夠的維他命C，讓血管壁有充裕膠原蛋白，「傷口」才能完整癒合。 31

31 Linus Pauling and Matthias Rath. (1992). "A Unified Theory of Human Cardiovascular Disease Leading the Way to the Abolition of This Disease as a Cause for Human Mortality." *J Orthomol Med.* 7(1):5-12.

多元不飽和脂肪酸促成氧化

這出現了一個先有雞還是先有蛋的問題。細密型的LDL是因為細密，才在試管中氧化得更快，還是因為它原先已被部份氧化了，又耗盡了其抗氧化防禦，從而變得細密呢？

32 de Rijke YB, Bredie SJH, Demacker PNM, Vogelaar JM, Hak-Lemmers HLM, Stalenhoef AFH. (1997). "The Redox Status of Coenzyme Q10 in Total LDL as an Indicator of In Vivo Oxidative Modification". *Arteriosclerosis, Thrombosis, and Vascular Biology.* 17:127-133.

1997年的一項研究證實，從具有細密型LDL的人類血液樣本中獲取的LDL，確實在試管中更快更易被氧化。但是這些LDL原先的氧化程度，在試管被氧化之前已有所不同。這類細密型LDL具有較高被氧化了的輔酶Q10（CoQ10）比重，而其輔酶Q10、維他命E等抗氧化要素的比值較低。[32] 研究凸顯出一個要點，由於輔酶Q10是LDL抗氧化的第一道防線，這些抗氧化要素的減少，可見細密型LDL早已被氧化了。

若果LDL受氧化而變得細密，再配合試管科研發現，細密型LDL黏附性更強，更能被卡在內皮層裏面的蛋白聚醣結構中。結合起來就是，LDL氧化變小，促成其黏附性，而不是因其黏附性促使它被氧化。因此，LDL中的多元不飽和脂肪酸令其被迅速氧化，是首當其衝的罪魁禍首。

那麼，過去60年，那些倡議使用以含多元不飽和脂肪酸的植物油代替動物飽和油脂的營養學家，究竟破壞了多少人的健康呢？

現在重回交通擠塞的比喻。為什麼因LDL受體被阻塞，導致LDL流通的「高速公路」交通堵塞，會促使動脈粥樣硬化呢？

若LDL外膜富含多元不飽和脂肪酸，便變得非常容易被氧化。細胞持續產生抗氧化酶和其他抗氧化劑，以保護其胞膜中的多元不飽和脂肪酸。如果多元不飽和脂肪酸開始氧化，細胞便會增加其抗氧化物的產量。

當肝臟將膽固醇裝載到VLDL分子中，並將其釋放到血液時（當其運載的養份傳送到各組織後，它們最終會代謝成LDL分子），它也會將某一定量的抗氧化物放於其中。多元不飽和脂肪酸現已離開相對較安全的肝細胞，只帶着有限的抗氧化物。當這些抗氧化物耗盡時，多元不飽和脂肪酸外膜開始氧化了，其氧化產物再進一步破壞脂蛋白的其他成份。當氧化變得嚴重時，氧化的LDL便囤積在動脈硬斑中的泡沫細胞內。這就如使用一瓶油時，打開瓶蓋，將多元不飽和脂肪酸暴露在空氣中，隨着時間，廠商在油中所添加的有限抗氧化劑耗盡了，多元不飽和脂肪酸便開始氧化、腐敗了。

將富含多元不飽和脂肪酸的LDL釋入血液中，但讓其暴露於游離子及各種氧化物中，而不是將之滙入像避難所般的細胞裏，就像打開油瓶蓋，任油變壞一樣。攝取愈多多元不飽和脂肪酸的人，無論是植物油還是魚油，其LDL在試管中更容易氧化。這時，維他命E的主要形式α-生育酚對阻止氧化也沒有幫助。 33

33 Nenseter MS, Drevon CA. (1996). "Dietary polyunsaturates and peroxidation of low density lipoprotein". Curr Opin Lipidol. 7(1):8-13.

能激起單核細胞的DNA，將其轉成巨噬細胞，再轉成泡沫細胞的，就是OxLDL中常在植物油裏發現的亞油酸氧化衍生物。布里格姆婦女醫院 (Brigham and Women's Hospital) 及哈佛公共衛生學院 (Harvard School of Public Health) 於2004年的研究顯示，婦女停經後攝取愈多多元不飽和脂肪酸，其動脈粥樣硬化愈厲害。進食愈多碳水化合物，也有相同而程度稍輕的影響。她們吃的飽和脂肪愈多，動脈粥樣硬化進展愈慢；攝入最大飽和脂肪量的受試對象，動脈粥樣硬化反隨時間而逆轉。 34

34 Mozaffarian D, et al. (2004, Nov). "Dietary fats, carbohydrate, and progression of coronary atherosclerosis in postmenopausal women". Am J Clin Nutr.80(5):1175-84.

多元不飽和脂肪酸加速血管硬化

奧米加6甚至奧米加3等，是被稱為必需脂肪酸的多元不飽和脂肪酸。這命名經常令人誤以為必須盡量多攝取才健康。可惜，這謬誤卻給人類健康帶來災難。這些必需脂肪酸的「必需」，是指身體細胞不能像飽和脂肪酸及單元不飽和脂肪酸般，可自行生產，必須通過餐膳攝取。但這並不代表它們非常「必須」或「重要」，須多進食來達到健康目的。現今城市人被無知的營養學界、食品商等錯誤解讀而誤導，吸收了太多多元不飽和脂肪酸，健康因而被拖垮。

但為何經常在傳媒廣告上看到多吃奧米加3及6，可降低血膽固醇水平，有益心臟健康呢？多元不飽和脂肪酸之所以能夠降膽固醇，是因為它們比其他脂肪酸在肝臟中能更有效地酯化膽固醇。當肝臟中的膽固醇酯化後，其游離膽固醇水平下降。肝臟細胞感應到這改變，便激活更多LDL受體來填補膽固醇的儲備，從血液接收更多膽固醇，降低血液膽固醇水平。由此來看，多元不飽和脂肪酸的總體效果只是將膽固醇從血液轉移填塞到其他組織，如肝臟細胞中，而不是在促進其運用。

35 A.P. Simopoulos. (1998). "Overview of Evolutionary Aspects of omega 3 Fatty acids in the diet." *World Rev Nutr Diet*. 83:1-11.

反過來令人更擔心的是，多元不飽和脂肪酸極易被氧化破壞。促使LDL氧化的另一個關鍵因素，就是於餐膳攝取了大量極易氧化的多元不飽和脂肪酸，如富含奧米加6脂肪酸（Linoleic acid，亞油酸）的植物油，如豆油、葵花籽油、油菜籽油等。奧米加6脂肪酸已被證實會加快LDL氧化，從而增加冠狀動脈粥樣硬化的嚴重程度；35 也有科研顯示，富含奧米加6脂肪酸的飲食，會加快又小又緻密的LDL顆粒的氧化，化身成最危險、積極參與誘發動脈斑塊形成的脂蛋白顆粒，如Lp（a）。36 奧米加6甚至會抑制身體運用EPA的能力，無法將我們從魚類或魚油補充劑攝取到的EPA充分納入細胞膜的磷脂質成份中。前文曾提及的MRFIT研究中，亦發現奧米加6與奧米加3比例最低的對象（即較少攝入奧米加6的對象）死亡率最低。37

36 P. Reaven, et al.(1993, Feb). "Effects of oleate-rich and Linoleate-rich Diets on the Susceptibility of Low-density Lipoprotein to Oxidative Modification in Mildly Hypercholesterolemic Subjects". *J Clin Invest*. 91(2):668-76.

37 L. G. Cleland, et al. (1992, Feb). "Linoleate Inhibits EPA Incorporation from on Dietary Fish-oil Supplements in Human Subjects". *Am J Clin Nutr*. 55(2):395-99.

膽固醇一直被錯怪了

大部份關於膽固醇的爭論集中在血管硬化與膽固醇的相關性上，如相關性有多強？科研結果是否一致？為什麼此相關性在年輕人身上比老年人更明顯？為何男性病患遠多於女性？

但實際上，我們的焦點錯放了，膽固醇一直被錯怪了。因為自80年代初以來，分子科研證據已清晰顯示是OxLDL促成動脈粥樣硬化。當人類承受壓力、發炎，及種種導致心臟病的因素同時出現，膽固醇水平可能亦相應增加，或使焦點被混淆，膽固醇因而被牽涉在內。事實上，炎症似乎通過激活一種抗壓力酵素Rho而製造更多膽固醇成為副產物。Rho抑制NO的產生，幾可肯定促成了動脈粥樣硬化。

38 Tsimikas S, Brilakis ES, Miller ER, McConnell JP, Lennon RJ, Kornman KS, Witztum JL, Berger PB. (2005). "Oxidized phospholipids,

科學家近年開發了以識別氧化磷脂的抗體來檢測OxLDL水平的方法。他們已經肯定，與LDL相關的氧化磷脂比例是遠比LDL駭人的心臟病風險因素。當它與LDL水平相乘時，代表了氧化磷脂的總濃度，能更準確地預測心臟病風險。在老年人方面，氧化磷脂總濃度與心臟病風險的相關性則較低，但仍很明顯。38

Lp(a) lipoprotein, and coronary artery disease". *N Engl J Med.* 353(1):46-57.

為什麼OxLDL與血管硬化的關係會隨年齡而減弱呢？如果着眼於動脈粥樣硬化的過程時，似乎OxLDL只是必須的啟動因素，因此時間愈久，影響便遞減。OxLDL促成了動脈粥樣硬化，但它一旦刺激泡沫細胞形成，那些泡沫細胞就會自行開展炎症過程。從動物實驗已知，炎症本身不能促使動脈粥樣硬化，卻會加劇動脈粥樣硬化。缺乏維他命C、全身性感染、壓力和許多其他因素，與OxLDL一起削弱硬斑的纖維架構，最終導致硬斑破裂，心臟病突發。

幾乎每個人在年紀老邁時，動脈都會出現明顯的粥樣硬化。當體內有愈高OxLDL含量，硬化便發生得愈早、愈快。炎症本身不會破壞還未形成的斑塊，因此除非年輕人具有高OxLDL水平，導致動脈高度粥樣硬化，否則不容易心臟病病發或有缺血性中風。而對大多數老年人來說，動脈有明顯斑塊，那麼破壞削弱斑塊的因素將比造就斑塊的因素更為重要。

心血管疾病發生或死亡率的研究，複雜而困難，因動脈粥樣硬化僅僅是各種動脈硬化的其中之一。再者，動脈硬化也只是心血管病其中一個病因。血管壁中層鈣化、心律不整、充血性心力衰竭、各種原因的栓塞，也都屬心血管疾病的起因。不過OxLDL應該至少是動脈粥樣硬化的主要因由。

「脂肪質膽固醇假設」是否正確？

「脂肪質膽固醇假設」是否正確？不完全正確，因根本不是其原先的模樣。科研實證顯然支持OxLDL的影響，而不純是血液中LDL的水平。「氧化」脂質假設獲大量證據支持。當初給兔子餵食膽固醇的模型，不僅令兔子有超高血液膽固醇，還要令膽固醇停滯在血液中，引致脂蛋白大量氧化。而補充充足的抗氧化劑，能銳減被餵食膽固醇的兔子，或有家族高膽固醇血症的渡邊兔子（Watanabe familial hypercholesterolemic rabbit）患動脈粥樣硬化的情況，均可見動脈粥樣硬化不只跟膽固醇水平有關。39

39 Steinberg D. (2000). The Cholesterol Wars: The Skeptics vs. *The Preponderance of the Evidence*. San Diego: Academic Press.
Wang Z, Zou J, Cao K, Hsieh TC, Huang Y, Wu JM. (2005). "Dealcoholized red wine containing known amounts of resveratrol suppresses atherosclerosis in hypercholesterolemic rabbits without affecting plasma lipid levels". *Int J Mol Med.* 16(4):533-40.

然而，我們不應該指望抗氧化劑完全有能力防止LDL氧化。因抗氧化劑雖可阻止氧化了的多元不飽和脂肪酸繼續破壞其他不飽和脂肪酸，但永遠不能完全還原及修復氧化了的多元不飽和脂肪酸，極其量只可以將其轉化為羥基脂肪酸（Hydroxy fatty acid），而可惜的是，這卻成了能將單核細胞轉化為泡沫細胞的羥基型亞油酸！

因此，為了避免粥樣硬化，必須解決以下3個關鍵因素：

· 增加抗氧化狀態，特別是補充輔酶Q10，還有維他命E，即α-和γ-生育酚tocopherols、生育三烯酚tocotrienols等。
· 大量減少奧米加6多元不飽和脂肪酸攝入量
· 增加LDL受體的功能，以盡量減少其在血液中滯留的時間。

如果LDL血濃度是由於LDL未被接收運用而升高，就如在FH中的情況般，其LDL滯留在血液過久及暴露於氧化物而遭氧化破壞。解決方案不應該是以服藥去遏止膽固醇的製造，因會連帶損害了輔酶Q10的合成。增加LDL利用率才是科研策略真方向。

40 Dou X, et al. (2008, Sep). "Curcumin up-regulates LDL receptor expression via the sterol regulatory element pathway in HepG2 cells". *Planta Med.* 74(11):1374-9.

最近有科研顯示薑黃素有提升LDL受體的功能。[40] 甲狀腺素亦是促進LDL受體功能的要素。隱性甲狀腺功能不足者，實為數不少，他們的LDL受體未能有效發揮作用。

諷刺的是，一切科研證據皆表明錯怪了膽固醇。以含大量純膽固醇的葵花籽油餵食兔子，的確會使LDL的多元不飽和脂肪酸外膜暴露於氧化中，誘發血管硬化的情況增加。但背後原因是，這令大量LDL離開肝臟細胞的保護，轉移到易受氧化襲擊的血液環境中。每天多吃一隻雞蛋來攝取膽固醇，卻會大大降低LDL受氧化的程度，令LDL分子變得又大又易浮動，反更安全（詳見〈放心食蛋〉一章）。

41 Austin MA, et al. (1988). "Low-density lipoprotein subclass patterns and risk of myocardial infarction". *JAMA.* 260(13):1917-21.

LDL分子內的游離膽固醇濃度愈高，愈難被氧化。相比之下，與脂肪酸相關的酯化膽固醇濃度愈高，LDL分子就愈容易被氧化。[41] 酯化膽固醇主要存在於分子核心；游離膽固醇則主要存在於易被氧化的外膜中，因此這裏的膽固醇保護了多元不飽和脂肪酸免受氧化。

那麼是膽固醇導致動脈粥樣硬化？謬誤！

但含高奧米加6多元不飽和脂肪酸的血脂呢？正確。

動脈粥樣硬化是一種疾病，其中敗壞的血脂質，即有氧化了的多元不飽和脂肪酸的LDL，滲侵入已受損及有血凝塊的血管內壁，引起局部組織慢性發炎和退化病變。過去100年來，堅實的科研證據已確認這點。因此，若要降低患心血管疾病的機會，必須保護血管內皮層免受傷害，來減少血栓形成。另外，盡量減少進食奧米加6多元不飽和脂肪酸、澱粉質及糖份，同時多攝取各類的抗氧化營養素，如維他命C、維他命E、輔酶Q10等，以降低各類脂蛋白受氧化的機會，減少血管壁的慢性發炎。

CH.1

脂肪敗類

1 Enig, M. G., PhD. (1993). *Nutr Quarterly.* 17:(4):79-95. Enig, M. G., PhD. (1995). *Trans Fatty Acids in the Food Supply: A Comprehensive Report Covering 60 Years of Research.* 2nd Edition. Silver Spring, MD: Enig Associates Inc. pp.148-154. Enig, M. G., PhD, et al. (1990). *J Am Coll Nutr.* 9:471-86. Ascherio A, Willett WC. (1997, Oct). "Health Effects of Trans Fatty Acids". Am *J Clin Nutr.* 66(4 Suppl):1006S-1010S. O'Keefe, S. and others (1994). *Journal of Food Lipids.* 1:165-176.

每逢周日都有一些團體發表關於港人健康的調查報告，什麼什麼退化病開始有年輕化趨勢，病患率持續上升等等。跟着，一定是某位醫生出來發言，耳熟能詳地忠告市民要多做運動、多吃蔬果，少吃高糖、高脂、高鹽份的食物。前三者我無異議，但後兩者則不盡不實。吃得鹹些、肥膩些，尤其是天然的動物飽和脂肪，幾可肯定不是退化病的幕後黑手。（至於關於食鹽的謬誤，請參閱〈嫌鹽嫌疑〉一篇。）

過往眾多指出飽和脂肪、高膽固醇食物危害健康的科研，全部都錯漏百出。1 再者，任何科研在量度食用脂肪時，並無顧及到有「反直脂肪」（Trans fat）存在，所獲得的任何數據都是錯誤的。

在本書〈開門七件事〉已提過，脂肪酸（Fatty acids）除有飽和、不飽和、以及長、中、短鏈之分別外，還有「同分異構物」（Isomer，指有同等化學組成，但結構形狀卻有差異的分子），而所謂「反直脂肪」就是此類。反直脂肪可說是一直隱藏着的「脂肪敗類」。我們必須從食物中將之抽筋剝皮，打倒這「脂肪敗類」。否則敗類一日未除，我們的健康堪虞。

什麼是「反直脂肪」？

就脂肪酸來說，在不飽和脂肪酸的碳原子雙結合中，兩個氫原子集中在一邊，化學稱為CIS狀態，佔用空間較另一邊為多，令脂肪酸在該處出現扭曲。在自然界，絕大部份多元不飽和脂肪酸都是以此形態存在。而「同分異構物」是指當兩個氫原子分別各置一邊的時候，化學稱為Trans狀態，佔用的空間便平均起來，扭曲不成之餘，更反直起來。所以Trans fat譯成「反直脂肪」比「反式脂肪」更來得貼切（見圖1）。

食物裏的反直脂肪一定要在煉油廠的設施裏，以高壓力、高溫度，再加入適當的催化劑，才能形成。氫化過程中，在不飽和脂肪酸的碳雙結合C=C的位置，把同放於一邊的氫原子對（Hydrogen Pair）拆散，將其中一個氫原子轉到另一邊。如此，便將原本因為氫原子對放於同一邊、佔用體積較大而出現的彎曲結構（CIS），變成了兩邊均等的筆直結構（Trans）（見圖1）。

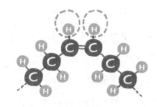

CIS 正曲脂肪酸（Fatty acid）

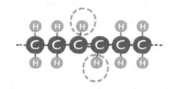

反直脂肪酸（Trans fatty acid）

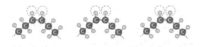

正曲 CIS 的不飽和脂肪酸

＋ 高溫
＋ 高氣壓
―――――
＋ 氫氣
＋ 催化劑

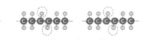

反直脂肪及極少量飽和脂肪酸

1. 形成反直脂肪酸的化學程序

反直脂肪不甚存在於自然界中，只有極少量，約2至5%可在反芻動物，如羚羊、水牛、乳牛、鹿、山羊、綿羊等的油脂中找到。反芻動物油脂裏的主要反直雙結合，是在第11個碳原子位置，名為「反直十八碳烯酸」（trans-Vaccenic acid）。科研指出，它可在體內轉化成或可能有抗癌效應的共軛亞油酸（Conjugated linoleic acid, CLA）。但在氫化植物油裏，佔最多的反直雙結合，卻分佈於第8、9、10、11、12位置。其中在第9位置的反直脂肪酸，已被科研確認為有害健康。另外，第10、12位置的有害性亦被重視。這3種已佔氫化植物油的反直脂肪酸超過一半以上，但在反芻動物油中只佔少於20%。

而在人造半氫化植物油中，反直脂肪卻足足佔了50至60%。人造植物牛油的廣告，經常辯稱反直脂肪亦存在於天然食物裏，令人覺得它們的反直脂肪也算天然。不過，科研顯示，天然的反直脂肪不但很少，身體細胞膜亦能加以運用，與氫化人造牛油的反直脂肪有天淵之別，不可相提並論。

很多人，包括一些營養師，都以為油脂經過反復高溫處理，如用以煎炸食物的「萬年油」中，會形成反直脂肪，這是錯誤的。若大多數食肆為求食物色香味俱全，而堅持用豬油煮食，食客所攝取的反直脂肪量，反而比在家喜用植物油煮食的人士，攝取得更少。但是，「萬年油」亦非常有害，因內裏致病的不是反直脂肪，而是反復高溫使油脂嚴重氧化，形成愈來愈多過氧化脂肪質。

反直脂肪無處不在

自上世紀50、60年代開始，飽和脂肪一直被抹黑、扣帽子，被說成會阻塞血管，甚至致癌。麵包、西餅、蛋糕、餅乾、月餅及油炸食品等，原本都採用傳統而較天然有益的飽和脂肪，如牛奶油、豬油、椰油、棕櫚油來製造。但因食物裏的飽和脂肪、膽固醇被偽科學不斷打壓，加上科研界及傳媒「人云亦云」式的刻意渲染，將飽和脂肪、膽固醇定性為所有退化性疾病的罪魁禍首。食品製造商當然「順應潮流」，乘機棄用成本較高的動物油及椰油，以賤價及有毒的反直氫化植物油代替。

其實任何在超級市場、食品商店、麵包店出售的食品，無論列明反直脂肪含量與否，總之棄用動物膏油、椰油或棕櫚油，而採用植物油（除列明是椰油或棕櫚油外）、人造膏油、植物起酥油等成份，一定含有不少反直脂肪。因現時美國政府受到食品食油工業等超級財團的壓力，食品法例仍容許每100克少於0.5克反直脂肪含量的食品，標示成不含反直脂肪。如此可惡的反直脂肪，就存在於大眾一直誤以為「有益」的植物油裏。

敗壞植物油須經淨化加工

古時用木、石磨慢慢地壓榨隱藏於各種花生、果仁、種子裏的油脂。因加不了防腐劑，為確保新鮮，所以用多少才榨多少；倘若發現油脂儲存過久，腐敗發臭，便棄之不用。這與現代油廠以每平方吋10至20噸的壓力，及達110° C (230 °F) 高溫來榨取食油，今非昔比（圖2）。然而此程序曝露食油於空氣及光線中，當中的多元不飽和奧米加6號及奧米加3號脂肪酸，全遭氧化破壞，腐敗發臭。為了最後10%油份，渣滓會用有毒溶液己烷 (Hexane)，將油脂萃釋出來，溶液雖會被蒸發，但始終剩下約100ppm清除不了的己烷。高溫程序將脆弱的碳結合打散，釋放出有害的游離子，原本植物油的天然抗氧化維他命E亦全數破壞，代之以羥基苯BHT及BHA等被懷疑致癌物，來作防腐之用。接着經多重精煉，除臭漂白、加色加味，回復虛有其表、「清純芳香」的食油。

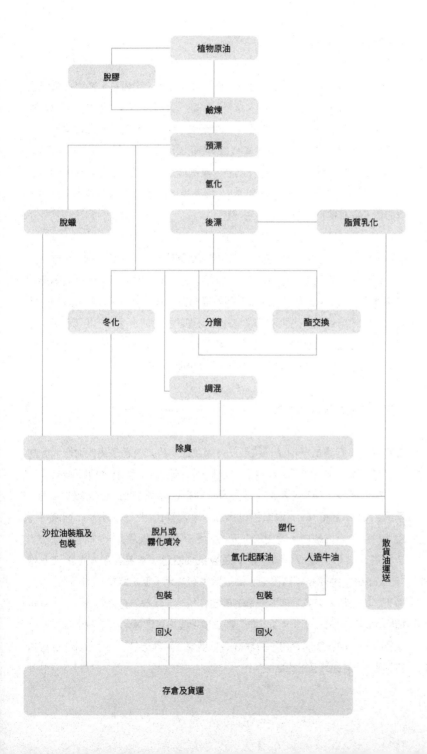

2.市面上的植物油製作過程

市民在超市所買到的植物油，如芥花籽油、葵花籽油、大豆油、粟米油、花生油及菜油等，全是經氫化過程處理，以便儲存更久。呈液態狀的植物油有近5%身體無法處理的反直脂肪，半固體狀的人造牛油則有40%之多！

2 Sebedio, J. L. and Christie, W. W., eds. (1998). *Trans Fatty Acids in Human Nutrition*. Dundee, Scotland: The Oily Press. pp.49-50.

3 O'Keef, S. and others. (1994). "Levels of Trans Geometrical Iso-mers of Essential Fatty Acids in Some Unhydrogenated US Vegetable Oils". *Journal of Food Lipids*. 1:165-176.

4 O'Keefe, S. and others (1994). *Journal of Food Lipids*. 1:165-176.

大豆油的特殊脂肪酸組合，令其油脂精製後可含40%反直脂肪酸，比棉花籽油高出5%、粟米油高出15%。現時流行的芥花籽油，富含3個雙結合的脂肪酸，因此其反直脂肪酸可高達40%。 2 雖然加拿大政府列出，當地的芥花籽油只含最少0.2%反直脂肪成份，但美國佛羅里達州大學的科學家發現，精製加工芥花籽油的反直脂肪成份可高達4.6%。 3 就是在芥花籽油的除臭程序中，有害的反直脂肪酸也會形成，但在液態油的標籤上無須將其列明。 4

無論在健康雜誌、烹飪書刊，對油脂，尤其是飽和脂肪都嗤之以鼻。低脂食品充斥市場，彷彿「低脂」、「低膽固醇」就代表健康、就有銷路。被這些營養謬誤所蒙蔽的廣大消費者，見到食品包裝寫上「低膽固醇」、「全植物油製造」、「不含動物油成份」等字眼便趨之若鶩，以為這意味着進食無害，甚至多吃有益。

此誤導的「風氣」源於上世紀50年代末的美國。當時，大企業正斥巨資發展新興的人造植物牛油(Margarine)工業，為了應付當時科學界質疑該油脂「氫化」過程會誘發「流行性」心臟病的指責，而反編造出低脂、低膽固醇就是健康的科研謊話。此失實的資訊影響深遠，為符合全植物油、低膽固醇的「要求」，所有食物原有的天然油脂被肆意去除，卻以各類氫化人造膏油、極大量的非食物穩定劑、乳化劑等代替；那些不適合食用的人造假脂肪被大量加進食物裏，反而人類食用數百世紀的天然脂質就全部剔除。

過去數十年，人造牛油及咖啡奶粉一向被商人大力吹噓為較優質、比純正牛油更健康的食物，實際上是很大的謬誤。人造牛油是氫化的植物油(Hydrogenated vegetable oil)。原本植物油是不飽和脂肪酸，有極低熔點，在室溫呈液態，難以用作製造糕餅，使之有乾脆或鬆軟的口感。商人為令植物油在室溫也像牛油般呈固體狀，便利用氫化過程，將原本的不飽和脂肪酸氫化成高熔點的人造膏油。身體無法處理這些變質脂肪，唯有將之積聚起來，亦嚴重阻礙體內各種脂質代謝。現時，超市、快餐店內的「垃圾食物」，如花生醬、餅乾、麵包、蛋糕、薯條、植脂奶、珍珠奶茶及低脂食物，全是氫化植物油的產物。難怪我們大部份人將來都會死在心臟病、中風手上。

人造植物牛油的氫化過程

將本來是液體的植物油氫化成固體人造膏油的技術，最初是由一個法籍化學家Sabatier所發明。他發現一種含鎳的催化劑可引發氫化程序，將氫原子加入不飽和的雙結合中，令其出現飽和結構，如將乙烯氣體（Ethylene gas）轉為乙烷（Ethane）。及後，英籍化學家Norman首先將此技術應用於食油上，並取得專利權。1909年，寶潔公司（Procter & Gamble, P&G）在美國取得專利授權，將室溫易呈液態的動植物油氫化成固體，好讓棉花籽油及豬油在炎炎夏日不易溶解，變得更好用。

第二次世界大戰之後，氫化程序進一步改良，連高度不飽和的粟米油和豆油等也可氫化。新的催化劑可「選擇性」地氫化豆油和粟米油的3個雙結合，如此它們便可用來代替棉花籽油了。此突破令美國大豆產量超出粟米，由1900年近0的產量，速升至1970年的7千萬噸。現在所謂的「菜油」，其實就是大豆油，已雄霸整個食油市場，有近8成氫化植物油都來自大豆油。

反直脂肪和飽和脂肪一樣，容易拉直到緊聚凝固，在室溫25℃以下成固體狀。因此為了使糕餅鬆化，室溫呈液態的植物油須氫化凝固成像牛油般的固體狀。植物油會被加入微細的一氧化鎳（Nickel Oxide），作為氫化過程的催化劑，在高壓高溫的鍋爐中，加入氫氣來形成固體狀，跟着添加澱粉及肥皂質的乳化劑，令它有天然牛油的質感。經高溫蒸氣除臭後，植物牛油呈難看的灰色，再加入化學奶黃染料、騷味香料後，搖身一變，成為被廣告肆意吹捧、低膽固醇、「有益健康」的植物牛油！

反直脂肪酸乃萬病之源

現今植物油中的反直脂肪酸，對人體生理來說，簡直是危險的異物。早於上世紀40年代，科研人員發現，癌症與脂肪存在密切的關係。當時所指的脂

5 Enig, M. G., PhD. (1993).
Nutr Quarterly. 17:(4):79-95.

6 Enig, M. G., PhD. (1995). *Trans Fatty Acids in the Food Supply: A Comprehensive Report Covering 60 Years of Research.* 2nd Edition. Silver Spring, MD: Enig Associates Inc. pp.148-154.
Enig, M. G., PhD, et al. (1990). *J Am Coll Nutr.* 9:471-86.

肪，其實是氫化反直脂肪酸，但從那時起，飽和脂肪卻一直成了代罪羔羊。 5 實際上，直至現在，飽和脂肪和反直脂肪的數據在很多科研數據庫的資料中仍然是相互夾雜，混亂不堪。 6

天然有益的飽和脂肪被反直脂肪酸拖累，一直含冤負屈，它沉冤得雪的日子仍遙遙無期。雖然反直脂肪酸在技術上仍算不飽和脂肪酸，但它怪異的形態，令它失去不飽和脂肪酸對身體的好處。在正常的不飽和脂肪酸中，兩個氫原子集中在一邊，可供數個不成對的電子進行生化反應，但當兩個氫原子分別各置一邊的時候，這生化功能便喪失了。當我們進食氫化植物油後，細胞察覺不到它們的異樣，仍會將它們滙入細胞裏，作為細胞膜的一部份。

什麼令反直脂肪這樣可怕？那就一定要知道脂肪酸在細胞膜的角色。細胞是人體的基本單位，當細胞健康，整個人都健康，反之亦然。像皮膚覆蓋全身一樣，包裹着身體每一個細胞及細胞內的小器官（Organelles），都是脂質為主的細胞膜。細胞膜的構造非常奇妙，以化學及物理上的特點，將有毒物質及病菌異物等阻隔於外，但同時讓氧氣、養份、荷爾蒙進入，又能排出二氧化碳及其他代謝廢物等（見圖3）。細胞膜就是細胞的「關閘」，負責吸入營養與排出廢物，還有接收荷爾蒙信息等功能。

細胞膜由磷脂質（Phospholipids）所構成。磷脂質決定細胞膜的完整性和液態度（Fluidity）。科學家相信細胞能自行選擇不同的脂肪酸，來形成磷脂質，以切合其功用。但是若用反直脂肪造成的細胞膜，由於氫原子的錯置，嚴重破壞細胞膜的新陳代謝，導致細胞膜硬化，喪失把持水份、重要營養素及電解質的能力，亦不能與其他細胞交換信息，並不受荷爾蒙所調節，有機會出現細胞對胰島素不再靈敏，導致2型糖尿病。

7 Ascherio A, Willett WC. (1997, Oct). "Health Effects of Trans Fatty Acids". *Am J Clin Nutr.* 66(4 Suppl):1006S-1010S.

任何對此精妙的細胞膜作出的破壞，足以嚴重影響其功能，身體也不再健康正常了。因此，當反直脂肪酸被滙入細胞膜後，整個細胞都變得似被「氫化」了一樣，導致數以萬計的生化反應崩潰。一切由能量產生，重要的奧米加3脂肪酸的轉化，至能調節炎症的前列腺素代謝等也受阻礙，反直脂肪酸實是極之危害健康的物質，是萬病之源。 7

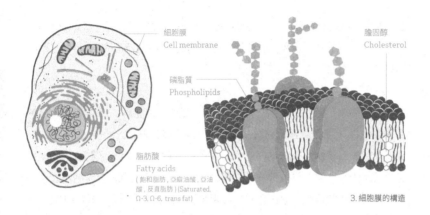

細胞膜
Cell membrane

膽固醇
Cholesterol

磷脂質
Phospholipids

脂肪酸
Fatty acids
(飽和脂肪,亞麻油酸,亞油酸,反直脂肪)(Saturated, Ω-3, Ω-6, trans fat)

3.細胞膜的構造

根據病理學研究發現,細胞膜的功能改變是引致細胞受傷死亡及癌變主因。科研證實,植物油中的反直脂肪影響胞膜的酵素,如delta-6 desaturase的運作,令必需脂肪酸無法正常轉化。反直脂肪與視力下降、血管硬化、糖尿病、免疫系統失效、癌變、性無能、畸胎,哺乳困難及筋骨退化等等,有密切關連。 8

近年,高規格的科研逐一將真相揭露。1997年11月,著名的《新英倫醫學期刊》(New England Journal of Medicine)公佈一個長達14年、以超過8萬名護士的健康數據做的研究。經分析後的結果顯示:進食最多氫化植物油的女護士,其心臟病發機會,高於少吃氫化植物油的女護士達53%。有趣的是,分析發現,進食高飽和脂肪(佔每餐46%)卻與心臟病發機會率無甚關係。因為反直脂肪酸提升導致動脈粥樣化的脂蛋白(a)(Lp(a)),而飽和脂肪酸卻大大降低Lp(a),所以,罪魁禍首是氫化植物油中的變型反直脂肪酸。 9

2015年刊登於《英國醫學期刊》(British Medical Journal, BMJ)的一篇系統性回顧及薈萃分析文獻中,針對飽和脂肪與多種疾病的關連,分析了3至12個前瞻性隊列研究;共90,501至339,090名參與者,進行了5至17次的比對。結果顯示,攝取飽和脂肪與全因死亡率無關,亦與心血管疾病、冠心病、缺血性中風及2型糖尿病無關。但針對反直脂肪方面,在分析3至6個前瞻性隊列研究,共12,942至230,135名參與者,作了2至7次比對後,卻發

8 Enig, M. G., PhD. (1995). *Trans Fatty Acids in the Food Supply: A Comprehensive Report Covering 60 Years of Research.* 2nd Edition. Silver Spring, MD: Enig Associates Inc.
Holman, R. T. (1979). "Geometrical and Positional Fatty Acid Isomers". Emkin, E. A. and Dutton, H. J., eds. Champaign, IL: American Oil Chemists' Society. 283-302. *Science News Letter.* (1956, Feb).
Schantz, E. J., et al. (1940). *J Dairy Sci.* 23:181-89.
Watkins, B. A., et al. (1991, Dec). *Br Pouli Sci.* 32(5):1109-1119.

9 Hu F.B., et al. (1997). "Dietary Fat Intake and the Risk of Coronary Heart Disease in Women". *N Engl J Med.* 337:1491-9.

10 de Souza Russell J, et al. (2015, Aug). "Intake of saturated and trans unsaturated fatty acids and risk of all cause mortality, cardiovascular disease, and type 2 diabetes: systematic review and meta-analysis of observational studies". *BMJ.* 351:h3978.

現攝取反直脂肪與增加全因死亡率、心血管疾病、冠心病及2型糖尿病患率有關。而這些反直脂肪卻是來自加工食品，而不是反芻動物的天然反直脂肪 (Ruminant trans fats)。10 畢竟人體一直將碳水化合物的糖份自行轉化成飽和脂肪，供應心肌燃燒，產生能量，多餘的則加以儲存。因此進食飽和脂肪有益無害。

11 Arch of Neurol. (2003). 60:194-200.

2002年美國國家科學院 (National Academy of Sciences) 顧問報告指出，根據過往十多年的科研證實，攝取反直脂肪可破壞心血管，以及大增患心血管疾病，甚至某些癌症的機會。另外，芝加哥市立學院的Rush University醫學中心，以800多名65歲以上長者為對象的研究發現，進食大量反直脂肪者會比低食量者，有高出兩倍機會患上認知障礙症。11

12 Taylor, P. (2003, Oct 28). "Dangerous Fats Lurk in Seemingly Healthy Snacks". The Globe and Mail. Retrieved from: https://beta. theglobeandmail.com/ life/health-and-fitness/ dangerous-fats-lurk-in-seemingly-healthy-snacks/ article773420/?ref=http:// www.theglobeandmail.com& [Accessed 28 Sep 2017]

13 "NAS Panel: Only Safe Intake of Trans Fat is Zero". (2002, Jul 10) Center for Science in the Public Interest. Retrieved from: https:// cspinet.org/new/200207101. html [Accessed 28 Sep 2017]

現時，根據世界衛生組織和聯合國糧食及農業組織建議，反直脂肪的攝取量應少於人體每天進食熱量的1%。以每日攝取2,000卡路里來計算，每天攝取量應少於2克。但據加拿大University of Guelph營養學教授Bruce Holub的科研證據顯示，每日只是進食1克的反直脂肪，數年後已足以明顯地大增患上心血管疾病的風險。他指出，每日少至兩塊餅乾，已含有足夠1克致病的反直脂肪。12 因此，科學家總結出反直脂肪的安全食用量為0。13

總言之，攝取愈少反直脂肪，愈健康有益。美國紐約市醫務衛生處 (New York City Department Of Health & Mental Hygiene) 為保障市民的健康，多年前已呼籲市內所有食肆，主動停止使用植物油來烹調食物及焗製包點。雖然此舉會令成本上升，但獲紐約市飲食協會全面響應。這是為了配合美國在2007年生效的法例：所有食品製造商，須於營養標籤內列明反直脂肪的含量。雖然此例暫豁免餐飲業，但面對客人對此的關注，紐約市餐廳作為業界龍頭大哥，當然要起帶頭的作用。2010年，香港政府訂立食物營養標籤法例。香港食物環境衛生署表示，此法例除了規定食物標籤要列出熱量及7種營養素，如糖份、鈉質及反式脂肪外，亦會規管失實或誤導資料。法例仍容許每100克含少或等於0.3克反直脂肪的食品，標示成不含反式脂肪。

寶
物
掛
樹
上

憶起2004年聖誕時發生於南亞的海嘯，是近代罕見的天災，帶來嚴重人命財產損失。由於大部份災區是較偏遠落後的地方，救援物資難以付運，災民在缺水缺糧的苦況下，實在撐不住多少日子。幸好他們還有上天特別賜予的寶物賴以充飢，不然傷亡更慘重。寶物的謎面是「寶物掛樹上，綠色西瓜相，汁多如水箱，有益清甜任君嚐。」猜到了沒有？它是熱帶地區所盛產、遍山都是的——椰子。

跟南歐地中海等地的橄欖樹一樣，椰樹是南亞居民的珍寶樹。椰樹枝葉可蓋房子；椰子衣可生火，做繩索、掃帚；椰殼做器皿；椰肉作食物之餘，又可榨油。其中椰油的藥用價值，早被傳統印度及中美巴拿馬、牙買加等地的醫生所應用，亦有用作外塗來潤膚護髮。至於椰青水在戰時更挽回不少傷兵的性命。因在越戰期間，越共物資嚴重缺乏，軍醫以新鮮的椰青水代替生理鹽水、營養液等，直接吊注入靜脈來保着傷兵的性命。 1

1 Anzaldo, F. E., Kintanar, Q. L., Recio, P. M., Velasco, R. U., de la Cruz, F. and Jacalne, A. (1975, Aug 24). "Coconut Water as Intravenous Fluid". *Phil J Pediatrics.* 143-166.

粟米油、葵花籽油、黃豆油、芥花籽油等都不適合當煮食油。甚至備受推崇的橄欖油，烹調溫度也不得高於180°C，否則其單元及多元不飽和脂肪酸會像其他油般，被氧化成致癌的過氧化脂質（Lipid peroxides）。在亞洲，不抽煙的家庭主婦患肺癌比率乃全球之冠，絕對與使用不合適的煮食油所產生的有毒油煙有關。由於椰油9成多是飽和脂肪酸，無論經怎樣高溫煎炸或氫化處理，也改變不了它的分子結構，不會產生有害的反直脂肪酸及過氧化脂質，也就是提升膽固醇中的低密度脂蛋白（LDL）、導致血管硬化、2型糖尿病及癌症的主要因素。

椰油的益處，近10年受到有良心的營養科學界大力平反。愈來愈多的科學家、自然療法醫生在暢銷著作及網頁裏，都希望扭轉大眾對飽和脂肪酸的誤解。我們要清楚了解飽和脂肪是人體必須的元素，更不是致肥元凶。飽和脂肪有長、中、短鏈3種類別，椰油所含的中鏈飽和脂肪酸有非凡的特性及裨益。

吃油來健康減肥

「肥油」如何談得上健康、減肥？若你有這疑問的話，你已被流行健康知識荼毒得太深了。事實上，油脂是餐膳中極重要的一環，食用天然存在、未經精製的油脂能改善健康，甚至醫治疾病。

2 Anzaldo, F. E., Kintanar, Q. L., Recio, P. M., Velasco, R. U., de la Cruz, F. and Jacalne, A. (1975, Aug 24). "Coconut Water as Intravenous Fluid". Phil J Pediatrics. 143-166.

中鏈飽和脂肪酸比其他油脂更易消化，而且有與別不同的運用途徑。因椰油從小腸吸收後，經門脈直入肝臟代謝，燃燒釋出能量，無須像其他油脂般，要靠脂蛋白運載到全身，所以不被身體囤積成肥膏。因為它極容易消化吸收，無須依靠膽汁和胰臟酵素分解，絕不加重胰臟、肝膽及消化系統的負荷。因此，對曾做膽囊切除手術的病人，因膽汁不足而導致難以吸收脂溶性維他命，食用椰油便很有助益。現時，中鏈脂肪酸的製品已被廣泛運用於運動員飲料、嬰兒奶粉及病人的滴注營養液中。 2

母乳是發育未完整的初生嬰兒的食物，它所含的主要飽和脂肪酸便和椰油相同，屬中鏈脂肪酸的月桂酸(Lauric acid)。它在母乳中具有促進營養消化和吸收、穩定血糖及保護幼嬰免受微菌感染等作用。最新科研證實，它比菜油更有效令過輕嬰兒健康地增磅。

椰油也有「老」與「嫩」之分。「嫩」的以最新鮮的椰青白肉榨取，絕無加工，稱為椰青油(Virgin coconut oil, VCO)，色澤如水般透明，散發清香。老椰油是從乾枯破損的棕黑色椰肉(Copra)中榨取，因含高量碘化物及黃曲霉毒素(Aflatoxins)，榨出來的油是深黃色的，要經過多重化學精煉(Refined bleached deodorized, RBD)，使黃油變成無色無味，椰油的天然益處當然大減。

有趣的是，椰青油對肥胖的成年人卻有減肥效果。椰青油提高新陳代謝率，令你身體每日消耗更多卡路里，更有精神活力，對甲狀腺功能不足的肥胖尤其有效。科研指出，不飽和脂肪，例如常用的植物油卻剛相反，有導致低甲狀腺功能，及降低新陳代謝率的可能。

椰青油中的脂肪酸有近70%，是少於12個碳原子鏈的中短長度脂肪酸。其實質每克釋出6.8卡路里的熱量，比長鏈脂肪酸，即所有不飽和脂肪酸的9卡路里為少。因此1磅椰油比1磅豆油少100卡路里。牛乳中的牛油亦含不少中短脂肪酸，因此每磅牛油比起用葵花籽油氫化成的人造牛油，少8,000卡路里。所以，單以卡路里計算，人造牛油比新鮮牛油、椰油更易致肥。

簡單來說，食用含近80%不飽和長鏈脂肪酸的橄欖油、芥花籽油、菜油，比吃有70%短中鏈飽和脂肪酸的椰油，更易致肥。這科學事實與部份營養師被教育的一套，剛好完全相反，可悲至極。

女性餵哺母乳時，是唯一機會能將體內脂肪分拆成中短鏈脂肪酸，通過母乳帶離身體，只要多餵母乳，以及少吃致肥的精製澱粉質，產後瘦身自然容易。坊間纖體公司喜用生產後的女星招攬客人，亦是把握這竅門。

再者，單元及多元長鏈不飽和脂肪酸，以及長鏈飽和脂肪酸，都需要脂蛋白運載到全身，繼而囤積起來。唯獨是短、中鏈飽和脂肪酸，不需要脂蛋白運載，直接從血液迅速透入腦部、心臟、肝臟、肌肉等細胞裏的腺粒體(Mitochondria)燃燒，釋放出能量。

就是這短、中鏈飽和脂肪酸能直入腺粒體，提供丙酮體作能源的特點，為大腦細胞提供葡萄糖以外的能量來源，給認知障礙症、柏金遜症的患者帶來治療的希望。這類腦退化病，有醫學家稱為「3型糖尿病」，因腦細胞對胰島素麻木，不讓糖份進入，繼而缺乏能源，令功能喪失。[3] 椰青油的短、中鏈飽和脂肪酸正好給腦細胞提供另類能源，使其功能恢復過來。

美國兒科醫生Mary T. Newport在2008寫了一篇文章，題為〈如果有能治療腦退化認知障礙症的方法，又有沒有人知道呢？〉，講述她以椰青油治療她患有此病的丈夫的成功經驗，和她對營養治療腦退化症的研究。2011年9月，她寫了一本書，題為《腦退化認知障礙症：如果有治癒的話？丙酮體的故事》(Alzheimer's Disease: What If There Was A Cure? The Story of Ketones)。這本書已用德文、日文和法文翻譯出版。[4] 她在2015年8月出版了新作，題為《椰油和低碳水化合物飲食，為腦退化症、柏金遜症和其他疾病的解決方案》(The Coconut Oil and Low-Carb Solution for Alzheimer's, Parkinson's, and Other Diseases)。這書是使用椰油和中鏈脂肪酸(MCT)的實用指南，並以明智的方法降低飲食中的澱粉質和糖份，來增加丙酮體量，使衰退的大腦細胞獲得替代燃料，從而得以復活。[5]

3 De la Monte SM, et al. (2008, Nov). "Alzheimer's Disease Is Type 3 Diabetes–Evidence Reviewed." *J Diabetes Sci Technol.* 2(6):1101-13.

4 Mary T. Newport. (2011). *Alzheimer's Disease: What If There Was a Cure?: The Story of Ketones.* Laguna Beach: Basic Health Publications, Inc.

5 Mary T. Newport. (2015). *The Coconut Oil and Low-Carb Solution for Alzheimer's, Parkinson's, and Other Diseases: A Guide to Using Diet and a High-Energy Food to Protect and Nourish the Brain.* Laguna Beach: Basic Health Publications, Inc.

能助殺滅病菌的短中鏈飽和脂肪酸

6 Enig, M. G. (1997, Oct 17). "Coconut Oil: An Anti-bacterial, Anti-viral Ingredient for Food, Nutrition and Health". Manila, Philippines: AVOC Lauric Symposium.

Kabara, JJ. (1978). "Fatty acids and derivatives as antimicrobial agents-a review". *The Pharmacological Effect of Lipids*. Kabara, JJ, Ed. Champaign IL: American Oil Chemists' Society. 1.

Sands, JA., et al. (1978). "Antiviral effects of fatty acids and derivatives: lipid-containing bacteriophages as a model system". *The Pharmacological Effect of Lipids*. Kabara, JJ, Ed. Champaign IL: American Oil Chemists' Society. 75.

Kabara, JJ. (1984). "Antimicrobial agents derived from fatty acids". *J Am Oil Chem Soc.* 61:397.

Kabara, JJ. (1985). "Inhibition of staphylococcus aureaus". *The Pharmacological Effect of Lipids II*. Kabara, JJ, Ed. Champaign IL: American Oil Chemists' Society. 71.

Fletcher, RD., et al. (1985). "Effects of monoglycerides on mycoplasma pneumoniae growth". *The Pharmacological Effect of Lipids II*. Kabara, JJ, Ed. Champaign IL: American Oil Chemists' Society. 59.

Hierholzer, J. C. and Kabara, J. J. (1982). "In Vitro Effects of Monolaurin Compounds on Enveloped RNA and DNA Viruses". *J Food Safety*. 4:1-12.1982.

Kabara, J. J., et al. (1972, Jul). "Fatty Acids and Derivatives as Antimicrobial Agents". *Antimicrobial Agents and Chemotherapy*. 2(1):23-28.

Kabara, J. J. (1979). "Toxicological, Bacteriocidal and Fungicidal Properties of Fatty Acids and Some Derivatives". *AOCS*. 56:760.

佔椰青油50%的中鏈月桂酸，及其他短鏈脂肪酸，如辛酸（Caprylic acid），已被證實能殺滅有脂肪酸外皮（Lipid coated）的病毒、細菌、念珠菌及真菌等。當病菌在體內繁殖時，需要新的建造材料。中短鏈脂肪酸由於和病菌的脂質細胞膜相似，很受它們「歡迎」，而被吸收運用，作為其外膜成份。但中短鏈脂肪酸分子較小，建造成的液態外膜軟弱無力，容易溶解，弄得病菌爆裂而死。人體細胞膜則更堅固複雜，絕不受影響。月桂酸能殺死有脂質胞膜的細菌，包括：幽門螺桿菌、金黃葡萄球菌、鏈球菌、肺炎衣原體、革蘭氏陽性菌等，亦可能有殲滅可引發愛滋病（HIV）、麻疹、疱疹、肉瘤、疣、鼻咽癌、肺炎、丙型肝炎、血癌等的病毒之效。6

早於1966年，著名密歇根州立大學（Michigan State University）的 Jon Kabara博士，在研究預防食品被病毒污染時，已經發現單月桂酯酸（Monolaurin），能殺滅帶脂質外皮的病毒，效應與其濃度成正比。

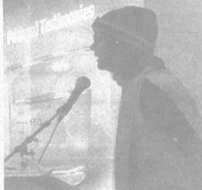

4. 有關國際椰油會議的報導

2005年5月，在菲律賓舉行的國際椰油會議上，發表椰青油藥用研究。其中一位化名Tom的病人講述他的經歷。他在中東工作時，染上愛滋病，病發得很快，西藥治療無效。幸好，在絕望中找到一線生機。2004年9月起，他每日將椰青油大量塗搽於身上皮膚，然後每日不間斷地食用6湯匙椰青油，他的病毒指數迅即下降，主診西醫對他的康復速度表示難以相信。綜合多個病例，病毒指數可從超過400,000Copies/ml，在大半年間跌至2,400Copies/ml，或低至量度不到的水平。大部份個案食用的只是3至3.5湯匙椰青油。

我近年推薦不少親朋和病人每天食用及塗抹椰青油，每日單喝2、3湯匙，或作沙拉油、拌米飯、塗麵包，各適其適。大部份人在開首數天，已感到有抗疲勞、溫暖和大便通暢之效，皮膚病如疣、主婦手、香港腳等亦有改善，更陸續聽聞瘦弱的增磅、肥胖的減肥等經驗。

綜合以上，說椰青油是神奇的寶物，一點也不為過。

Lim-Sylianco, et al. (1992, Dec). "A Comparison of Germ Cell Antigenotoxic Activity of Non-Dietary and Dietary Coconut Oil and Soybean Oil". *Phil J of Coconut Studies*. 2:1-5.

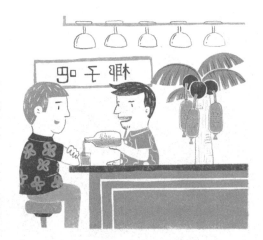

5.「初榨椰油是現今最新興的飲料。」

Chapter 2
糖和澱粉質的謬誤

CH.2

糖衣陷阱

在報章聽聞中國衛生部對國民的健康調查發現，全民普遍營養水平顯著提升。這是非常值得高興的事，代表我國進一步富強起來。但調查亦發現，很多退化性疾病，如肥胖、高血壓、冠心病、糖尿病及癌症個案，亦隨之急劇上升，重演60、70年代英美國家的情況。

退化性疾病急升，表面看來是人們吃得太多、營養太好的緣故，實質上是營養不均衡——有些太多，有些則太少的問題。那麼吃得太多的是什麼？大部份人，甚至西醫、營養師都會責難的，當然是脂肪類，如肥肉、牛油等，還有蛋白質，如紅肉、雞蛋等這些高脂、高膽固醇的食物。但實質上，上述的卻是最天然不過的食物。牲畜屠宰了後，就如蔬菜一樣，清洗煮熟便可以吃，和老祖宗吃的不兩樣。真正有大分別的，反而是要幾經精製加工的「白色」食物（澱粉質和糖類），如粉麵、飯、麵包、蛋糕、餅乾、糖果和汽水等。這些統統都是由白糖、白麵粉、白米等精製碳水化合物製造出來的。

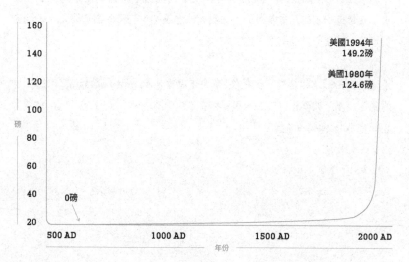

1. 美國人每年平均精製碳水化合物攝取量

剛過去的一個世紀，是人類歷史以來吃得最多精製碳水化合物，如白糖、白麵粉、白米（見圖1）的時間。我們的祖宗一直是吃水果及無精製穀物。每一粒未加工的糙米或大、小麥，它的外衣、胚芽都含豐富的維他命、礦物質、酵素、蛋白質、脂肪和纖維素,這些統統都是強身健體、有助身體發揮能量的營養。到19世紀末,人類才開始積極將原本複合的碳水化合物,如黑蔗原糖、有胚芽的全麥麵粉、糙米等,精製成這些白色的「食物」。碾磨精製的最初目的不是為了改進口感味道,實質是為了延長儲存期罷了。這些原先蘊含着豐富維他命、礦物質的完全食物,必會引來蟲蟻的垂涎。只要將其中有營養的部份去除,它就不為蟲類所蛀食,如此便延長了儲存期,利潤得以倍增。(小實驗:將一隻「穀牛」放入一小瓶「水晶米」內,不到兩星期牠便會餓死,因牠完全感應不到有可吃的食物存在,的確是一種「寧死不屈」的表現!)

在精製加工過程中,重要天然維他命及礦物質被肆意去除。試想想,身體好像一家工廠,當原料不斷運到,卻沒有工人去工作,「原料」不單無法轉化成製成品,亦會被運往倉庫堆存,令整間工廠不勝負荷。如此吃進去的食物不單無法提供充足營養,反而額外耗殆了體內僅存的營養素來將之消化處理,此舉進一步削弱身體機能。血脂高、血糖高、肥胖、血管硬化、細胞變異等等,都是必然的結果。

這些精製的碳水化合物,被稱為「空白卡路里」(Empty calories),即對身體毫無用處,如學生交白卷,只是堆在老師案頭,得不到任何分數。實質上它們被稱為「負營養」更貼切。

認識碳水化合物

碳水化合物或糖質是三大營養素之一,主要的元素包括碳(C)、氫(H)、氧(O)原子等。最小單位的糖質是單糖(Monosaccharide),兩個單糖連接一起形成雙糖類(Disaccharides),而數百至數千個結合構成的糖類就稱為多糖(Polysaccharides)。

單糖類食品的代表有葡萄糖(Glucose)、果糖(Fructose)、半乳糖(Galactose)等。葡萄糖是自然中最普遍存在的糖類,可以在果實、蜂蜜中找到豐富的葡萄糖,在血液中血糖(葡萄糖)約佔0.1%(4-6.5mmol/L,80-120mg/dl)。果糖則以蜂蜜含量最多,是糖類中最具強烈甜味的一種。果糖在腸道的吸收較慢,運往肝臟後會被轉化成葡萄糖及脂肪,因此果糖帶來的血糖水平波幅較少。半乳糖不是以單糖的方式存在，而是與其他糖類結合，包含於雙糖類或多糖類中。

當兩個單糖連接一起，便形成雙糖類。它屬於食品中重要的糖類，具代表性的是麥芽糖(Maltose)、蔗糖(Sucrose)、乳糖(Lactose)及澱粉質(Starch)。蔗糖由葡萄糖和果糖結合得來，是白砂糖的主要成份，是世界上被廣泛使用的甜味調味料。乳糖由葡萄糖和半乳糖結合而成，存在於哺乳類動物的乳汁，但很多成人對乳糖過敏，出現胃氣脹、腹瀉等乳糖不耐症(Lactose intolerance)的毛病。而在穀類、薯類所含的澱粉質則由兩個葡萄糖所組成。

多糖類是由數百至數千個單糖分子結合構成長鏈的糖類，形成植物組織枝架的纖維素(Cellulose)便屬此類，半纖維素(Hemicellulose)、果膠(Pectin)中也含有大量多糖。與反芻動物不同，我們缺乏消化酵素和細菌輔助，所以無法將纖維消化成單糖來吸收。但有些人的大腸中有某類益菌，能分解這些多糖，釋放出二氧化碳；有些人大腸的細菌卻分解令人尷尬的甲烷。

而寡糖類(Oligosacccharides, OS)則是分子聚合度2-10或12之糖類，其功能性亦介於單糖與多糖之間，且具有生理機能性。隨着分子量增加，此類糖之甜度會降低。寡糖的熱量等同於糖質與澱粉，具有利腸道益菌生存的特性，種類繁多，如棉子糖(Raffinose)、水蘇糖(Stachyose)、異麥芽糖(Isomalto-OS)、龍膽寡糖(Gentio-OS)、果寡糖(Fructo-OS)、木寡糖(Xylo-OS)、大豆寡糖(Soybean-OS)、乳蔗糖(Lactosucrose)及半乳寡糖(Galacto-OS)等。在豆類及豆莢類的是較短鏈的多糖類，就是水蘇糖及棉子糖；較長鏈的可在菊芋及海藻類找到。這些寡糖無代謝熱量，也不引起蛀牙，有調血脂及血糖、整腸健胃之效。另外，短鏈菊糖(Inulin)的性質類似果寡糖，有增強免疫力及輕度抗炎的藥效，就從治療高熱感冒常用的紫錐花分離出來。

進食澱粉質最終變脂肪

糖質會被完全分解成最小單位的單糖後，才被人體吸收。葡萄糖是結合成澱粉質的單糖，在咀嚼中，以唾液澱粉酶(Amylase)將之消化一部份，然後被送至胃部，跟着被送往十二指腸去。在十二指腸，由胰臟的胰澱粉酶(Pancreatic amylase)將麥芽糖、葡萄糖等再加以分解。蔗糖和乳糖則直接運往小腸。蔗糖位於小腸黏膜上皮細胞表面的絨毛膜上，會被一種稱為蔗糖酶(Surcrase)的消化酵素分解成果糖和葡萄糖；同時也讓黏膜上細胞所汲取，再進入毛細血管內的血液，經由門脈(Hepatic portal vein)被運往肝臟。

被吸收的單糖，即葡萄糖、果糖和半乳糖，大部份在肝臟被轉化成葡萄糖。這些血葡萄糖會被運送至各個組織細胞，若不被身體運用來製造更複雜如糖脂質的構造的話，便會在細胞的腺粒體(Mitochondria)的解糖系統(Krebs cycle)進一步分解。分解過程產生三磷酸腺苷(Adenosine triphosphate, ATP)的能量分子，糖最後代謝成為二氧化碳和水。在這些過程中，每克的糖質可以供給4,000卡路里能量。

由於在同一時間內，只有若干ATP的能量分子產生，或作短暫存儲。因此，肝臟或肌肉會將過剩的葡萄糖變成肝糖(Glycogen)，並將它們儲藏起來。縱使如此，肝糖的儲藏量極有限，不多於1至1.5克。再者，健康的人整個血液循環系統最多只可容納1茶匙的糖。因此，多餘的血糖會運往脂肪組織，轉變成飽和脂肪來長期積存。由此可見，你吃愈多碳水化合物或澱粉質，你的肝臟及脂肪組織便會儲起愈多脂肪。簡言之，進食澱粉質最終的產物便是脂肪！

曾經一度被宣傳成適合糖尿病人士食用的果糖，其害處比白糖有過之而無不及。現時超市售賣的甜食、汽水、果汁飲品等，都少用白糖來調味，反以更甜的高果糖粟米糖漿(High fructose corn syrup, HFCS)來增加甜度。

60年代，HFCS在日本發明，70年代中才打入美國等國際市場。因其價廉物「超甜」，即成精製食品商的至愛，尤其喜加入標榜低脂的食物中。葡萄糖可降低進食量，果糖卻相反，會大增食慾。[1] 它亦是「代謝綜合症」(Metabolic syndrome)、三高、肥胖、胰島素阻力症、心血管疾病，以及引發痛風的罪魁禍首。[2]

2004年，美國加州大學營養學系的科研文獻進一步證實果糖的害處。研究發現受試的12名女性實驗對象在喝下果糖液後，她們的胰島素及瘦體

1 Elsevier. (2009, March 26). "Fructose Metabolism By The Brain Increases Food Intake And Obesity, Review Suggests". *ScienceDaily*. Retrieved from: https://www.sciencedaily.com/releases/2009/03/090325091811.htm [Accessed 28 Sep 2017]

2 S. S. Elliott et al. (2002). "Fructose, Weight Gain, and the Insulin cer- Resistance Syndrome". *Am J Clin Nutr*.

76(5):911-22.
Lê KA, et al. (2006, Jul). "Metabolic effects of fructose". *Curr Opin Clin Nutr Metab Care.* 9(4):469-75.
Y. Rayssiguier et al. (2006). "High Fructose Consumption Combined with Low Dietary Magnesium Intake May Increase the Incidence of the Metabolic Syndrome by Inducing Inflammation". *Magnesium Research Journal.* 19(4):237-43.
K. Adeli and A. C. Rutledge. (2007). "Fructose and the Metabolics. Syndrome: Pathophysiology and Molecular Mechanisms". *Nutrition Reviews.* 65(6):S13-S23.
L. Tappy et al. (2010). "Metabolic Effects of Fructose and the Worldwide Increase in Obesity". *Physiological Reviews.* 90(1):23-46.

3 Teff KL, Elliott SS, et al. (2004, Jun). "Dietary Fructose Reduces Circulating Insulin and Leptin, Attenuates Postprandial Suppression of Ghrelin, and Increases Triglycerides in Women". *J Clin Endocrinol Metab.*89(6).2903-72.

4 Gary Taubes. (2011, Apr 13). "Is Sugar Toxic?". *The New York Times.* Retrieved from: http://www.nytimes.com/2011/04/17/magazine/mag-17Sugar-t.html [Accessed 28 Sep 2017]

5 L. Tappy et al. (2010). "Metabolic Effects of Fructose and the Worldwide Increase in Obesity". *Physiological Reviews.* 90(1):23-46.
M. Dirlewanger et al. (2000). "Effects of Fructose on Hepatic Glucose Metabolism in Humans". *American Journal of Physiology, Endocrinology, and Metabolism.* 279(4):E907-11.

素(Leptin)荷爾蒙水平遠低於喝葡萄糖液的對象,不能產生飽腹感,因只有增加胰島素和瘦體素水平,才令人有飽腹感覺;而她們的生長激素配體(Ghrelin)水平高於喝葡萄糖液的對象,產生出飢餓感來;其血脂水平亦出現急劇上升,並長時間高企。科學家得出結論:若經常飲用高果糖飲料,生長激素配體會提升,再加上胰島素及瘦體素荷爾蒙水平下降,帶來飢餓感,出現引發食慾、增肥的後果。3

另一方面,果糖和葡萄糖在體內有很不同的代謝方式。葡萄糖被吸收後,會從血液進入細胞,作為燃料;果糖卻先被送入肝臟細胞。在那裏,果糖幾乎立即被轉化成脂肪,即三酯酸甘油。加州大學三藩市分校教授Robert Lustig曾說:「當你進食果糖時,你不是在吃碳水化合物,你正在攝取脂肪。」果糖是肝臟積累脂肪的主因,久而久之,會出現稱為「非酒精引致肝脂肪變性」(Non-alcoholic hepatic steatosis) 的病症,即常聽到的「脂肪肝」病變。脂肪肝與胰島素抵抗症(Insulin resistance) 也有密切關係。研究胰島素抵抗的翹楚、耶魯大學醫學院的Varman Samuel教授,在《紐約時報》(*The New York Times*)的專訪說:「脂肪肝和胰島素抵抗之間的相關性非常強。當肝臟中沉積脂肪時,胰島素抵抗的毛病就開始了」。4

科研還證實,果糖有高7倍機會形成損傷動脈的晚期糖基化終產物(AGEs)。在瑞士進行的科研顯示,受試者每天攝取相等於8至10罐汽水的果糖量,會在數天內產生胰島素阻力症和使血脂的提升。5 因此水果要整個食用,盡量連皮一起吃,如此在攝取果糖的同時,也有大量纖維,減少了攝入吸收果糖的速度。切忌將水果榨汁飲用,因數個水果的果糖於一瞬間被喝下,與飲用高糖汽水無異。

人類不需要糖份

腦部、神經系統、紅血球、肌肉均被誤認為以葡萄糖作為基本能源。因此當血糖值下降時,數分鐘內身體就會喪失機能,所以血糖是生命必須的要素。但我們其實不需要吃糖,甚至大量碳水化合物,來維持足量的血糖。某些源遠流長的傳統民族,如北極愛斯基摩人(Eskimos,直譯原意是吃生肉的人),以及中世紀格陵蘭島的原居民,還有只靠捕獵為生的山區古印地安人等，都純粹以動物及其製品的蛋白質及脂肪維生。科學家檢驗他們的頭顱骨，發現他們全無蛀牙，而且牙齒齊全堅固。這都代表在全無碳水化合物及澱粉質一類的食物下，他們一生到老一直擁有強健的體魄。這是因為身體可利用脂肪、蛋白質等碳水化合物以外的營養合成為葡萄糖，我們稱之為主要在肝和腎進行的糖源異生過程(Gluconeogenesis)。

另一方面，脂肪本身一樣可代謝，產生細胞可用的能量。酮體(Ketones)就是脂肪代謝的正常產物，且可被氧化產生能量。著名哈佛大學教授Dr. George Cahill在實驗中發現，腦細胞代謝酮體比代謝葡萄糖來得更有效直接，歸納出酮體是腦細胞偏愛的能量，而非一直認為的葡萄糖。 6 其他科學家的研究亦不約而同地得出一樣的結果。

6 Cahill GF Jr, Aoki TT. (1970, Oct). "How metabolism affects clinical problems". Med Times. 98(10):106-22. Sokoloff L. (1973). "Metabolism of ketone bodies by the brain". Annu Rev Med. 24:271-80. Yeh YY, et al. (1985 Apr). "Preferential utilization of ketone bodies in the brain and lung of newborn rats". Fed Proc. 44(7):2352-8.

有趣的是，英國劍橋大學的科學家在2017年5月公佈一項科研，關於長期觀察15名尼泊爾雪巴人在高海拔地區的身體反應。尼泊爾雪巴人是珠穆朗瑪峰的官方指定登山嚮導。科研發現，他們除了肌肉特具伸縮力、肺容量特大，以及血壓偏低，令大腦血液供應充足外，所有雪巴人的細胞基因均帶有優先燃燒葡萄糖的傾向。他們還發現雪巴人的氧化脂肪(Lipid oxidation)水平較低。

肌肉有兩種獲取能量的方法，從糖類如葡萄糖獲取，或從燃燒脂肪，即氧化脂肪獲取。大多數時候，絕大部份在平地居住的人主要靠燃燒（氧化）脂肪來產生能量。這比較慢及耗氧量較多，但更持久，如燃燒大塊木頭一樣。不過在身體受壓力的時候，例如運動時，我們便轉為燃燒糖來迅速產生能量。但這不能持久，如燃燒乾草一樣。雪巴人的氧化脂肪水平較低，再次表明他們天賦異稟，能持久燃燒體內葡萄糖，因此耗氧量較少，在氧氣稀薄的高山環境下仍體力充足，可在山上大展身手。由此再次證實，普通城市人的身體器官、肌肉細胞，平時都以酮體來產生能量，並非無糖不可。 7

7 Horscroft, J et al. (2017, May 22). "Metabolic basis to Sherpa altitude adaptation". PNAS. doi: 10.1073/PNAS.1700527114

白色恐怖

血糖水平對身體運作非常重要，所以身體有一整套微調穩定血糖的機制，除了胰臟的胰島素外，還包括其他腺體，如腎上腺及甲狀腺荷爾蒙。當進食無精製、保留原本天然狀態的糖類澱粉質食物的同時，配合其他天然蛋白質、脂肪質的食物，經數小時它們便會被緩緩地消化。如此，糖份便會逐步被釋出，再吸收入血液內，不至引起血糖的急升及波動，身體狀況及情緒也是平衡穩定的。但當吃進的是白麵粉、白米、白糖等統稱為「三白」的精製碳水化合物，尤其在缺乏其他足量的蛋白質、脂肪質的配菜時，就會令血糖驟升。穩定血糖機制的警號立即響起，胰島腺及其他相關腺體被迫「吐」出各類荷爾蒙「迎戰」，才能令血糖在短時間內恢復至可接受水平。

8 Jenkins, D. J., Wolever, T. M., Taylor, R. H., et al. (1981). "Glycemic Index of Foods: A Physiological Basis For Carbohydrate Exchange". Am J Clin Nutr. 24:362-66.

1981年，David Jenkins博士在《美國臨床營養學期刊》(American Journal of Clinical Nutrition) 發表關於進食不同種類的碳水化合物後能使身體血糖增加的幅度，作為血糖增高指標(Glycemic indexes)（見圖2）。葡萄糖相對比率定為100，根據此與其他碳水化合物令血糖增加的程度作比較。但它不可作為唯一的餐膳指標。8

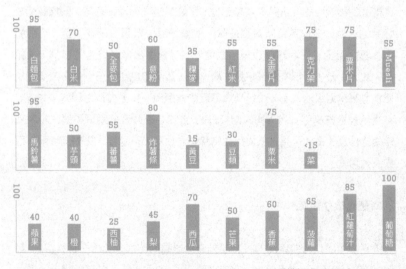

2.血糖增高指標 (Glycemic indexes)

要注意圖表裏的全麥麵包絕不是我們現時在超市、麵包店所買到的那些。這些店舖出售的所謂全麥麵包，實質上還是以白麵粉製造，只是加了些穀殼碎、色素的白麵包而已。再者，雖然大部份甜美的水果得分較低，但當它們被榨成鮮果汁時，因欠缺了纖維，血糖增加的程度會大增。你可在數十秒內一口喝下由2、3個水果榨成的果汁，卻不能於數十秒內進食那麼多水果。因此喝鮮果汁時，也要加一半以上的清水稀釋。若能不去皮地進食整個水果，當然來得更健康。每日吃數餐精製碳水化合物、澱粉質等「三白」，將前面講述的一幕重複上演，令穩定血糖機制的負責單位疲於奔命，再加上負營養的特性，進一步削弱用來滋養各相關臟腑的維他命、礦物質及酵素等重要營養素，使荷爾蒙系統逐步失衡，其他各種心理、生理、病理狀態，如各類退化性疾病、過敏、肥胖、酗酒、濫藥、抑鬱、學習及行為障礙，亦隨之浮現。

血糖經常性失衡，會出現血糖較正常水平過高或過低的現象。血糖經常過高是糖尿病(Diabetes mellitus)，而經常過低的是低血糖症(Hypoglycemia)。兩種病症同出一源，都是進食過多精製碳水化合物、澱粉質引致。糖尿病人活在失明、腳壞疽、心臟病中風的陰影下，縱使發明了胰島素注射液，不至於昏迷猝死，亦難逃各組織器官加速敗壞。低血糖症的人則經常出現嗜甜、飢餓、氣短乏力、手腳抖震、心悸、疲乏、頭痛眩暈等症狀。一個人在血糖低時會很危險，他會煩躁、緊張、頭腦不靈，容易犯罪，隨之產生怨恨等心理趨勢，嚴重者甚至會做出遺憾終生的事情，像搶劫、殺人、自殺。那些每餐無粥、粉、麵、飯、包點甜品不歡的，或認為不吃這些哪來力氣的人士，就是低血糖症的候選人。當低血糖出現時，你會不自覺地再進食高糖、高澱粉質的「三白」食物，來紓緩此體況不適，惡性循環隨之建立。由此可見，低血糖症純粹是高血糖的後遺症，正如海浪般，浪先高，再低。

高糖醣化破壞組織

無論患糖尿病或低血糖症的人，都有血糖過高的時候，此時一種有害的「醣化」(Glycosylation)現象會出現於很多重要的蛋白質、脂質結構上。體內蛋白質的組織結構本身有非常滑溜的特性，穿插細胞內外，擔當重要功用；但被醣化後就變得大而累贅、黏性強，阻礙正常操作。

這些變壞了的醣化蛋白質及脂質被身體用作建立組織結構時，便有嚴重的後果。過多的糖份會和紅血球、眼晶體、神經線外屑、微血管的蛋白質結合，使之出現結構性及功能上的受損，當中尤其在眼晶狀體的蛋白及神經線的外屑等，還有皮膚、筋腱及血管等的膠原質亦受破壞。相關併發症，如糖尿失明、肢端壞疽、中風及腎衰竭等，都是由這種「晚期糖基化終產物」（Advanced glycation end products, AGEs）所導致。這些惡果不只出現於糖尿病人身上，而是在任何吃精製糖、澱粉質的人體內。定期量度醣化血紅素（Glycosylated hemoglobin, HbA1c）最能反映糖尿病是否受控，以及各種併發症的危險程度。這指數顯示有多少被葡萄糖結合的蛋白質的水平。正常人通常有約5至6%的血紅素與糖份結合；如有中度血糖升高，會令HbA1c濃度提高至7至10%；而極高血糖會升至20%。紅血球的壽命約120日，因此HbA1c能量度先前2至4個月大致的平均血糖值。

9 Paton, J. (1933). *Brit Med J.* 1:738.

10 Fields, M. (1984). *Proc Soc Exp Biol Med.* 175:530-7. Howell, E., MD (1985). *Enzyme Nutrition.* Wayne, NJ: Avery Publishing. 88, 104.

11 Douglas, W. C., MD (1995, May). *Second Opinion.* GA: Atlanta. Vol V, No 5.

12 Yudkin, J. (1957). *The Lancet.* 11:155-62. Yudkin, J. and others (1986). *Annals of Nutrition and Metabolism.* 30(4):261-66. Yudkin, J. and others (1971). "Sugar: Chemical, Biological and Nutritional Aspects of Sucrose". Daniel Davey. Hartford, CT.

13 Lopez, A. (1966). *Am J Clin Nutr.* 18:149-53.

14 Ahrens, R. A. (1974, Apr). "Sucrose, Hypertension and Heart Disease an Historical Perspective". *Am J Clin Nutr.* 27(4):403-22. Lopez, A. (1966). *Am J Clin Nutr.* 18:149-53.

15 Szanto S, Yudkin J. (1969). "The effect of dietary sucrose on blood lipids, serum insulin, platelet adhesive-

其實糖的害處數十年來的科學證據確鑿。早於1933年，科研人員研究出進食的糖份增加，引致學童患多種疾病的比率上升；9 糖份，尤其是果糖，亦在動物實驗被研究出會縮短壽命；10 進食高糖份食物亦被發現是厭食症的元凶。11 另外，1950年，著名英國科學家約翰·尤德金（JohnYudkin）發表有力的數據，證明進食過多糖份，會引致下列種種毛病：大動脈出現游離脂肪酸、血液膽固醇上升、血脂上升、血小板凝結、胰島素水平上升、血液激素類固醇上升、胃酸度上升、胰臟萎縮，以及肝臟、腎上腺腫大。12 而很多科研亦指出，糖進食量與心臟病關係密切，往往比飽和脂肪的科研更明顯可信。13 上世紀60年代的科學家Lopez及70年代的Ahrens分別引證精製糖在引致冠心病的角色。14 既得利益者，如財雄勢大的食品加工企業，當然扭盡六王打壓這些科研，免得它們受到傳媒及公眾關注，損害企業的生財工具。這些垃圾食物製造商的生財工具，不是昂貴天然的動物油脂飽和脂肪，而是一本萬利的白砂糖、白麵粉，以及充滿反直脂肪的人造植物牛油。

60年代，尤德金大力質疑飽和脂肪和膽固醇是誘發心血管疾病機制的主要飲食因素。他引用流行病學和其他科研證據，認為精製糖（當時主要是蔗糖）才是最重要的罪魁禍首。隨後幾年，多個科研鞏固了食糖和心血管疾病之間的聯繫。現今科研已經證實，攝取大量的蔗糖或其他精製白糖，可能導致各種心血管疾病風險因素出現，包括三酯甘油、胰島素和尿酸血清水平的升高，血壓升高，血小板黏附增加，和降低高密度脂蛋白（HDL）水平。15 再者，於餵食動物，如兔子和猴子的實驗中，亦發現高糖飲食導致冠狀動脈和

主動脈粥樣硬化。在兔子實驗中可見，動脈粥樣硬化病變比由高膽固醇飲食引起的病變更嚴重。 16

哈佛大學受糖業賄賂

1965年，白糖工業界已意識到尤德金的工作對白糖銷售造成威脅，並且通過其「糖類研究基金會」（Sugar Research Foundation）展開一連串秘密行動，目的是要摧毀白糖與心血管疾病有關的證據。在2016年，《美國醫學會內科醫學期刊》（JAMA Internal Medicine）刊登了一篇揭露糖類研究基金會於60年代的內部文件記錄，證明基金會向當時知名科學家大量獻金，賄賂他們寫出偏頗的科研文獻，來淡化公眾對精製糖的負面形象。 17

前哈佛大學公共衛生學院營養學系主席Frederick Stare博士一直堅持看不出糖所含的卡路里與脂肪及蛋白質的卡路里有何分別。知情人士便會知道，糖果及相關食品企業每年給哈佛大學營養學系進貢龐大的捐款，利字當頭，當然要討某些人歡喜。在糖類研究基金會推波助瀾下，引申出1967年兩篇刊登在《新英倫醫學期刊》（New England Journal of Medicine）的評論文獻，標題為〈餐膳脂肪、碳水化合物和動脈粥樣硬化性血管疾病〉。 18 此影響深遠的文獻就是由Frederick Stare及哈佛兩位營養學教授幕後操刀。文獻中並沒有如實披露，他們接受了糖類研究基金會6,500美元（相當現時48,900美元）的獻金，來撰寫評論。

糖類研究基金會研究主任向其中一位作者發出的一封信表明，該基金會「特別關注」相關科研，並要重金資助，目的是為了應對那些針對白糖的負面資訊。主筆回覆說：「非常了解糖類研究基金會的關注，相關文獻的作者會盡力涵蓋這論題，發表的評論文獻全力抨擊攝取蔗糖會大大提升甘油三酯水平的研究。而反對的依據是，血液膽固醇水平才獲確立，是心血管疾病風險唯一合法的生物標誌物（Legitimate biomarker）。」該評論文獻還進一步否定，食用蔬菜或額外的脂肪來代替蔗糖能顯著改善血液膽固醇水平的科研。背後的理據竟是這些飲食干預措施無法在現實生活實行。該文獻同時淡化了攝入高糖量有較高的心血管疾病風險的觀察性研究，理由是流行病學證據不能證明其因果關係。

ness and body weight in human volunteers". *Postgrad Med J*. 45:602-607.
Israel KD, et al. (1983). "Serum uric acid, inorganic phosphorus, and glutamic-oxalacetic transaminase and blood pressure in carbohydrate-sensitive adults consuming three different levels of sucrose". *Ann Nutr Metab*. 27:425-35.

16 Murakami M. (1968). "Dietary sugar in the management of arteriosclerosis and hypertension". *Jpn J Med*. 7:114-5.
Nakai T. (1971). "Experimental studies on the pathogenesis of arteriosclerosis. The effect of high-carbohydrate and high-fat diets on the development of vascular lesions". *Jpn Circ J*. 35:419-23.
Murakami M. (1973). "Effect of sugar on atherosclerosis in nonhuman primates". *JpnCirc J*. 37:1033-8.

17 Kearns CE, et al. (2016). "Sugar industry and coronary heart disease research: a historical analysis of internal industry documents". *JAMA Intern Med*. 176:1680-5.

18 McGandy RB, et al. (1967). "Dietary fats, carbohydrates and atherosclerotic vascular disease". *N Engl J Med*. 277:186-192 contd.
McGandy RB, Hegsted DM, Stare FJ. (1967). "Dietary fats, carbohydrates and atherosclerotic vascular disease". *N Engl J Med*. 277:245-7 concl.

與其說該評論文章對反對蔗糖科研作出嚴厲批評,相反,文章無視種種反對膳食脂肪和膽固醇的研究理據上的錯漏。儘管之前指出,觀察性質的流行病學研究不能證明高糖量與心血管疾病的因果關係,文章卻引用了多個觀察性流行病學研究作為證據,支持冠心病是由膳食脂肪和膽固醇引起。兩篇文獻有這樣的結論:強而有力的證據表明,餐膳中的飽和脂肪和膽固醇,在引致心血管疾病的成因中,有着重要角色。至於指控白糖的證據,既不足又不夠實在云云。

當時,哈佛營養學系沒有因對白糖的偏好而失卻其在科學界的地位。反而著名的《預防》雜誌(*Prevention Magazine*)之專欄作家Carlton Fredericks,經常封Frederick Stare為「劍橋糖果之王」(Candy King of Cambridge)。他更對當時行將退休的Frederick Stare在營養領域的莫大貢獻予以肯定及推崇。無奈,這兩篇由糖業秘密行賄得來的評論文獻,推動及奠定了飽和脂肪和膽固醇,而不是糖,能誘發心血管疾病,以及之後種種謬誤。

回到現在,醫學界漸承認攝取飽和脂肪和膽固醇的重要,而它們對健康的重要性一直又被低估了。雖然主流建制派尚未普遍接受精製白糖是心血管疾病的關鍵因素,但眾多重要的科研證據已逐步反映這點。當然,製糖工業仍然會無所不用其極地壓制白糖對心血管有害這真相的流播。

19 DiNicolantonio JJ, Lucan SC. (2014). "The wrong white crystals: not salt but sugar as aetiological in hypertension and cardiometabolic disease". *BMJ Open Heart*. 1:e000167.

2014年,英國醫學期刊*Open Heart*就刊登了以〈錯怪了的白色晶粒:不是鹽,而是糖,才是高血壓和心血管代謝疾病的致病原〉("The wrong white crystals: not salt but sugar as aetiological in hypertension and cardiometabolic disease")為標題的回顧文獻。文獻寫道:「控制高血壓是公共衛生措施的重點。歷來調整飲食中的鈉質受重視,雖然減少鈉量策略的潛在益處備受質疑,但飲食中鈉的主要來源是工業加工食品已是無須爭論的事實。然而,加工食品也常常含高糖份,進食這些食品,可能與高血壓和心血管代謝疾病風險有更強而有力的直接相關。動物、人類流行病學研究和實驗的顯示,添加糖,特別是果糖,可能會提升血壓和血壓變異性,增加心速率和心肌耗氧量,並有助長炎症、胰島素抵抗(麻木),及更廣泛的代謝功能障礙。因此,減少進食加工食品的建議非常適當和可取,亦無容置疑。但該文獻申明的論點是,這個建議帶出的好處不在於鈉質,因它與血壓無甚相關，甚至與心血管風險有相反的關係，一切關鍵在於高度精製的碳水化合物。現在指導委員會是時候將焦點從鹽轉移到更加重要及相關的食品添加劑：糖。特別是在工業加工食品中，減少攝入添加的糖，特別是果糖，不僅有助於抑制高血壓病患率，還有助於解決與心血管代謝疾病有關的更廣泛問題。」[19]（而有關食鹽的謬誤，請看〈嫌鹽嫌疑〉一篇。）

「三白」乃萬病之源

除了心血管代謝疾病外，各種疾病、身體不適都與吃「三白」有關。翻查70年代的多份醫學文獻，均指出糖是腎病、肝病、短壽、多動症、不良行為、不能集中及暴力傾向的誘因。[20]「三白」等糖類滋養有害的真菌、霉菌、薰菌、念珠菌等，在腸道內散佈至氣道及全身器官組織。

在人類及動物科研中，均證實食糖量與癌症有直接關連，[21] 癌細胞依賴糖份才能生存。1931年諾貝爾醫學得主、德國科學家Otto Warburg發現，癌症腫瘤有別於正常健康組織，以不同的代謝方式獲取能量。癌細胞不斷進行無氧糖酵解（Anaerobic glycolysis），以糖份作原料分解成為乳酸（Lactic acid）。大量副產品乳酸會再被運至肝臟，而癌組織酸鹼值亦下降，呈現酸性。這發酵過程只產生2個三磷酸腺苷（ATP）分子，與正常細胞的帶氧糖代謝產生出的38個ATP分子相比，效率奇低。由此可見，癌細胞實質上荒廢耗殆着人體正常細胞的食糧，令病人疲乏不堪、消瘦和營養不良。因此，4成癌症患者致死的原因，實質是營養不良，或所謂的「癌症惡體質症」（Cachexia）。

現時醫學界用來偵測癌症的最先進「正子電腦掃描」（Positron emission tomography, PET Scan），就是注射帶放射性的雙脫氧葡萄糖（2-18Fluoro-2-deoxy-D-glucose），利用癌細胞搶奪糖份的特性，來作一次性掃描，除了腫瘤本身，還包括附近及全身淋巴結、肺、肝、骨骼等器官，成為目前評估癌瘤擴散最有效率及較準確的檢查。

其實，勸阻癌症病人戒食吃高糖份的「三白」等精製碳水化合物，改為進食如傳統北極愛斯基摩人的高脂、高蛋白質的天然食物，可能是有助抗癌的餐

[20] Beasley, J. D., MD, and Jerry, J. Swift, M. A. (1989). *The Kellogg Report.* Annandale-on-Hudson, NY: The Institute of Health Policy and Practice. 132. Yudkin, J., Dr. (1973). *Sweet & Dangerous.* NY: Bantam Books.

[21] Beasley, J. D., MD, and Jerry, J. Swift, M. A. (1989). *The Kellogg Report.* Annandale-on-Hudson, NY: The Institute of Health Policy and Practice. 129.

膳。一方面，這樣的餐膳支持全身正常細胞組織的健康運作及修復，因正常細胞可燃燒脂肪；另一方面，亦可杜絕癌細胞的唯一食糧，從而減慢癌細胞繁殖，甚至「餓死」它們。如此簡單的餐膳建議，卻甚少得到西醫學界重視。反而西藥廠專門售賣給病人所謂的高營養奶液罐頭，高糖份兼「甜殺人」。

癌細胞只吃澱粉糖不吃脂肪

傳統主流建制醫學界視癌症為一種遺傳性疾病。但Warburg發現，癌症確實是由細胞能量代謝的缺陷引起，主要與線粒體的功能有關，與基因突變無關。最近，波士頓大學生物學教授Thomas Seyfried博士，將前人的工作匯集在一起，着力研究，確定癌症為一種「代謝性疾病」（Metabolic disease），而不是「遺傳性疾病」（Genetic disease）的理論，並為之建立了強大的科學基礎。研究進一步顯示，基因突變只是線粒體能量代謝缺陷的「下游」（Downstream）作用。就如Seyfried所闡釋的，一旦細胞的呼吸機制（Respiration）被破壞，就需要癌基因的上調（Upregulation of oncogenes），以發酵代謝作為補償。致癌基因只是促成了該細胞由帶氧化代謝，轉成不帶氧的發酵代謝的「拯救」行動。因此，科研顯示，可以通過令細胞重新帶氧呼吸，來下調癌基因。

再者，當細胞呼吸系統受損，亦會產生大量的活性氧（Reactive oxygen species, ROS）及二次游離基，損害去醣核酸（DNA）蛋白質和胞膜內的脂質。活性氧也引起核基因組（Nuclear genome）中的突變。因此，基因突變是呼吸機制不良，和隨後的活性氧（ROS）過多產生的結果。 22

Seyfried出版了名為《癌症為代謝性疾病》（*Cancer as a Metabolic Disease*）的破格

22 Thomas N. Seyfried, et al. (2014, Mar). "Cancer as a metabolic disease: implications for novel therapeutics". *Carcinogenesis*. 35(3): 515-27.

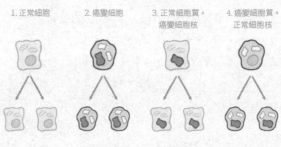

1. 正常細胞	2. 癌變細胞	3. 正常細胞質 + 癌變細胞核	4. 癌變細胞質 + 正常細胞核

正常細胞	癌變細胞	正常細胞	癌變細胞／死亡	3. 細胞核轉移實驗

著作。書中收錄了他經典的「細胞核轉移實驗」。當中主要涉及將癌瘤細胞核（Nuclei）移植到健康和正常的細胞質（Cytoplasm），即去取了細胞核，但仍有生成能量線粒體的細胞中。若假設癌症是胞核中的癌基因所驅動，令細胞生長失調，又或是基因出現突變，形成癌細胞的特徵時，那麼這些基因異常應該在新的細胞質中反映出來。但這與實驗結果不符。實驗觀察到的是，當癌細胞核轉移到健康細胞質中時，新的細胞質沒有變成癌細胞，依舊保持健康和正常，縱使它有的是癌細胞核。另一方面，當正常細胞核被轉移到癌細胞質（有線粒體缺陷）時，細胞就死亡或形成癌細胞（見圖3）。[23]

23 Thomas N. Seyfried. (2012). *Cancer as a Metabolic Disease: On the Origin, Management and Prevention of Cancer.* NY: John Wiley & Sons.

美國Baylor University的Benny Kaipparettu博士所做的科研，也提供了更多證據支持。當正常的線粒體被移植到癌細胞胞質中時，可導致癌細胞停止異常生長；所謂驅動癌症的癌基因，亦因此得到抑制（downregulated），並使細胞再次正常生長。

另一方面，當Kaipparettu將癌細胞中的線粒體轉移到生長得非常緩慢的癌細胞中時，該癌細胞就開始迅速生長。因此，Seyfried表明：「當所有這些實驗結合在一起時，便得出核基因突變不是驅動癌病因素的結論。」

「我認為這是重點：引發癌症的原因之一就是炎症。慢性高血糖能造成炎症。葡萄糖本身並不致癌，但葡萄糖量過高，使代謝紊亂，可能導致炎症，並可能對身體整體代謝造成一些干擾。」Seyfried說。他也表示，如果人們斷食（Fasting），血糖就會下降，胰島素水平也下降，身體便開始代謝脂肪。但脂肪酸只是當中一小部份，代謝過程中，主要成份是丙酮體（Ketones bodies）。它們是水溶性脂肪產物，容易進入細胞，並通過一系列步驟代謝成乙酰輔酶（Acetyl-CoA）。同時，這些步驟亦產生煙酰胺腺嘌呤二核苷酸（Nicotinamide adenine dinucleotide, NADH），在其為還原狀態（Reducing equivalent）時，它們亦使輔酶Q對（Coenzyme Q couple）保持氧化狀態。這非常重要，因為輔酶Q對實際上是活性氧首先產生的地方。Seyfried指出：「在抑制活性氧形成的角度上，丙酮是潔淨能源，特別是在血糖處於低水平時。但若你患有不受控的1型糖尿病時，丙酮及血糖均位於高水平，導致丙酮症酸中毒（Ketoacidosis），這卻是一個致命的情況。」

鑑別生酮飲食與糖尿丙酮酸症

大部份醫生及營養師一聽到身體產生丙酮，立即聯想到病態的丙酮症酸中毒。健康的生酮飲食（Nutritional ketosis），與病態的糖尿病丙酮症酸中毒（Diabetic ketoacidosis, DKA）絕不一樣。糖尿病丙酮症酸中毒是身體在沒有足夠胰島素的情況下，無法代謝處於極高水平的血糖，轉而生產出過量、超過25mmol/L的丙酮，令血液呈過度酸性，再加上極高的血糖，促使體液過份流失，礦物電解質失衡，導致昏迷以至死亡。而生酮飲食是以攝取高脂肪、適當蛋白質、低碳水化合物的飲食方式，促使肝臟燃燒脂肪，代謝出脂肪酸和丙酮。因幾近無澱粉質或糖份的攝取，出現不了高血糖的情況，體液不流失，礦物電解質亦平衡，而且丙酮只維持於1-5mmol/L的正常水平，務必要將之與糖尿病丙酮症酸中毒區別開來。

身體代謝丙酮時也會產生活性氧，只是沒有那麼多。這又帶出另一個關鍵。活性氧不僅是破壞物，也是細胞之間溝通的強力信號分子（Signaling molecules）。若一面倒地抑制它們，就會出現生物功能障礙。因此只需要將活性氧控制在最佳水平，所有溝通信號都可以發生，而不會造成損害，這就是代謝丙酮時的情況。當身體燃燒酮作為主要燃料時，活性氧生成就處於理想狀態和適中的水平。因此丙酮體被認為是比葡萄糖或脂肪酸更潔淨的能源。奈何，現時主流建制營養學界倡議的飲食以澱粉質為主，我們攝取過多加工穀物和糖，體內健康脂肪亦不足。

下定決心戒糖癮

戒糖果，不吃甜食、「三白」，在現今社會的流行飲食風氣下，無可否認真不容易，有時甚至覺得比戒除毒癮更難！不吃人造植物牛油、精製植物油，改為食用鮮牛油、椰油、橄欖油很容易，因後者味道其實更好。若真想吃點甜食，最健康的選擇就是有機種植、當時得令的成熟生果。而純正未經加熱處理的蜂蜜、未經甲醛處理過的楓葉糖漿、從有機蔗製出來的糖蜜（Molasses），因含有豐富的維他命及礦物質，都可偶爾用作製甜品。

為鼓勵大家立定決心戒除「糖」癮，最後再送你由以往嗜甜如命的Nancy Appleton博士講述如何「改過自新」的著作Lick The Sugar Habit中，從各大醫學文獻搜羅綜合出來的76項「糖衣陷阱」的可怖之處。愛吃甜品的人要細嚼其詞：

- 糖可抑制你的免疫系統，並且削弱你的防禦抗感染力。 [24]
- 糖擾亂體內礦物質的關係，引致鉻和銅的缺乏，以及阻擾鈣和鎂的吸收。 [25]
- 糖可導致腎上腺素的急劇上升、過度活躍、憂慮、集中力弱，使孩童任性不守行為。 [26]
- 糖，尤其是果糖，可導致總膽固醇量、血脂明顯上升，並且增加超低密度脂蛋白（VLDL）和降低高密度脂蛋白（HDL）膽固醇。 [27]
- 糖導致身體組織喪失彈性和正常功能 [28]
- 糖養活癌細胞，與乳癌、卵巢癌、攝護腺癌、直腸癌、胰腺癌、膽管癌、肺癌、膽囊癌及胃癌等的擴散發展有直接的關連。 [29]
- 糖可增加空腹血糖水平及導致易反應性低血糖症 [30]
- 糖可減弱視力 [31]
- 糖可造成許多腸胃問題，包括：消化不良，損害有腸道功能性病者的吸收能力，增加克隆氏症和潰瘍性腸炎的患病風險。 [32]
- 糖可能導致過早衰老 [33]
- 糖可能導致酗酒 [34]
- 糖能令你的唾液呈酸性，引致蛀牙和牙周病。 [35]
- 糖引致肥胖 [36]
- 糖可導致自身免疫的疾病，譬如：類風濕關節炎、哮喘、多元性硬化症。 [37]
- 糖令體內念珠菌、霉菌、真菌等滋長。 [38]
- 糖可導致膽結石 [39]
- 糖可導致盲腸炎 [40]
- 糖可能導致痔瘡 [41]
- 糖可能導致靜脈曲張 [42]
- 糖可令口服避孕藥女士的血糖和胰島素水平超標 [43]
- 糖能導致骨質疏鬆症 [44]
- 糖導致你的細胞對胰島素不靈敏，因而導致血液胰島素水平反常地高企，最終出現糖尿病。 [45]
- 糖可能降低你的維他命E水平 [46]
- 糖可能增加你血壓的收縮 [47]
- 糖可致孩童昏頭昏腦和缺乏精神活力 [48]
- 進食高糖份使體內蛋白質結構糖化，損壞其原有功能。 [49]
- 糖可阻礙蛋白質的吸收 [50]

24 Bernstein, J., et al. (1997). "Depression of Lymphocyte Transformation Following Oral Glucose Ingestion". Am J Clini Nutr. 30:613. Ringsdorf, W., Cheraskin, E. and Ramsay, R. (1976). "Sucrose, Neutrophilic Phagocytosis and Resistance to Disease". Dental Survey. 52(12):46-48. Sanchez, A., et al. (1973, Nov). "Role of Sugars in Human Neutrophilic Phagocytosis". Am J Clin Nutr. 261:1180-1184.

25 Couzy, F., et al. (1933). "Nutritional Implications of the Interaction Minerals". Progressive Food and Nutrition Science. 17:65-87. Fields, M., et al. (1983). "Effect of Copper Deficiency on Metabolism and Mortality in Rats Fed Sucrose or Starch Diets". Journal of Clinical Nutrition. 113:1335-1345. Kozlovsky, A., et al. (1986, Jun). "Effects of Diets High in Simple Sugars on Urinary Chromium Losses". Metabolism. 35:515-518. Lemann, J. (1976). "Evidence that Glucose Ingestion Inhibits Net Renal Tubular Reabsorption of Calcium and Magnesium". Journal of Clinical Nutrition. 70:236-245.

26 Goldman, J., et al. (1986). "Behavioral Effects of Sucrose on Preschool Children". Journal of Abnormal Child Psychology. 14(4):565-577. Jones, T. W., et al. (1995, Feb). "Enhanced Adrenomedullary Response and Increased Susceptibility to Neuroglygopenia: Mechanisms Underlying the Adverse Effect of Sugar Ingestion in Children". Journal of Pediatrics. 126:171-7.

27 Teff KL, et al. (2004, Jun). "Dietary Fructose Reduces Circulating Insulin and Leptin, Attenuates Postprandial Suppression of Ghrelin, and Increases Triglycerides

in Women". *J Clin Endocrinol Metab.* 89(6):2963-72.
Albrink, M. and Ullrich I. H. (1986). "Interaction of Dietary Sucrose and Fiber on Serum Lipids in Healthy Young Men Fed High Carbohydrate Diets". *Am J Clin Nutr.* 43(3):419-428.
Pamplona, R., et al. (1993, Mar). "Mechanisms of Glycation in Atherogenesis". *Med Hypotheses.* 40(3):174-81.
Lewis, G. F. and Steiner, G. (1996, Apr). "Acute Effects of Insulin in the Control of VLDL Production in Humans. Implications for The insulin-resistant State. Diabetes Care". 19(4):390-3R.
Pamplona, M. J., et al. (1990). "Mechanisms of Glycation in Atherogenesis". *Medical Hypotheses.* 40:174-181.
Reiser, S. (1985). "Effects of Dietary Sugars on Metabolic Risk Factors Associated with Heart Disease". *Nutritional Health.* 203-216.

28 Cerami, A., Vlassara, H. and Brownlee, M. (1987, May). "Glucose and Aging". *Scientific American.* 90.
Lee A. T. and Cerami A. (1992, Nov). "Role of Glycation in Aging. *Ann N Y Acad Sci.* 663:63-67.

29 Cornee, J., et al. (1995, Feb). "A Case-control Study of Gastric Cancer and Nutritional Factors in Marseille, France". *European Journal of Epidemiology.* 11(1):55-65.
De Stefani, E. (1998). "Dietary Sugar and Lung Cancer: a Case control Study in Uruguay". *Nutrition and Cancer.* 31(2):132-7.
Michaud, D. (2002, Sep 4). "Dietary Sugar, Glycemic Load and Pancreatic Cancer Risk in a Prospective Study". *J Natl Cancer Inst.* 94(17):1293-300.
Moerman, C. J., et al. (1993, Apr). "Dietary Sugar Intake in the Etiology of Biliary Tract Cancer". *International*

- 糖導致食物過敏 51
- 糖可導致妊娠血毒症 52
- 糖可令孩童生濕疹 53
- 糖可能導致動脈粥樣硬化和心血管疾病 54
- 糖可削弱你的DNA結構 55
- 糖能永久改變蛋白質結構，令蛋白質無法回復在體內應有的作用。56
- 糖能改變膠原結構，令你的皮膚更快衰老。57
- 糖可導致白內障和近視 58
- 糖可能導致肺氣腫 59
- 進食高糖可削弱許多生理系統的平衡 60
- 糖可降低酵素功能 61
- 患柏金遜症的人進食糖量比正常人較多 62
- 糖可令你的肝臟細胞分裂繁衍，令肝臟體積腫大，繼而增加肝臟的脂肪囤積，形成脂肪肝。63
- 糖可增加腎臟體積和導致腎臟病變，如腎結石。64
- 糖可損壞胰臟 65
- 糖可使體液積存，出現水腫。66
- 糖是腸臟正常蠕動的頭號敵人 67
- 糖可損害微絲血管的內層 68
- 糖可使筋腱更脆弱 69
- 糖可導致頭疼，包括偏頭痛。70
- 糖可降低學習能力，影響小學生的成績和令他們出現學習障礙。71
- 糖可導致在δ-delta、α-alpha及θ-theta的腦波，繼而影響你的思考能力。72
- 糖可能導致抑鬱症 73
- 糖可能增加你患痛風的風險 74
- 糖可能增加你患認知障礙症的風險 75
- 糖可能導致荷爾蒙失去平衡，譬如：男性的雌激素增多，令女性經前綜合症惡化和生長激素愈來愈少。76
- 糖可導致眩暈 77
- 高糖飲食會增加自由基和容易令組織氧化受損 78
- 高蔗糖飲食令周邊血管疾病患者的血小板凝聚增加 79
- 高糖餐膳令孕婦懷孕期不正常地縮短，容易出現嬰兒早產的情況。80

- 糖是一種致癮物質 81
- 糖與酒精相似，可令人昏醉。 82
- 給早產嬰兒糖份，可能影響他們的二氧化碳產量。 83
- 減少進食糖可穩定情緒 84
- 你的身體可將糖轉化成脂肪，較澱粉質多2至5倍。 85
- 糖可被迅速吸收，促進癡肥人士過度進食。 86
- 糖能使孩子缺乏注意力及令過度活躍症惡化 87
- 糖有害地影響尿液電解質含量，增加鈣質排泄誘發腎石形成。 88
- 糖可減慢你的腎上腺運作速度 89
- 糖有可能導致健康的人出現反常新陳代謝和加速退化慢性病 90
- 靜脈餵飼糖水可能切斷腦部氧氣供應 91
- 糖增加你患小兒痲痺症的風險 92
- 進食高糖可導致癲癇的痙攣 93
- 糖導致肥胖人士血壓高 94
- 在深切治療病房裏，限制糖份吸收可救活更多生命。 95
- 糖也許導致細胞死亡 96
- 在青少年懲教營，當孩子接受低糖飲食時，反社會不良行為大減44%。 97
- 糖令新生嬰兒脫水 98
- 糖可導致牙齦炎 99

Journal of Epidemiology. 2(2):207-214.
Rothkopf, M. (1990 Jul-Aug). "Fuel utilization in neoplastic disease: implications for the use of nutritional support in cancer patients". Nutrition. 6(4):14S-16S.
The Edell Health Letter. (1991, Sep). 7:1.
Takahashi, E. (1982, Oct). "Tohoku University School of Medicine, Wholistic Health Digest". 41:00. Quillin, P. (2000, Apr). "Cancer's Sweet Tooth". Nutrition Science News.

30 Dufty, W. (1975). Sugar Blues. New York: Warner Books. Kelsay, J., et al. (1974). "Diets High in Glucose or Sucrose and Young Women". Am J Clin Nutr. 27:926-936. Thomas, B. J., et al. (1983). "Relation of Habitual Diet to Fasting Plasma Insulin Concentration and the Insulin Response to Oral Glucose". Human Nutrition Clinical Nutrition. 36C(1):49-51.

31 Acta Ophthalmologica Scandinavica. (2002, Mar). 48;25. Taub, H. ed. (1986, May). "Sugar Weakens Eyesight". VM Newsletter. 06:00.

32 Cornee, J., et al. (1995, Feb). "A Case-control Study of Gastric Cancer and Nutritional Factors in Marseille, France". European Journal of Epidemiology. 11(1):55-65. Dufty, W. (1975). Sugar Blues. New York: Warner Books.Yudkin, J. (1974). Sweet and Dangerous. New York: Bantam Books. 129. Jones, T. W., et al. (1995, Feb). "Enhanced Adrenomedullary Response and Increased Susceptibility to Neuroglygopenia: Mechanisms Underlying the Adverse Effect of Sugar Ingestion in Children". Journal of Pediatrics. 126:171-7. Persson, P. G., Ahlbom, A. and Hellers, G. (1992). Epidemiology. 3:47-52.

33 Lee A. T. and Cerami A. (1992, Nov). "Role of Glycation in Aging. *Ann N Y Acad Sci*. 663:63-67.

34 Abrahamson, E. and Peget. (1977). *A. Body, Mind and Sugar*. New York: Avon.

35 Appleton, N. (1989). *Healthy Bones*. New York: Avery Penguin Putnam. Glinsmann, W., Irausquin, H. and K. Youngmee. (1986). "Evaluation of Health Aspects of Sugar Contained in Carbohydrate Sweeteners". *F. D. A. Report of Sugars Task Force*. 39:36-38. Makinen, K. K., et al. (1998). "A Descriptive Report of the Effects of a 16-month Xylitol Chewing-gum Programme Subsequent to a 40-month Sucrose Gum Programme". *Caries Research*. 32(2):107-12.

36 Keen, H., et al. (1989). "Nutrient Intake, Adiposity, and Diabetes". *Brit Med J*. 1:00 655-658.

37 Cheng, J., et al. (2002, Aug). "Preliminary Clinical Study on the Correlation Between Allergic Rhinitis and Food Factors". *Lin Chuang Er Bi Yan Hou Ke Za Zhi*. 16(8):393-396. Darlington, L., Ramsey, N. W. and Mansfield, J. R. (1986, Feb). "Placebo Controlled, Blind Study of Dietary Manipulation Therapy in Rheumatoid Arthritis". *The Lancet*. 8475(1):236-238. Erlander, S. (1979, Mar 3). "The Cause and Cure of Multiple Sclerosis, The Disease to End Disease". 1(3):59-63. Powers, L. (1985, Feb 12). "Sensitivity: You React to What You Eat". *Los Angeles Times*.

38 Crook, W. J. (1984). *The Yeast Connection*. TN: Professional Books.

39 Heaton, K. (1984, Apr 14). "The Sweet Road to Gallstones". *Brit Med J*. 288:00:00 1103-1104. Misciagna, G., et al. (1999). *Am J Clin Nutr*. 69:120-126.

40 Cleave, T. (1974). *The Saccharine Disease*. New Canaan, CT: Keats Publishing.

41 Ibid.

42 Cleave, T. and Campbell, G., Diabetes. (1960). *Coronary Thrombosis and the Saccharine Disease*. Bristol, England: John Wright and Sons.

43 Behall, K. (1982). "Influence of Estrogen Content of Oral Contraceptives and Consumption of Sucrose on Blood Parameters". *Disease Abstracts International*. 431-437.

44 Tjderhane, L. and Larmas, M. (1998). "A High Sucrose Diet Decreases the Mechanical Strength of Bones in Growing Rats". *Journal of Nutrition*. 128:1807-1810.

45 Beck-Nielsen, H., Pedersen, O. and Schwartz, S. (1978). "Effects of Diet on the Cellular Insulin Binding and the Insulin Sensitivity in Young Healthy Subjects". *Diabetes*. 15:289-296. Reiser, S., et al. (1986). "Effects of Sugars on Indices on Glucose Tolerance in Humans". *Am J Clin Nutr*. 43:151-159. "Sucrose Induces Diabetes in Cat". (1974). *Federal Protocol*. 6(97).

46 *Journal of Clinical Endocrinology and Metabolism*. (2000, Aug).

47 Hodges, R., and Rebello, T. (1983). "Carbohydrates and Blood Pressure". *Annals of Internal Medicine*. 98:838-841.

48 Behar, D., et al. (1984). "Sugar Challenge Testing with Children Considered Behaviorally Sugar Reactive". *Nutritional Behavior*. 1:277-288.

49 Furth, A. and Harding, J. (1989, Sep 23). "Why Sugar Is Bad For You". *New Scientist*. 44.

50 Simmons, J. (1990, Jun). "Is The Sand of Time Sugar?" *Longevity*. 00:00 49-53.

51 Appleton, N. (1988). *Lick the Sugar Habit*. New York: Avery Penguin Putnam.

52 Cleave, T. (1974). *The Saccharine Disease*. New Canaan Ct: Keats Publishing, Inc. 131.

53 Ibid. 132.

54 Pamplona, R., et al. (1990). "Mechanisms of Glycation in Atherogenesis". *Medical Hypotheses*. 00.00:174-181. Tominaga, M., et al. (1999). "Impaired Glucose Tolerance Is a Risk Factor for Cardiovascular Disease, but Not Fasting Glucose". *Diabetes Care*. 2(6):920-924. Vaccaro, O., Ruth, K. J. and Stamler, J. (1992, Oct 15). "Relationship of Postload Plasma Glucose to Mortality with 19 yr Follow up". *Diabetes Care*. 10:328-334.

55 Lee, A. T. and Cerami, A. (1990). "Modifications of Proteins and Nucleic Acids by Reducing Sugars: Possible Role in Aging". *Handbook of the Biology of Aging*. New York: Academic Press.

56 Cerami, A., Vlassara, H. and Brownlee, M. (1987, May). "Glucose and Aging". *Scientific American*. 00:00 90. Monnier, V. M. (1990). "Nonenzymatic Glycosylation, the Maillard Reaction and the Aging Process". *Journal of Gerontology*. 45(4):105-110.

57 Dyer, D. G., et al. (1993). "Accumulation of Maillard Reaction Products in Skin Collagen in Diabetes and Aging". *Journal of Clinical Investigation*. 93(6):421-22.

58 Goulart,F.S. (1991, Mar-Apr). "Are You Sugar Smart?" *American Fitness*. 00:00 34-38. Veromann, S., et al. (2003, Jul-Aug). "Dietary Sugar and Salt Represent Real Risk Factors for Cataract Development". *Ophthalmologica*. 217(4):302-307.

59 Monnier, V. M. (1990). "Nonenzymatic Glycosylation, the Maillard Reaction and the Aging Process". *Journal of Gerontology*. 45(4):105-110.

60 Ceriello, A. (2000, Feb). "Oxidative Stress and Glycemic Regulation". *Metabolism*. 49(2 Suppl 1):27-29.

61 Appleton, N. (1988). *Lick the Sugar Habit*. New York: Avery Penguin Putnam.

62 Hellenbrand, W. (1996, Sep). "Diet and Parkinson's Disease. A Possible Role for the Past Intake of Specific Nutrients. Results from a Self-administered Food-frequency Questionnaire in a Case-control Study". *Neurology*. 47(3):644-650.

63 Goulart,F.S. (1991, Mar-Apr). "Are You Sugar Smart?" *American Fitness*. 00:00 34-38.

64 Blacklock, N. J. (1987). "Sucrose and Idiopathic Renal Stone". *Nutrition and Health*. 5(1-2):9. Curhan, G., et al. (1998, Apr). "Beverage Use and Risk for

Kidney Stones in Women".
Annals of Internal Medicine.
128(7):534-340.
Yudkin, J., Kang, S. and
Bruckdorfer, K. (1980, Nov
22). "Effects of High Dietary
Sugar". *Brit Med J.* 1396.

65 Goulart,F.S. (1991, Mar-
Apr). "Are You Sugar Smart?"
American Fitness. 00:00
34-38.

66 Ibid. "Fluid Retention".

67 Ibid. "Bowel Movement".

68 Ibid. "Compromise the
Lining of the Capillaries".

69 Nash, J. (1992, Jan).
"Health Contenders". *Es-
sence.* 23:0079-81.

70 Grand, E. (1979). "Food
Allergies and Migraine". *The
Lancet.* 1:955-959.

71 Molteni, R, et al. (2002).
"A High-fat, Refined Sugar
Diet Reduces Hippocampal
Brain-derived Neurotrophic
Factor, Neuronal Plasticity,
and Learning". *NeuroScience.*
112(4):803-814.
Schauss, A. (1981). *Diet,
Crime and Delinquency.*
Berkley Ca: Parker House.

72 Christensen, L. (1991,
Mar). "The Role of Caffeine
and Sugar in Depression".
Nutrition Report. 9(3):17-24.

73 Ibid. 44.

74 Yudkin, J. (1974). *Sweet
and Dangerous.* New York:
Bantam Books. 129.

75 Frey, J. (2001). "Is There
Sugar in the Alzheimer's Dis-
ease?" *Annales De Biologie
Clinique.* 59(3):253-257.

76 Gardner, L. and Reiser, S.
(1982). "Effects of Dietary
Carbohydrate on Fasting
Levels of Human Growth
Hormone and Cortisol". *Pro-*

*ceedings of the Society for
Experimental Biology and
Medicine.* 169:36-40.
The Edell Health Letter.
(1991, Sep). 7:1.
Yudkin, J. (1987). "Metabolic
Changes Induced by Sugar in
Relation to Coronary Heart
Disease and Diabetes". *Nutri-
tion and Health.* 5(1-2):5-8.
Yudkin, J. and Eisa, O. (1988).
"Dietary Sucrose and Oestra-
diol Concentration in Young
Men". *Annals of Nutrition
and Metabolism.* 32(2):53-55.

77 *Journal of Advanced Med-
icine.* (1994). 7(1):51-58.

78 Ceriello, A. (2000, Feb).
"Oxidative Stress and Glyce-
mic Regulation". *Metabolism.*
49(2 Suppl 1):27-29.

79 *Postgraduate Medicine.*
(1969, Sep). 45:602-07.

80 Lenders, C. M. (1997, Jun).
"Gestational Age and Infant
Size at Birth Are Associated
with Dietary Intake among
Pregnant Adolescents". *Jour-
nal of Nutrition.* 1113-1117.

81 "Sugar, White Flour
Withdrawal Produces Chemi-
cal Response". (1992, Jul).
Addiction Letter. 8(7):04.
Colantuoni, C., et al. (2002,
Jun). "Evidence That Inter-
mittent, Excessive Sugar
Intake Causes Endogenous
Opioid Dependence". *Obes
Res.* 10(6):478-488.

82 Ibid.

83 Sunehag, A. L., et al.
(1999). "Gluconeogenesis
in Very Low Birth Weight
Infants Receiving Total Par-
enteral Nutrition". *Diabetes.*
48(4):791-800.

84 Christensen, L., et al.
(1985). "Impact of a Dietary
Change on Emotional Dis-
tress". *Journal of Abnormal
Psychology.* 94(4):565-79.

85 "Fall 85 Changes Sugar
into Fat Faster Than Fat".
Nutrition Health Review.

86 Ludwig, D. S., et al. (1999,
Mar). "High Glycemic Index
Foods, Overeating and Obesi-
ty". *Pediatrics.* 103(3):26-32.

87 Berdonces, J. L. (2001,
Jan). "Attention Deficit and
Infantile Hyperactivity". *Rev
Enferm.* 4(1):11-4.
Pediatrics Research. (1995).
38(4):539-542.

88 Blacklock, N. J. (1987).
"Sucrose and Idiopathic Re-
nal Stone". *Nutrition Health.*
5(1-2):9-17.

89 Lechin, F., et al. (1992).
"Effects of an Oral Glucose
Load on Plasma Neurotrans-
mitters in Humans". *Neuro-
phychobiology.* 26(1-2):4-11.

90 Fields, M. (1998, Aug).
*Journal of the American Col-
lege of Nutrition.* 17(4):317-
321.

91 Arieff, A. I. (1986, Jun 12).
"IVs of Sugar Water can Cut
Off Oxygen to the Brain".
Veterans Administration
Medical Center in San Fran-
cisco. San Jose Mercury.

92 Sandler, B. P. (1951). *Diet
Prevents Polio.* Milwaukee,
WI: The Lee Foundation for
for Nutritional Research.

93 Murphy, P. (2001, May).
"The Role of Sugar in Epilep-
tic Seizures". *Townsend Let-
ter for Doctors and Patients.*
1462 West 5th Ave., Eugene,
Oregon 97402.

94 Stern, N. & Tuck, M.
(2000). "Pathogenesis of
Hypertension in Diabetes
Mellitus". *Diabetes Mellitus,
a Fundamental and Clinical
Test.* 2nd Edition. Philadel-
phia, A: Lippincott Williams
& Wilkins. 943-957.

95 Christansen, D. (2001,
Jun 30). "Critical Care: Sugar
Limit Saves Lives". *Science
News.* 159:404.

96 Donnini, D. et al. (1996,
Feb 15). "Glucose May Induce
Cell Death through a Free
Radical-mediated Mecha-
nism". *Biochem Biohhys Res
Commun.* 219(2):412-417.

97 Schoenthaler, S. (1983).
"The Los Angeles Probation
Department Diet-Behavior
Program: Am Empirical
Analysis of Six Institutional
Settings". *Int J Biosocial. Res*
5(2):88-89.

98 Sunehag A. L., et al. (1999
Apr). "Gluconeogenesis
in Very Low Birth Weight
Infants Receiving Total Par-
enteral Nutrition". *Diabetes.*
48(4):791-800.

99 Glinsmann, W., et al.
(1986). "Evaluation of Health
Aspects of Sugar Contained
in Carbohydrate Sweeten-
ers". *FDA Report of Sugars
Task Force.* 39-123.
Yudkin, J. and Eisa, O. (1988).
"Dietary Sucrose and Oestra-
diol Concentration in Young
Men". *Annals of Nutrition
and Metabolism.* 32(2):53-5.

致肥元凶

翻開報章、雜誌，你必定找到與減肥、纖體有關的廣告夾雜其中，亦必定看到令你食指大動，圖文並茂的美食、「抵食」推介。城市人如何在享受美食之餘，又保持苗條身段，的確是不簡單的問題。

如何控制體重、減肥瘦身，甚至進食哪些食物較易致肥等等的問題，仍然是全球醫學界爭論不休的熱門話題。試試環顧周圍，你不難發現有些朋友「食極都唔肥」，而你自己就可能「飲啖水都肥」！人體的構造及運作非常複雜，醫學家還在逐步探索，不斷反思，專業醫生也未有定論，如果你還把持着從某營養師處學來的那套計算卡路里的方程式來減肥，視人體為一部燃燒食物的機器的話，實在太看輕造物主的傑作了，too naive！數十年前，約翰·尤德金（John Yudkin）教授的科研已顯示出，那些容易肥胖、有家族性糖尿病史的人士、已有低血糖症狀的人，以及後天的2型糖尿病人，進食同等卡路里的碳水化合物，能比無此情況的人士增肥達3倍。

1 Albrink, M. and Ullrich, I. H. (1986). "Interaction of Dietary Sucrose and Fiber on Serum Lipids in Healthy Young Men Fed High Carbohydrate Diets". *Am J Clin Nutr.* 43:419-428.
Cornee, J., et al. (1995). "A Case-control Study of Gastric Cancer and Nutritional Factors in Marseille, France". *European Journal of Epidemiology.* 11:55-65.
De Stefani, E. (1998). "Dietary Sugar and Lung Cancer: a Case control Study in Uruguay". *Nutrition and Cancer.* 31(2):132-7.
Lewis, G. F. and Steiner, G. (1996, Apr). "Acute Effects of Insulin in the Control of Vldl Production in Humans. Implications for the Insulin-resistant State". *Diabetes Care.* 19(4):390-3.
Michaud, D. (2002, Sep 4). "Dietary Sugar, Glycemic Load, and Pancreatic Cancer Risk in a Prospective Study". *J Natl Cancer Inst.* 94(17):1293-300.
Moerman, C. J., et al. (1993, Apr). "Dietary Sugar Intake

由西醫體系訓練出來的營養師一直宣傳的金字塔式飲食，近10年逐步被不斷湧現的新科研所推翻。這金字塔底部，即佔每餐60至70%的碳水化合物中，包括粉麵飯等澱粉質、高糖份食物，已被逐步引證是導致高血脂、肥胖、糖尿病、心血管疾病，甚至癌症的主因，而不是眾矢之的的肉類脂肪。[1]

1. 「我過重？你在說什麼？我遵從食物金字塔去吃每一餐。我現在體形都長得跟金字塔一樣了。」

大多營養師忽略的基本生理事實，就是澱粉質其實與糖份無異。澱粉質被消化成為糖份後，會被快速吸收，繼而轉化成脂肪囤積起來。反觀脂肪消化需時，緩慢兼效率低，致肥速度遠遜澱粉質。相信大家身邊都有不少割除了膽囊仍繼續肥胖的朋友。人沒有了膽囊，消化吸收脂肪的能力便大大減退，可見令他們繼續肥胖的不是進食的脂肪，而是澱粉質。大家也應曾聽過，香港有營養師竟指出即食麵之所以能致肥，就是因其內含棕櫚油成份。但大家都吃過即食麵，一看便知道澱粉質多於一切。這些營養師硬要將致肥的責任歸咎給脂肪，反映他們完全漠視澱粉質也可在體內快速致肥的生理事實。

低脂不健康

2003年4月8日，美國心臟專家阿特金斯（Robert Atkins）上班途中，在紐約中央公園雪地滑倒，後腦爆裂出血，送往醫院的途中已昏迷，再感染病毒，9天之後，意外去世，享年72歲。這裏要強調，他不是如坊間惡意造謠，說他因心臟病猝死。這位在過往30年以一敵萬、力排眾議、挑戰權威，提倡「食肉減肥」的專家，是首先指出高澱粉質飲食謬誤的醫學先鋒。「食肉減肥」主要是低澱粉質、低糖份，高脂、高蛋白質，同時要多吃蔬菜，絕不是如坊間營養師把「食肉減肥」扭曲成「多肉少菜」的說法。蔬菜指的是大量綠葉蔬菜，而不是馬鈴薯、紅薯、南瓜、芋頭、玉米等高澱粉質的「蔬菜」。在未需要到「生酮飲食」的程度時，吃清甜高纖的生果，如蘋果、梨子也可，果汁就一定要避免。

阿特金斯所提倡的理論近年才受到不少名牌醫學教授重視，更不斷受關注。哈佛大學營養學系主任Walter Willett教授完成一項有30萬人參與、耗資超過10億美元的長期研究後，指出「低脂肪飲食是健康的飲食」的說法，這卻與他的科研結果完全相反。著名的《美國臨床營養學期刊》（American Journal of Clinical Nutrition）回顧了近年所有探討飽和脂肪的科研，以下就是美國加州大學食物科學及科技系（UC Dept. of Food Science and Technology）的科研人員得出的結果：

- 在分析以往50年，探究進食飽和脂肪與心臟健康兩者關連的科研後，發現低脂飲食較健康及較能延長壽命是無科學根據的。
- 近年所有關於飽和脂肪與心血管疾病及血管硬化關係的科研結果，均是「無法下定論或甚至剛剛相反」。

in the Etiology of Biliary Tract Cancer". *International Journal of Epidemiology*. 2(2):207-214.
Pamplona, R., et al. (1993, Mar). "Mechanisms of Glycation in Atherogenesis". *Med Hypotheses*. 40(3):174-81.
Scanto, S. and Yudkin, J. (1969). "The Effect of Dietary Sucrose on Blood Lipids, Serum Insulin, Platelet Adhesiveness and Body Weight in Human Volunteers". *Postgraduate Medicine Journal*. 45:602-607.
Pamplona, R., M. J., et al. (1990). "Mechanisms of Glycation in Atherogenesis". *Medical Hypotheses*. 40:174-181.
Quillin, P. (2000, Apr). "Cancer's Sweet Tooth". *Nutrition Science News*.
Reiser, S. (1985). "Effects of Dietary Sugars on Metabolic Risk Factors Associated with Heart Disease". *Nutritional Health*. 203-216.
Rothkopf, M. (1990, Jul-Aug). *Nutrition*. 6(4).
The Edell Health Letter. (1991, Sep). 7:1.

- 指「進食飽和脂肪能導致心臟病」的人，完全漠視或忽略了很多確實的定論，及已被證實能誘發心臟病的常見因素，例如：進食高血糖指數的碳水化合物（白米、麵包等）、吸煙、過肥、糖尿病、家族心臟病史、高半胱胺酸水平、高C反應蛋白、缺乏運動、氧化壓力及高血壓等。
- 戒食飽和脂肪未能降低冠心病患率或總死亡率
- 全身組織都需要脂肪酸，亦絕無確實證據指出低脂飲食可防止肥胖及心血管疾病的出現。

吃肉加低澱粉質　減肥最有效

2 Gardner, C.D., et al. (2007, Mar 7). "Comparison of the Atkins, Zone, Ornish, and LEARN Diets for Change in Weight and Related Risk Factors among Overweight Premenopausal Women". *Journal of the American Medical Association*. 297: 969-977.

另外，2007年3月在《美國醫學會雜誌》（*The Journal of the American Medical Association, JAMA*）發表的科研，進一步證實高脂、高蛋白質、極低碳水化合物的餐膳，比起低脂、低蛋白質、高碳水化合物的餐膳，更能有效減肥。這科研在著名的史丹福大學醫學院進行，以311個平均年齡為41歲的癡肥女性作對象，分別予以4種不同的餐膳，即阿特金斯食肉減肥法、低澱粉質分區飲食法（Zone diet）減肥法、高澱粉質（Ornish diet）減肥法、LEARN低脂高澱粉質減肥法，作為期一年的比較。結果發現，相比Zone（1.6公斤，3.5磅）、LEARN（2.2公斤，5.7磅）及Ornish（2.6公斤，4.8磅），阿特金斯的減肥效果最顯著（4.7公斤，10.4磅）。更重要的是，該科研首席研究員Christopher Gardner指出，在進行食肉減肥法2個月後及6個月後，給有關代謝風險因素帶來更有利的改變。食肉減肥法經常遭誣衊，被指會令血脂提升至阻塞血管，於此科研亦被推翻，因在整年的血脂檢測中，該組受試者並無任何不良的轉變。 2

科學家在2017年7月，刊登於營養期刊Nutrients的文獻，再次對各種流行減肥飲食方法進行綜述研究，結果亦相同：高脂、高蛋白質、極低碳水化合物的阿特金斯飲食法再次勝出，減肥最有效。此科研回顧了當前流行的減肥飲食法，以其對超重和癡肥成人，少於6個月的短期和多於一年的長期減肥效果的證據基礎。科研根據2016年U.S. News & World Report Rankings的「最佳減肥飲食法」（Best Weight-Loss Diets）的報告排名，選出所有不涉及具體熱量攝取限制的目標，無須食用代餐及某種補充品和不是低熱量的飲食方法，通過多個文獻數據庫進行搜索，確定合符上述要求的分別有7種減肥飲食法：

1. 阿特金斯食肉減肥法
2. 停止高血壓的飲食方法（Dietary Approaches to Stop Hypertension, DASH diet）
3. 升糖指數（Glycemic-Index）
4. 地中海飲食法（Mediterranean diet）
5. 高澱粉質減肥法
6. 舊石器時代式飲食（Paleolithic diet）
7. 蛋白質30%、澱粉質40%、脂肪30%的分區飲食法

在全面審查評定後，阿特金斯食肉減肥法在臨床上，無論在短期少於6個月和長期多於一年的組別均明顯可見體重減輕。其他飲食法不排除亦有減肥效果，但因欠足夠科研實證，無從判斷。[3]

3 Anton SD, et al. (2017, Jul 31). "Effects of Popular Diets without Specific Calorie Targets on Weight Loss Outcomes: Systematic Review of Findings from Clinical Trials". *Nutrients.* 9(8).

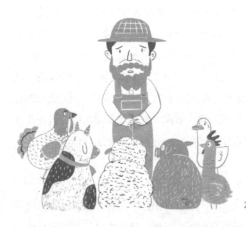

2. 「這次慘了，阿特金斯飲食法又復活了。」

低澱粉質是減肥不是減水

請注意，科研的標準是真正的體重及脂肪含量，並不是體內的水份。很多從來未翻閱過醫學文獻的營養師，瞎指若不依從主流倡議的低脂、低蛋白質減肥法，哪怕真的收效，也只是減去身體的水份，確是另一營養謬誤，貽笑大

方。除非患病，如血糖失控，服用利尿西藥，處於長期缺水飢渴狀態，或婦女生理周期積水之後等，否則體內水份是平穩的，不會過份流失，至長時間體重顯著減輕。

高脂、低澱粉質飲食不單可減肥，更可改善體質。科學家在2008年進行了一項比較低脂（少於10%飽和脂肪）與低碳水化合物（佔總熱量的12%）飲食法的隨機對照科研。雖然兩者都是低熱量（每天1,500卡路里），但低碳水化合物澱粉質飲食，可令許多健康指標大大改善，如：

1. 腹部脂肪、體重。
2. 血脂質：甘油三酯、載脂蛋白B（ApoB）。
3. 葡萄糖耐量（Glucose tolerance）：葡萄糖、胰島素和胰島素抵抗（Insulin resistance）。
4. 炎症：腫瘤壞死因子α（TNFα）、白介素（Interleukin IL6、IL-8）、單核細胞趨化蛋白-1，E-選擇素（E-selectin）、細胞間黏附分子1及5、血栓形成標誌物（Thrombogenic markers）。

另外，科研亦發現，低碳水化合物飲食可有以下效果：

1. 提升高密度脂蛋白膽固醇（HDL-C）
2. 減少ApoB或載脂蛋白A1（ApoA-1）的比例
3. 減少細小緻密的低密度脂蛋白（LDL）

4 Volek JS, et al. (2008). "Dietary carbohydrate restriction induces a unique metabolic state positively affecting atherogenic dyslipidemia, fatty acid partitioning, and metabolic syndrome". *Prog Lipid Res.* 47:307-18. Forsythe CE, et al. (2008). "Comparison of low fat and low carbohydrate diets on circulating fatty acid composition and markers of inflammation". *Lipids.* 43:65-77.

5 Foster GD, et al. (2003).

而所有這些參數都在低脂肪飲食中惡化變差。因此，限制攝取碳水化合物澱粉質，而不是脂肪時，整體心臟代謝健康會得到更大程度的改善。[4]

還有多項刊登於各大著名醫學期刊的隨機科研文獻表明，低澱粉質飲食可減輕體重，並改善脂質。[5] 從這些龐大的科學根據，可以很容易明瞭，現時全球流行兼年輕化的慢性退化性病，如動脈粥樣硬化、冠心病、糖尿病、肥胖症和代謝綜合症等，都是由主流建制營養學界大力支持的所謂「健康飲食」，即高澱粉質、低脂肪的飲食一手造成的。

至於發表在《營養學期刊》（*Journal of Nutrition*）的一個科研中，加拿大科學家通過問卷調查，成功收集超過600個人士的飲食習慣以及他們的腰臀比例作分析。結果發現，食用碳水化合物，如澱粉質較多，但蛋白質少於16%的人士，有最大的腰臀比例，即有最多囤積在腹部的脂肪。腰臀比例最小的，是那些每日攝取較多蛋白質，約佔全日熱量17.5%的人士。 6

腰圍與臀圍的比例大小，反映身體脂肪實際分佈的情況。科研證實，腰臀比例比較體重指數BMI（Body Mass Index，評估體重與身高比例的工具）更能反映患退化性疾病的風險。因脂肪囤積於腹部重要器官，如肝、腎、胰及脾附近，與積聚於臀部的皮下脂肪不同。腰臀比例愈大的人士，患上心血管疾病及中風死亡的機會就愈大。 7

胰島素——「致肥荷爾蒙」

美國哈佛大學畢業的Jonathan Wright醫生及全球最多人登入的健康網站主管Joseph Mercola醫生等等，都是領導新派醫學界的翹楚，他們都認為攝取高碳水化合物除了會激發胰島素（Insulin）分泌過剩，加重胰島腺負荷，誘發低血糖症及糖尿病之外，亦導致脂肪迅速囤積，是致肥的主因。

在香港人的標準餐膳中，糖與澱粉類是很便宜及豐富的，但蛋白質卻較貴且不多。米飯、麵包、蛋糕、餅乾、果撻、西多士、班戟、意大利粉、中式粉麵、Pizza、朱古力、糖果、甜品、汽水、甜奶茶咖啡……統統是由白糖、白麵粉、白米等精製碳水化合物製造出來的。這些精製澱粉質可在幾分鐘內被消化成單糖，其後被迅速吸收入血液，使血糖濃度由80mg/dl激增至155mg/dl以上。血糖的激增，迫使胰臟加速製造過量的胰島素，將血糖引導至細胞內。

除非你正在體力勞動，否則這些糖份只有小部份會化成能量分子三磷酸腺苷（Adenosine triphosphate, ATP），亦只有不足1.5克以肝糖形式儲存。由此可見，大部份糖份會在肝臟及脂肪組織內轉化為脂肪，以防止這些糖份由尿中流失。因此，胰島素被稱為「致肥荷爾蒙」（Fat producing hormone），進食愈多碳水化合物，便製造愈多脂肪，愈易肥胖。

"A randomized trial of a low-carbohydrate diet for obesity". *N Engl J Med.* 348:2082-90.
Stern L, et al. (2004). "The effects of low-carbohydrate versus conventional weight loss diets in severely obese adults: one-year follow-up of a randomized trial". *Ann Intern Med.* 140:778-85.
Gardner C, et al. (2007). "Comparison of the Atkins, Zone, Ornish, and LEARN diets for change in weight and related risk factors among overweight premenopausal women". *JAMA.* 297:969-77.
Yancy WS Jr., et al. (2004). "A low-carbohydrate, ketogenic diet versus a low-fat diet to treat obesity and hyperlipidemia: a randomized, controlled trial". *Ann Intern Med.* 140:769-77.
Shai I, et al. (2008). "Dietary Intervention Randomized Controlled Trial (DIRECT) Group. Weight loss with a low-carbohydrate, Mediterranean, or low-fat diet". *N Engl J Med.* 359:229-41.

6 Merchant A.T., etal. (2005, May). "Protein Intake is Inversely Associated with Abdominal Obesity in a Multi-Ethnic Population". *Journal of Nutrition.* 135(5):1196-201.

7 Winter Y., et al. (2008). "Contribution of Obesity and Abdominal Fat Mass to Risk of Stroke and Transient Ischemic Attacks." *Stroke.* 39:3145-315.
Tanne D., et al. (2005, May). "Body Fat Distribution and Long-Term Risk of Stroke Mortality". *Stroke.* 36(5):1021-5.
Zhu S., et al. (2005, Feb). "Race-Ethnicity-Specific Waist Circumference Cutoffs for Identifying Cardiovascular Disease Risk Factors". *Am J Clin Nutr.* 81(2):409-15.

血糖波動的結果

血糖攀升之後的兩三小時，血糖便迅速下降，出現低血糖症狀：飢餓、氣短乏力、手腳抖震、心跳、疲倦、嗜甜等。此時你會不自覺地再進食高糖、高澱粉質食物來紓緩此體況不適，惡性循環隨之建立。若餐餐如此，就會造成胰臟過度疲勞，產生胰島素阻力症，甚至糖尿病。

你必聽過廣告口號「一日五餐即食麵」吧！從早餐開始，每隔三數小時的午餐、下午茶餐、晚餐及宵夜。出現要吃五餐的情況，全是你體內血糖水平起落波幅的結果。你心醉「上癮」的食物必定是精製碳水化合物，令你不知不覺愈吃愈多，到了每餐所謂「無飯／麵包／糖／餅不歡」的地步，後果就是一磅又一磅的肥膏添加在你的肚腩、臀部、手臂、大腿上。低碳水化合物飲食使身體減少分泌胰島素，使整個「胰島素製脂」的惡性循環得以停止，令脂肪迅速分解燃燒，化成熱能，來達至減肥目的。

人類自遠古以來，一向面對着飢荒的威脅。「胰島素製脂」是遺存得來的重要保命功能，幫助身體在短時間內將稍為多出來的糖份迅速以脂肪形式儲存，以便度過將來的飢荒日子。可是，時移世易，這幾十年間，城市人食物的質量和人類祖先已有極大差異，奈何我們的基因結構、體內運作與祖先們的卻沒兩樣。若不能掌握體內「胰島素製脂」的竅門，遠離令人「上癮」的精製澱粉質，一切減肥方法都是徒然。

前文說到高澱粉質、低脂肪的飲食是導致糖尿病的原因之一。要治好糖尿病，首先要教育好病人，令他們明白得病的原因，從原因入手，將病情扭轉過來。

先說1型糖尿病，佔病患約5%，病因主要是胰島腺的分泌出了問題。胰島腺分泌的胰島素，引領葡萄糖進入細胞燃燒或轉以脂肪囤積，使其離開血液循環系統，從而將血糖控制於一定的水平，即血糖值4至6.5mmol/L。但糖尿病人的胰島素分泌不足，令血糖高企，糖份囤積於血管中，導致高血糖症。持續的高血糖會醣化破壞血管及神經線組織，導致失明、心臟病及腎病等。1型糖尿病的病因與先天遺傳性及自身免疫力錯亂，襲擊胰島腺等有關。

至於95%以上的患者屬2型糖尿病，患者的胰臟仍能生產胰島素，甚至比正常人更多。這與一般人誤以為是胰臟壞了，導致胰島素不足而出現糖尿病，完全相反。血檢化驗結果發現，2型糖尿病人的血糖和胰島素水平多數都超標，此稱為高血胰島素(Hyperinsulinemia)。高血胰島素本身就可導致血管硬化，令人患心血管病的風險大增。它與高血壓、高血脂、肥胖及高血糖等，統稱為「新陳代謝症候群」（Metabolic syndrome）。 1

CH.2

扭轉乾坤糖尿病

1 Modan, Michaela, et al. (1985, Mar). "Hyperinsulinemia: A link between hypertension obesity and glucose intolerance". *J. Clin. Invest.* 75(3): 809-817.
Danker, Rache, et al. (2009, Aug). "Basal-state hyperinsulinemia in healthy normoglycemic adults is predictive of type 2 diabetes over a 24-year follow-up". *Diabetes Care.* 32(8):1464-1466.

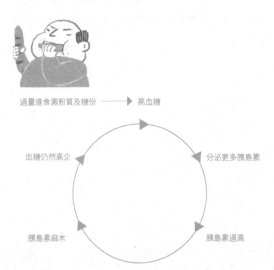

過量進食澱粉質及糖份 ⟶ 高血糖

血糖仍然高企　　　　　　分泌更多胰島素

胰島素麻木　　　　　　　胰島素過高

1. 高血糖循環

胰島素麻木是主因

先前談及胰島素的作用在於開啓細胞膜吸收血液中糖份的機制，令血糖下降至正常水平，因此高量胰島素理應能降低血糖。但問題出於脂肪、肝臟、肌肉等細胞對它的敏感度大減，造成縱使有足量胰島素，也發揮不出預期效果，此稱為「胰島素麻木」（Insulin insensitive）。身體對正常份量的胰島素不敏感，胰島腺便要「過勞工作」，來生產更多胰島素，以應付高血糖，使血糖及胰島素水平高企的典型情況出現。

「胰島素麻木」即細胞對胰島素反應差，是2型糖尿病典型的發病原因。情況有如擔當導遊角色的胰島素，叩盡旅館（細胞）的門，也沒有一間開門接收遊客（糖份），令他們在街上通宵流連（血糖高企）。由於這導遊無能，公司（胰臟）便要再加派人手才能應付。久而久之，無止境的增援令公司疲於奔命，吃力不討好，最終關門大吉，要輸入外來人士（注射胰島素）取代。

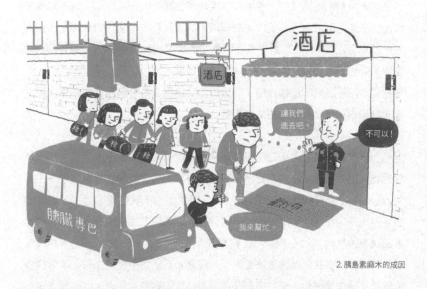

2.胰島素麻木的成因

口服降糖西藥鞭策胰島腺細胞

2 D.R. Laurence. (1997). Clin-

主流西醫學界會運用Glipizide、Glyburide及Glimepiride等 屬 於 磺 脲 類

(Sulfonylureas)的口服降糖藥，治療2型糖尿病，作用在「鞭策」刺激胰島腺細胞，使其加速分泌。口服降糖磺脲類藥物主要抑制胰島腺細胞的鉀鈉泵離子管道，迫使鈣進入細胞，以「退極化」（Depolarization）的過程，使胰島素釋出。這些藥初期藥效明顯，使血糖下降，達到西醫學一向只顧治標的療效。但長期如此，卻令疲乏的胰島腺細胞，百上加斤，最終逐步衰竭。健全的細胞數目因而遞減，所需的西藥劑量便要增加，來「鞭策」僅存的胰島腺細胞，形成惡性循環。當胰島腺細胞至少於30%，此藥便失效，要開始注射胰島素，病情惡化，成了1型患者般，須依賴人工胰島素來控制血糖。 2

ical Pharmacology. London: Churchill Livingstone.

醫學界一直察覺到長期使用此類藥物會逐漸失效，但箇中因由卻無從稽考，直至最近的科研才發現一些頭緒。美國華盛頓大學（University of Washington）醫學院的科學家，以小鼠胰島腺細胞做實驗，發現長期使用磺脲類藥物導致刺激過度（Beta-cell hyperexcitability），退極化的過程還原不了，但細胞未至凋亡。只有停用此藥，胰島腺細胞才有機會復原。 3

3 Rosengren A, et al. (2008, Oct). "Why treatment fails in type 2 diabetes." *PLoS Med.* 5(10):e215.
Remedi MS, et al. (2008, Oct). "Chronic antidiabetic sulfonylureas in vivo: Reversible effects on mouse pancreatic b-cells." *PLoS Med.* 5(10):e206.

糖尿病人因初期血糖受控，便誤以為定時服西藥能治好糖尿病，誰不知兩三年後，原先的劑量已經不足以控制病情，糖尿科醫生便慣性調高藥量，由每日一粒加至2、3、4粒；最後若血糖水平仍未達標，便告訴病人他的病情加深了，要注射胰島素若干單位，才能控制血糖。病人卻萬料不到此西藥也會令胰島腺細胞衰竭，加重病情。無論口服降糖藥或注射胰島素，藥量不斷增加，就是跟從化學西藥治療後的下場！

近期西醫學界有鑑於長期口服降糖藥會失效的弊害，提倡患糖尿病人初期便應開始注射胰島素，療效或比後期使用更好。可是注射胰島素害處也不少。Second Opinion醫學報主筆R. J. Rowen醫生認為，胰島素本身，尤其分泌過多時，是一種加速衰老退化的荷爾蒙。糖尿病顧名思義就是身體寧願將血液裏過高的糖份以尿液排走，都不願多分泌胰島素，使之進入細胞，轉成脂肪，可料到過多胰島素的害處實不少。胰島素不能直接接觸血管，因會破壞血管壁，令血管硬化，所以胰島素要注射在皮下有厚脂肪處，減輕其傷害。胰島素亦滋養癌細胞，使其得到唯一燃料：葡萄糖。

4 Craig J. Currie, et al. (2013, Feb). "Mortality and Other Important Diabetes-Related Outcomes with Insulin vs Other Antihyperglycemic Therapies in Type 2 Diabetes". *J Clin Endocrinol Metab.* 98(2):668-677.

最近，在一個有84,622個糖尿病人參與的大型追溯性科研中，研究人員將患者分為5組，分別以不同的口服降糖藥及注射胰島素作單一或混合治療。結果發現，注射胰島素的組別比只用口服降糖藥的組別患癌症、心血管病，以及過早死亡比率高80%，亦有至少雙倍心臟病發及神經線病變的機會。 4

服降糖西藥害處大

事實上，就上述各類降糖西藥的嚴重問題，導致早前另一大型科研，距離完成還有18個月，也要被迫腰斬。科研期間，西醫大量用藥來大幅降低血糖，反而令受試者心血管疾病的死亡率大增21%。

此簡稱為ACCORD (Action to Control Cardiovascular Risk in Diabetes) 的科研，目的是以各類高劑量的西藥令受試對象的糖化血紅素 (Hb A1c) 控制至正常人水平，即低於6%，以觀察此舉能否減少糖尿病人，特別同時有心血管病患的人，心臟病發、中風等的死亡風險。研究納入了10,251名病人，在短短3年多，高劑量治療組已有257人死亡，相比普通治療組的203人大大超出了54人。有鑑於情況不樂觀，研究員唯有接受監察部門Data and Safety Monitoring Board的建議，腰斬此研究，再作跟進。

5 "For Safety, NHLBI Changes Intensive Blood Sugar Treatment Strategy in Clinical Trial of Diabetes and Cardiovascular Disease". (2008, Feb 6). *National Institutes of Health.* Retrieved from: http://www.nih.gov/news/health/feb2008/nhlbi-06.htm [Accessed 28 Sep 2017]
The Action to Control Cardiovascular Risk in Diabetes Study Group, et al. (2008). "Effects of Intensive Glucose Lowering in Type 2 Diabetes". *N Engl J Med.* 358:2545-2559 Zachary T. Bloomgarden, MD. (2008). "Glycemic Control in Diabetes: A Tale of Three Studies". *Diabetes Care.* 31(9):1913-1919.

除了ACCORD外，還有兩個超大型的科研，ADVANCE (The Action in Diabetes and Vascular Disease) 及VADT (Veterans'Administration Diabetes Trial) 均得出類似的負面結論。由此可見，糖化血紅素低於6%雖然是正常人的水平，但以高劑量西藥來達到這指標是不切實際，更不安全。 5

另外，在美國侯斯頓舉行的第94屆內分泌醫學會周年會議上 (The Endocrine Society's 94th Annual Meeting)，研究者發現，3種磺脲類藥物，與另一類二甲雙胍 (Metformin) 降糖西藥相比，心血管病死亡風險大增50%以上。此外，在患心臟病的糖尿病人中，與二甲雙胍相比，只有格列美脲 (Glimepiride) 沒有增加死亡的風險，但服用格列本脲 (Glyburide) 會增加38%，而格列吡嗪 (Glipizide) 更增至41%，風險更大。

二甲雙胍是芸芸降糖西藥當中副作用少而可接受的。它是50、60年前從天然藥草山羊豆（Galega officinalis）中發現的，其作用不在刺激胰島細胞分泌胰島素，而是抑制肝糖異生（Gluconeogenesis），降低肝糖輸出，通過減少基礎肝糖原合成的水平，達到降低空腹血糖的目的。 [6] 它亦能改善肝臟、肌肉、脂肪等組織對胰島素的敏感性，還可抑制葡萄糖在腸道的吸收，增加葡萄糖的攝取利用，控制餐後血糖。但若長期服用時，要留意補充維生素B12，有科研發現它可導致維生素B12的缺失，出現惡性貧血（Pernicious anaemia），及令血同半胱氨酸（Homocysteine）水平上升，形成血管硬化的風險。 [7]

如今較新的西藥是Acarbose。這是一種酶抑制劑（Alpha-glucosidase inhibitors），可阻礙腸道中消化澱粉糖的酵素，來降低餐後血糖的升幅。但那些未能消化的澱粉糖，會被腸菌發酵，造成氣脹不適。

要控制血糖，除了依靠胰島素細胞感應血糖濃度來分泌胰島素，腸降糖素（Incretin）也有作用。腸降糖素（包括GIP及GLP-1）會在進食時分泌，在血糖升高時，以多種方式幫助身體控制血糖，如：誘發胰臟分泌胰島素，抑制胰臟分泌升糖素（Glucagon），及促使肝臟減少製造葡萄糖。但是人體的小腸亦會分泌一種名為二肽基酶（Dipeptidyl peptidase-4, DPP-4）的酵素，這種酵素令腸降糖素快速分解。新藥DPP-4抑制劑可抑制DPP-4，使腸降糖素能發揮更長效功能，在血中維持濃度，提升胰島素的分泌。新藥的最大優點是可以減少低血糖情況，但是也有其他副作用，必須注意。較普遍的副作用為頭痛、咽喉炎、上呼吸道感染、鼻塞及流鼻水等；當與磺基尿素類藥物同用時，仍有可能產生低血糖症；另外，腎功能受損的病人不宜使用此藥，或必須使用低劑量。特別需要留意的是，此藥有機會引起嚴重過敏，包括紅疹、呼吸及吞嚥困難，若有此情況，必須通知醫生及停止用藥。除此之外，此藥亦不適合用於1型糖尿病患者，亦不能用來治療糖尿病酮症酸中毒。

總的來看，若糖尿病人以為只用西藥便能治癒糖尿病，或減少中風、心血管疾病、預防癌症及神經線病變的機會等，便大錯特錯了。雖然使病人血糖降至正常水平重要及無庸置疑的，但只採用西藥來降血糖，而忽略治本及其副作用，所帶來的惡果同樣嚴重。

[6] Ling He, et al. (2009, May 15). "Metformin and Insulin Suppress Hepatic Gluconeogenesis through Phosphorylation of CREB Binding Protein". Cell. 137(4):635-46.

[7] de Jager J, et al. (2010). "Long term treatment with metformin in patients with type 2 diabetes and risk of vitamin B-12 deficiency: randomised placebo controlled trial". BMJ. 340:c2181.

餐膳調整乃首要課題

2型糖尿病人的餐膳調整,是服西藥前的首要課題。大部份2型糖尿病人的血糖在改變飲食習慣後便可受控。可惜營養師以計算熱量的方式來設計糖尿病人餐膳並不正確,因身體以不同方式及速度來消化、吸收、運用及儲存碳水化合物、蛋白質和脂肪,不能單以卡路里概括。糖尿病人基本上不需要限制脂肪及蛋白質,如各種肉類、蛋類等的攝取量,因它們不像碳水化合物般,會帶來血糖大幅度的波幅,也不怎麼需要胰島素。再者,每餐能進食的肉類,因容易有飽滿感,份量很容易控制。腸道消化脂肪及蛋白質所需時間較長,飽滿感可維持4至6小時。

若糖尿病人想改善病情,康復過來,首要少吃的是所有的「三白」及澱粉質製品,諸如白米飯、麵包、糕餅、各式粉麵等,其中麵包、糕餅更含高量反直脂肪。當因攝取精製碳水化合物、澱粉質和糖份含量減少時,蛋白質、脂肪質就相對地自然較多。高脂餐是指健康的脂肪質,如天然肉類、果仁類的脂肪,鮮牛奶油、椰子或棕櫚的油脂,而非一般超市有售的精製煮食油、人造植物牛油。簡而言之,每餐多菜,中肉,少飯就是我建議的健康飲食方法。

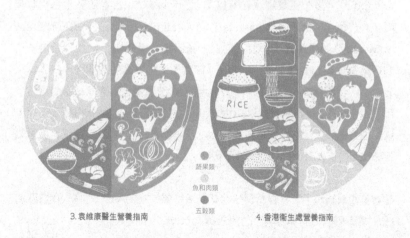

蔬果類
魚和肉類
五穀類

3. 袁維康醫生營養指南　　　　4. 香港衛生處營養指南

低脂飲食是「三高」主因

誠如現任哈佛大學醫學院教授兼公共衛生學院營養系主席Walter Willett醫

生在2010年12月20日接受洛杉磯時報（Los Angeles Times）訪問時所說：
「食用健康的脂肪沒有問題。如果美國人可以捨棄含糖飲料、馬鈴薯、白麵包、白麵條、白米和含糖的零食等，我們幾乎可掃除所有與過重、糖尿病及其他代謝性疾病等等相關的問題。」 8 如哈佛大學公共衛生學院營養流行病學教授Frank Hu醫生所說：「在我們的飲食中過份強調減少脂肪的低脂飲食，導致碳水化合物和糖進食量飆升。這種轉變，與今天在美國最大的健康問題有密切的關係。」 9

指導布里格姆婦女醫院（Brigham and Women's Hospital），及哈佛醫學院的心血管流行病學課程，並兼任哈佛公共衛生學院助理教授的Dariush Mozaffarian醫生說：「沒有一個隨機科研指出，以低脂肪飲食來控制體重有更好的效果。對於許多人來說，低脂肪飲食，甚至比中等或高脂肪的飲食更差，因為這飲食，如白麵粉、白米、馬鈴薯、精製小吃和含糖飲料等高碳水化合物，往往令食物迅速消化，然後人便會再感到飢餓。」 10

2010年，美國飲食協會（American Dietetic Association）在波士頓舉行了「食品和營養會議及博覽會」（Food and Nutrition Conference and Expo）。多位主要專家在題目為「肥胖大辯論：古老的飲食指引有用嗎？」（The Great Fat Debate: Is There Validity In the Age-Old Dietary Guidance?）的研討會上發言。他們一致同意，用碳水化合物代替飽和脂肪可能會提高心血管疾病的風險。「飲食指引中對脂肪的關注，令人莫大分心……我們應該在食品包裝背面的營養成份列表上，刪除總脂肪量這一項。」哈佛大學醫學院教授Walter Willett醫生補充，飲食指引敦促消費者減少進食脂肪，卻增加攝取澱粉質和吃非脂肪食品，「食品工業很快就意識到糖比脂肪更便宜，因而賺到笑不攏嘴。」 11

在本著作載稿時，又有最新科研證實高澱粉質飲食的害處。科學家進行「前瞻性城市鄉郊流行病學研究」（Prospective Urban Rural Epidemiology, PURE），並在歐洲心臟病學會（European Society of Cardiology）的會議上指出，高碳水化合物攝取量與過早死亡的風險相關。

科學家收集了18個國家的大學和研究中心，包括屬高收入國家的加拿大、

8 Marni Jameson. (2010, Dec 20). "A reversal on carbs". *Los Angeles Times*. Retrieved from: http://www.latimes.com/health/la-he-carbs-20101220-story.html [Accessed 28 Sep 2017]

9 Hu F.B. (2013). "Resolved: there is sufficient scientific evidence that decreasing sugar-sweetened beverage consumption will reduce the prevalence of obesity and obesity-related diseases". *Obes Rev.* 14:606-19.

10 Kristin Wartman. (2011). "A Big Fat Debate". *Civil Eats*. Retrieved from: https://civileats.com/2011/03/04/a-big-fat-debate/ [Accessed 28 Sep 2017]

11 Caroline Scott-Thomas. (2010, Nov 16). "Low fat diets could increase heart disease risk, say nutrition experts." *FoodNavigator-USA*. Retrieved from: https://www.foodnavigator-usa.com/Article/2010/11/16/Low-fat-diets-could-increase-heart-disease-risk-say-nutrition-experts [Accessed 28 Sep 2017]

12 Dehghan M, et al. (2017,

Aug 28). "Associations of fats and carbohydrate intake with cardiovascular disease and mortality in 18 countries from five continents (PURE): a prospective cohort study. *The Lancet*. pii:S0140-6736(17)32252-3.

瑞典和阿拉伯聯合酋長國，屬中等收入國家的阿根廷、巴西、中國、智利、哥倫比亞、伊朗、馬來西亞、被佔領巴勒斯坦領土、波蘭、南非和土耳其，以及屬低收入國家的孟加拉國、印度、巴基斯坦和津巴布韋，135,335名成人7年以上的資料。在研究開始時，參與者填寫日常飲食的調查問卷，再經科研人員仔細驗證。科研人員根據這些資料分類為：高、中、低碳水化合物攝取量，高、中、低脂肪攝取量，和多元不飽和脂肪攝取量。研究發現，食用澱粉質碳水化合物較多的人，在研究過程中更快死亡。而那些從澱粉質中攝取超過四分之三熱量的人，比從中攝取大約一半熱量的人，死亡風險高28%。另一方面，總體脂肪攝取量較高的人，在研究期間的死亡機會較小。再者，多吃飽和脂肪，佔總熱量35%的人，更不太可能出現中風。要注意不提供熱量的蔬菜類不計算在研究內。發現這種主流建制派「意想不到」的結果，令科研主筆敦促，現時全球，尤其是中低收入國家，提倡戒吃飽和脂肪、多吃澱粉質，使澱粉質達總熱量65至70%的膳食指南，落後兼欠科學根據，應該作出全面修改。這科研再一次給主流建制營養學派當頭棒喝！[12]

現時鼓吹的「健康飲食」模式，教人害怕並厭惡肉類、蛋類及動植物飽和脂肪，剩下來的主食就是澱粉質、精煉植物油等。瓜菜粗纖雖然有益，但迅速刺激腸道蠕動排空，因而不耐飽，且沒有實質熱量提供。勞苦大眾及繁忙的上班一族的果腹選擇，往往便是粥、粉、麵、飯及麵包等便宜的精製碳水化合物，也是時下流行、方便快捷的茶餐廳「主打」。澱粉質遠較肉類肥膏容易被消化吸收，一入體內血糖便飆升，引發胰島素飆升，久而久之，便出現流行的胰島素麻木及代謝症候群等毛病，即高血糖、高血脂、高血壓等。

高脂低澱粉糖餐　大減糖尿藥量

最新在維也納醫學大會公佈的科研，再次證實大多營養師盲目遵從的低脂高澱粉質飲食指引，無助改善糖尿及心血管病患，反而他們一向嗤之以鼻的高脂、高蛋白、低澱粉糖質飲食，不單更能改善糖尿病的血糖血脂水平，還能預防左心室舒張功能障礙（Left ventricular diastolic dysfunction，一種由糖尿病和高血壓聯合產生的致命心臟衰竭）。此科研將低脂餐與高脂餐作「火拼對戰」，看誰能對糖尿病人帶來更大益處。結果不出所料，高脂餐大幅拋離對手勝出。只需3周，高脂餐受試者的糖尿西藥量大減86%！低脂餐的只有微不足道的6%。高脂餐不單可令受試者減藥，連其血壓也降了9mm/Hg。

再者，超過一半受試者，在科研開始時，心電圖有舒張功能異常（Abnormal diastolic function），但在進食高脂餐後近全數回復正常，低脂餐者的情況卻沒有改善。科學家發現，高脂、低澱粉糖質飲食能減少胰島素抵抗的毛病，令心肌能更有效率地運作。 [13]

眾多先進的科研一面倒支持健康的低澱粉糖質、高蛋白質、高脂肪飲食，指其能簡單地改善糖尿病及心臟病病情，令糖尿病、心臟病人西藥服量大減，恢復健康。若廣納此作為病人的新飲食指引，試想想誰的利益最受損，會最反對呢？

當然是現今龐大的既得利益者——西藥業界了。近99%花在研究糖尿病的金錢資源由他們支付，來促進西藥業的發展。而其他方面，如研究飲食防治糖尿病的研究，獲得的資金則非常少。因此受西藥廠資助，作為他們喉舌的美國心臟協會（AHA）及糖尿病協會（ADA）的領導層，慣性敵視低澱粉或低糖質飲食，兼大唱反調。務求繼續蒙蔽西醫、營養師等「信徒」，來確保病人服藥量有增無減，西藥業利潤才不斷攀升。

鐵證如山　糖尿病協會低頭

但鐵證如山，2008年，美國糖尿病協會終於作出有限度屈服，修改了臨床建議：「有證據顯示糖尿病人為了減肥而吃低碳水化合物飲食，為期一年，現在證實是安全的。」但仍堅拒承認低澱粉質飲食可平穩控制血糖的證據，並繼續倡議低脂飲食的好處。

不向西藥廠靠攏的科學家難獲科研經費資助。縱使如此，美國杜克大學（Duke University）的Yancy醫生仍針對低澱粉質飲食作研究，得出低澱粉質生酮飲食能改善大多數2型糖尿病受試者的血糖，控制至可停服或減服糖尿病藥物的結論。於16周內，受試者的醣化血紅素由原先7.5±1.4%降至6.3±1.0%。 [14] 醫學界也陸續發表多個與上述結論一致的科研文獻。 [15]

[13] von Bibra H., et al. (2013, April 19). "A low glycemic/insulinemic diet improves diastolic cardiac function and metabolic syndrome more than the traditional low-fat diet in overweight patients with type 2 diabetes". Prediabetes and the Metabolic Syndrome 2013 Congress, Vienna, Austria. Abstract 852.

[14] Yancy WS, et al. (2005, Dec 1). "A low-carbohydrate, ketogenic diet to treat type 2 diabetes." Nutr Metab (Lond). 2:34.

[15] Dashti HM, et al. (2007, Aug). "Beneficial effects of ketogenic diet in obese diabetic subjects." Mol Cell Biochem. 302(1-2):249-56.

Westman EC, et al. (2008, Dec 19). "The effect of a low-carbohydrate, ketogenic diet versus a low-glycemic index diet on glycemic control in type 2 diabetes mellitus." *Nutr Metab (Lond).* 5:36.
Wylie-Rosett J, et al. (2009, Oct). "Low-carbohydrate diets: an update on current research." *Curr Diab Rep.* 9(5):396-404.
Hussain TA, et al. (2012, Oct). "Effect of low-calorie versus low-carbohydrate ketogenic diet in type 2 diabetes." *Nutrition.* 28(10):1016-21.

由於低澱粉質生酮飲食能非常有效地降血糖，糖尿病患者選擇此飲食方式時，必須經醫護人員指導，調整口服降糖藥用量，否則會出現血糖過低的危險。

多吃白飯穀類大增患糖尿風險

糖尿病人緊隨營養師的指示，以為所謂適量「清淡」便可，偏重粥粉麵飯，卻又少吃天然的脂肪、肉類、蛋類，令西藥量有增無減。大部份糖尿病專科西醫一直擔心自己處方的降血糖西藥劑量太重，令病人血糖過低，出現休克甚至猝死，這是常見被追究的醫療失職。為保險計，醫生便叮囑營養師及病者，要吃足夠澱粉質，甚至隨身帶備糖果，來預防血糖過低。血糖高出正常3、4倍，身體也可無即時異樣，但血糖稍低正常2、3「度」（2-3mmol/L）便不得了。大多西醫寧願病人血糖高，反正有藥可加，也不想因病人血糖過低至昏死而負責。

16 Hu EA, et al. (2012). "White rice consumption and risk of type 2 diabetes: Meta-analysis and systematic review." *BMJ.* 344:e1454.

刊登於2012年著名《英國醫學期刊》（*BMJ*），題為〈食用白米與2型糖尿病風險〉的文獻中，在綜合了多個研究，包括共350,000人的科研，得出進食大量白米飯增加患上2型糖尿病的風險的結論。此研究表明，中國和日本人以白米飯為主食，他們比亞洲其他少吃白飯的人種，患上糖尿病的風險高出55%。研究亦顯示，就算食的白飯不多，但大量進食其他穀類，也可能增加患糖尿病的風險。[16]

不過畢竟醫治病患屬醫生的專業範疇，大多營養師在治療上的醫學知識非常有限，還是可理解的。但可悲的是，當香港傳媒接收到如上述的低醣飲食建議等這類與主流建制飲食指引不相符的「另類」科研時，他們便慣性找某某營養師扮演專業評判的角色，評定結果可不可信。奈何，這些一向不花功夫緊貼醫學文獻的營養師缺乏足夠知識，唯有把持著求學時的舊資訊，搬出那些受既得利益者操控，如美國心臟協會、糖尿病協會的飲食指引，用三言兩語來推翻「另類」結論，自以為萬無一失，其實是在自欺欺人。市民看了他們片面的結論，便視為金科玉律，白白錯失了改善健康的新機會。

代糖臭史

2008年農曆新年前一周，接受了香港電台《晨光第一線》環繞自然醫學的訪問。當談到日常食物的選擇時，被問及會否食用代糖？我說我非常反對食用含阿斯巴甜（Aspartame）的代糖，因它是致癌物質。當時由於節目時限關係，不能詳細說明。但鑑於普通市民，甚至西醫、營養師們，對這種毒物寵愛有加，推崇備至，我想是時候讓大眾認清它背後的駭人真面目。

天門冬醯苯丙氨酸甲酯又名阿斯巴甜，是暫時為止最危險的食物添加劑。在香港，它以「怡可代糖」（Equal）出售，或被加入至香口膠、Sugarfree糖果、兒童維他命丸、低脂無糖乳酪、雪糕、減肥汽水、咖啡、各式飲料等近5,000種產品中。很多食品製造商為免消費者認出阿斯巴甜，標籤上大多都寫上其代號Sweetener 951。

這種比白糖甜200倍的物質，是西藥廠G. D. Searle & Co.的化學家J. Schlatter在1965年測試一種抗潰瘍藥時無意中發現的，曾一度被美國國防部提交國會審批，作為能夠襲擊整體人口的生化武器。John Olney博士是首位對阿斯巴甜吹響警號的著名神經腦科專家。他研究出天門冬胺酸——一種阿斯巴甜的代謝物，引致實驗動物腦部出現空洞。在《華盛頓郵報》（Washington Post）新聞發佈會上，他指出，自從阿斯巴甜面世後，腦癌病發率上升了10%。[1]

阿斯巴甜是甚為複雜的物質，有50%苯丙胺酸（Phenylalanine）、40%天門冬胺酸、10%甲醇，[2]獨立一種已非善類，混合一起更危險。1984年美國亞利桑那州衛生署檢測汽水毒物釋出水平，發現減肥汽水在26°C溫度中，其阿斯巴甜會加快分解成甲醇。甲醇是製造假酒的成份，輕則導致失明，重則可在29.5°C繼續分解，形成致癌的甲醛、甲酸，及致腦癌的二酮吡嗪（DKP）。

1994年，美國衛生部亦公佈了90種阿斯巴甜被呈報的副作用，包括：胸口痛、哮喘、關節炎、偏頭痛、失眠、耳鳴、痙攣、顫震、眩暈、引致柏金遜症、認知障礙症及致肥等。全球科學家一直鍥而不捨地找出它害人的證據，2005年一個意大利科研中，研究人員給1萬9千隻大鼠餵食不同劑量的阿斯巴甜，發現當大鼠服用每公斤20毫克阿斯巴甜便能引致血癌及淋巴癌。此

1 "Cancer Statistics Review 1973-87". National Cancer Institute. Bethesda. N111 Pub No. 89-2789.
Roberts, H. J. (1991, Winter). "Does Aspartame Cause Human Brain Cancer?" Journal of Advancements in Medicine. 4(4).

2 Monte, W. C. (1984). "Aspartame: Methanol and the Public Health". Journal of Applied Nutrition. 36(1).

3 Drake, M. E. (1986, Sep 13). "Panic Attacks and Excessive Aspartame Ingestion". The Lancet. 631.
Congressional Record-Senate. (1985, May 7). "Saccharin Study and Labeling Act Amendments of 1985". S5489-5516.

Congressional Record
Senate. (1985, Aug 1). "As-
partame Safety Act of 1985".
S10820-10847.

Ishu, H. (1981). "Incidence
of Brain Tumors in Rats Fed
Aspartame". Toxicol Letters.
7:433-437.

Maher, T. J. and Wurtman, R.
J. (1987, Nov). "Possible Neu-
rologic Effects of Aspartame,
a Widely Used Food Addi-
tive". Environmental Health
Perspectives. 75:53-57.

Mullarkey, B. A. (1992, Jul).
Bittersweet Aspartame, A
Diet Delusion. IL: NutriVoice,
Inc. 65.

Remington, D. and Higa,
B. (1987). The Bitter truth
About Artificial Sweeteners.
Vitality House Press.

Roberts, H. J. (1989, Dec).
Aspartame (NutraSweet):
Is it Safe? Philadelphia: The
Charles Press.

Russell, L. B., MD. (1994).
Excitotoxins: The Taste That
Kills. Santa Fe, N.M.: Health
Press.

Shaw, P. J. (1993). "Excitatory
Amino Acid Receptors, Ex-
citotoxicity, and the Human
Nervous System". Current
Opinion in Neurology and
Neurosurgery. 6:414-422.

Walton, R. G. (1986). "Seizure
and Mania after High Intake
of Aspartame". Psychomat-
ics. 27:218-220.

Wurtman, R. J. and Walker,
E. R. (1988, May). Dietary
Phenylalanine and Brain
Function. MA: MIT Press.

4 Schernhammer E. S., et al.
(2012, Dec). "Consumption of
artificial sweetener and sug-
ar containing soda and risk
of lymphoma and leukemia
in men and women". Am J
Clin Nutr. 96(6):1419-1428.

劑量相當於150磅的成人每日飲用5罐20安士的減肥汽水。 3

跨越了22年、史上最長的人類食用阿斯巴甜的科研,發現食用阿斯巴甜與男性患上非霍奇金淋巴瘤和白血病有明顯的關聯。這項時間夠長的研究至為關鍵,因為只作短期試驗是製造商用來隱藏其產品毒性的主要方法之一。在這之前最長的研究只有4個半月,實在太短,無法曝露任何慢性的毒害。不幸的是,由於製造商做了很多的短期試驗,阿斯巴甜便被稱為迄今為止獲得最多研究的食品添加劑之一。 4

政治手段獲通過

如此可怖的物質能夠獲得批准成為代糖,純粹是政治、商業利益作祟,根本與醫學科學無關。1974年7月26日,西藥廠Searle以欺騙的手段刻意隱瞞動物測試中食用阿斯巴甜後出現腦癌、乳癌、胰臟癌、子宮癌、死亡等的科研結果,來獲得美國食品藥品監督管理局(Food and Drug Administration, FDA)首次通過批准此物質為食物添加劑。就在準備推出市面前,引致腦癌的科研結果被John Olney博士揭發,同年12月5日批准立即被撤回。FDA隨即展開深入調查,最後報告指出,Searle藥廠可能觸犯欺詐瞞騙等刑事罪行,藥廠管理層大為震驚,遂展開妨礙司法公正的伎倆。

1977年,Searle藥廠求助於當時已是尼克遜、福特總統身邊的紅人,前任美國國防部長拉姆斯菲爾德(Donald Rumsfeld),急聘他成為CEO。同年1月,FDA要求委任曾任聯邦檢察官的Samuel Skinner負責說服大陪審團,對Searle藥廠的瞞騙罪行,展開聆訊調查Searle藥廠的測試程序。一個月後,Skinner與Searl藥廠御用律師行Sidley & Austin秘密會面。未幾,剛接任的卡特總統突然宣佈Skinner辭職。Skinner之後即受僱於Sidley & Austin律師行。大眾對此突如其來的發展,都心照不宣。整個案件交由檢察官W. Conlon跟進,可惜這位仁兄對司法部多番催促,要求召集大陪審團展開檢控的投訴,一直「闊佬懶理」,將此案件擱置。1979年1月他亦被Searle藥廠的御用律師行羅致旗下。

及後到1981年,拉姆斯菲爾德在董事局會議中揚言會運用政治手段,令阿斯巴甜重獲通過。20日後，剛就任的列根總統委任拉姆斯菲爾德為中東特派外交使節，並委派其好友Hayes Hull為FDA局長。Hayes改變了審批委員會5名科學家的架構，加入了一員，將原本一直3票對2票否決阿斯巴甜的形勢，擺佈成3對3的均勢局面，好讓身為局長的他可投下決定性的一票。結果當然是FDA即時批准，拒批近15年的代糖阿斯巴甜正式上市。兩年後，Hayes因被揭發懷疑收受利益而主動辭去局長一職，旋即轉投Searle的懷抱。現在，FDA已到了騎虎難下的地步，唯有一直矢口否認這段史實及阿斯巴甜的危險。

以上只是代糖臭史的一部份，大家有興趣可到此網址大看特看：
http://www.mercola.com/article/aspartame/fraud.htm

減肥汽水的新代糖

2006年，美國汽水廠大力宣傳的新Coke Light，棄用了問題多多的代糖阿斯巴甜，改用新品種代糖三氯蔗糖(Sucralose)，以Splenda或E955商品名銷售。三氯蔗糖於1976年由兩位英國科學家Tate及Lyle發明，以蔗糖分子加入3個氯原子(Chlorine)而製成。它比蔗糖甜500至600倍，比糖精(Saccharin)甜兩倍，比阿斯巴甜甜4倍。因其比阿斯巴甜更耐熱，不會像前者分解成有毒的甲醛，所以可作烤焗之用。

三氯蔗糖於1991年首先獲加拿大認可，再於1998年、2004年分別獲美國、歐盟認可。它被大力宣傳為由天然糖份製造出來的代糖，成功抹去代糖一向給大眾人造化學物的形象，在短短時間內成為多國的銷量冠軍。三氯蔗糖經過5個專利的化學程序，將原來構成蔗糖的果糖—葡萄糖(Fructose-Glucose)雙糖分子，完全改變成為地球沒有、但類似果糖—半乳糖(Fructose-Galactose)的結構。由於這構造前所未見，人類似乎無法將之代謝，所以製造商Mcneil Nutritionals宣稱它無或只有一卡路里。對Splenda的爭論暫時停留在其虛假的宣傳上，白糖業本想控告製造商，宣稱新代糖無或只有一卡路里的天然糖質乃失實，但結果失敗。原來一包Splenda有大約99%是醣類，實際上只有1%是三氯蔗糖。每包Splenda都有4卡路里，但由於每包含糖量不到一克，因為標籤法的漏洞，可聲稱為0

卡路里。

三氯蔗糖廠商宣稱，有過百科研證實它對人體無害，但原來這些差不多全部是動物實驗罷了。直至2007年，只做過6次人類測試科研，而在FDA批准前，更只得兩個有結果。兩個測試共有寥寥36人參與，實質吃過三氯蔗糖代糖的更只有23人。就憑這23人的反應便下判斷，批准三氯蔗糖上市。再者，食用測試期最長只有4天，目的只在看有否引起蛀牙，而不是人體抵受程度，審批草率程度可見一斑。

澳洲國家工業化學品通報和評估署(National Industrial Chemicals Notification and Assessment Scheme, NICNAS) 公佈實驗結果顯示，有11至27%三氯蔗糖會在男性腸道被吸收，其他經糞便排出，被吸收的有2、3成分解為兩種代謝物，其餘在尿液排出。但這資料非常因人而異，其中只有8個人參與的人體測試中，已發現有一個受試對象3日後仍完全沒有排泄任何三氯蔗糖，顯然他的身體正代謝這代糖。這與上述製造商宣稱身體無法代謝三氯蔗糖不符。

FDA批准後，才有長期人體毒性測試，不過所謂長期亦只得3個月，與實質用家經年累月的使用有天壤之別，而且小童或孕婦測試一概欠奉。先前所述，過百個動物實驗亦不是全合格。如2008年發表的一項大鼠研究發現，Splenda令腸內有益菌減少50%。它增加腸內pH值，還影響身體中具有重要健康影響的醣蛋白，特別是當服用化療藥或治療愛滋病和心臟病的藥物時。5

5 Abou-Donia MB, et al. (2008). "Splenda alters gut microflora and increases intestinal p-glycoprotein and cytochrome p-450 in male rats". *J Toxicol Environ Health A.* 71(21):1415-29. "Cancer Statistics Review 1973-87". National Cancer Institute. Bethesda. N111 Pub No. 89-2789. Roberts, H. J. (1991, Winter). "Does Aspartame Cause Human Brain Cancer?" *Journal of Advancements in Medicine.* 4(4).

代糖可致糖尿心臟病

根據最近刊登於《加拿大醫學會期刊》(*Canadian Medical Association Journal, CMAJ*) 一項新研究再次顯示，人造代糖可與增肥、癡肥、糖尿病、高血壓和心臟病風險增加有關，並對新陳代謝、腸道細菌和食慾有負面影響。為更了解人造代糖是否對健康有長期影響，加拿大University of Manitoba的醫學中心George & Fay Yee Centre的研究人員，對37項科研進行系統性評估，跟進40多萬人平均達10年之久。當中有7項是最高規格的隨機對照試驗，其中平均跟進1,003人達6個月。結果並無發現使用人造代糖具減肥益處。而更長期的觀察性研究顯示，食用人造代糖反會令人有相對較高的風險出現增重、癡肥、高血壓、糖尿病、心臟病和其他健康問題。

領導科研的University of Manitoba健康科學系助理教授Meghan Azad博士有鑑於此，繼續在當地的兒童醫院進行一項新研究，探討孕婦食用人造代糖如何影響嬰兒的體重、新陳代謝和腸道細菌，來進一步揭示人造代糖的醜惡面目。 6

6 Azad M B., et al. (2017, Jul 17). "Nonnutritive sweeteners and cardiometabolic health: a systematic review and meta-analysis of randomized controlled trials and prospective cohort studies". *CMAJ*. 189(28).

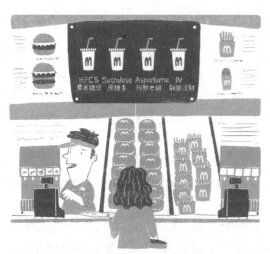

1.「小姐，你的汽水要選粟米糖漿、蔗糖素、阿斯巴甜，還是靜脈注射口味?」

食品工業、零食製造商和汽水廠要賺錢，第一最重要是味道，第二是味道⋯⋯至第十仍是味道。美味便大賣，什麼有益健康無害，絕不在其考慮之列。要健康有益，飲清水吧！

Chapter 3
蛋白質的謬誤

素食神話幻滅／放心食蛋／黃豆忌食

素食神話幻滅

隨着「飽和脂肪及膽固醇危害健康」這些欠缺科學根據的謬誤廣傳了數十年後，彷彿所有醫生、營養師、政府、傳媒都勸戒市民要以所謂「黃金321比例」進食，即每餐吃得最少的為1份蛋魚肉類，2份為蔬菜，3份為五穀根莖類，即指米飯、麵食、饅頭、麵包等「三白」最多的食物，才算是健康。有些人士更鼓吹要全素食，連雞蛋黃、奶類也不吃，才能獲得真正的健康。吃肉被渲染成污穢不堪、毒素溫床、破壞環境，是萬惡之源。以上種種對肉食的指控都無科學根據，或根據的都是偽科學。

「全素食是最健康飲食」亦成為廣為人接受的謬誤。蔬菜生果營養豐富，蘊含多種維他命、礦物質、纖維素，及近年備受重視的植物色素，如類黃酮 (Flavonoids)和類胡蘿蔔素(Carotenoids)。近年的科研顯示，它們對多種疾病有預防及治療效果。實際上，很多有藥用效果的植物或其汁液、草藥、蜂花粉都直接與其類黃酮含量有關，因此我們多吃蔬果是正確不過的。但若認為單從植物便可獲充足營養，或全素食才會令身體健康、延年益壽，這卻是要推翻的最大謬誤之一。

首先，肉類及其他動物食品，如奶類及蛋類，與素食的蔬果、五穀、豆莢類最大的分別，在於所含的蛋白質質素的差異。動物蛋白質是唯一提供完整8至9種必需氨基酸的來源；素菜亦是含蛋白質的食物，但是卻包含不了所有的必需氨基酸。若食物中包含了所有的必需氨基酸，則稱為「完全蛋白質」(Complete protein)；若缺乏某種必需氨基酸或其含量過低，則稱為「不完全蛋白質」(Incomplete protein)。肉類和乳品為完全蛋白質，而蔬菜、水果、五穀、豆莢類則為後者。

認識蛋白質

蛋白質之英文名Protein，在希臘語的意思就是「第一」。除了水，蛋白質是體內含量最多的物質，是維持健康和活力的重要元素。人體能合成運用近5萬種蛋白質，來形成及發育身體各器官組織，如肌肉、血液、皮膚、頭髮、指甲、五臟六腑和腦部等內臟器官，以及控制身體發育、生殖力和新陳代謝等的荷爾蒙。酶是體內所有基本生化作用的催化劑和協調劑，是由獨特的蛋白質構成的。同樣，負責對抗入侵體內異物的抗體或免疫球蛋白(Antibody)亦是蛋白質的產物。另外，母親在哺乳期間所分泌的乳汁是蛋白質；而血液的凝結及神經傳導物質也要靠蛋白質。

這近5萬種不同的蛋白質構造，其實僅由22種氨基酸調合而成。其中有8種是人類無法製造的，稱為「必需氨基酸」（Essential aminoacids），必需由飲食中攝取。這8種必需胺基酸是：異白氨酸（Isoleucine）、白氨酸（Leucine）、離氨酸（Lysine）、甲硫氨酸（Methionine）、苯丙氨酸（Phenylalanine）、羥丁氨酸（Threonine）、色氨酸（Tryptophan）、纈氨酸（Valine）。有了這8種必需氨基酸，身體便能轉換出其餘14種氨基酸。不過，嬰孩較成人有多一種未能自行合成足夠份量的氨基酸，它就是精氨酸（Arginine）了。

唯有全部必需氨基酸按照正確比例同時存在於體內，人體才能合成蛋白質。就算進食足量的蛋白質，但只是缺乏當中一種必需氨基酸，甚至暫時比例下降，都會使蛋白質的合成大幅下降或完全停止，使所有氨基酸以同樣的比例減少。蛋白質可控制體內酸鹼度和調節水份的平衡，但當蛋白質攝取量不足，血液和組織會變得過酸或過鹼，視乎所進食食物的酸鹼度而定，因此素食者常有酸鹼不平衡的毛病。

氨基酸中，對腦部及神經系統尤其重要的是含有硫質的氨基酸，如甲硫氨酸、半胱氨酸和胱氨酸，這些在蛋和肉類裏最豐富。又有個別人士無法生產某些非必需的氨基酸，例如牛磺酸及肉鹼，便一定要從紅肉中攝取。每種蛋白質都由不同的氨基酸所構成，例如：牛肉與雞蛋的蛋白質並不完全相同，構成魚與大豆的蛋白質亦不相同，這些蛋白質在體內的作用也不相同。在素食裏，含蛋白質最豐富的植物是豆莢類和五穀類，但所有植物的氨基酸，如色氨酸、胱氨酸、羥丁氨酸水平都很低。豆莢類如豆類、花生、腰果等的離氨酸很多，但甲硫氨酸則很少，這與五穀類剛好相反。因此，攝取不完全蛋白質的食物時，必須注意搭配，使所有氨基酸都能充份攝取，像是一起進食豆類和五穀類，同時最少也要加入少量動物蛋白質，如蛋類。

大部份營養學教學只着眼於進食了多少克食物、多少卡路里等膚淺的攝取量層面。但食物在進食後，有多少能夠被消化吸收，繼而為細胞所運用，又有多少不被消化而排泄出體外，卻全不理會。雖然我們進食了肉類、豆類等蛋白質，消化系統會將之分解成氨基酸，但身體對來源不同的蛋白質有不一樣的消化吸收能力。

蛋白質消化率校正氨基酸評分（Protein Digestibility Corrected Amino Acid Score, PDCAAS）是聯合國糧食及農業組織（Food and Agriculture

1 Mathai JK., et al. (2017, Feb). "Values for digestible indispensable amino acid

scores (DIAAS) for some
dairy and plant proteins may
better describe protein qual-
ity than values calculated
using the concept for protein
digestibility-corrected
amino acid scores (PDCAAS)".
Br J Nutr. 117(4):490-9.

Organization of United Nations, FAO) 自1989年開始採用的食物蛋白質質量指標。然而,2013年FAO發表了一份報告,建議採用更先進的方法來評估膳食蛋白質的質素。以「消化必需氨基酸評分」(Digestible Indispensable Amino Acid Score, DIAAS)代替PDCAAS,作為衡量蛋白質質素的首選方法。DIAAS能確定氨基酸消化率,提供更精確的數據,反映在小腸吸收的氨基酸量,以及該蛋白質對人類氨基酸和氮素需求量的貢獻。由於小腸對不同氨基酸吸收能力不一樣,一些食品雖可能有高蛋白質含量,但未必能提供同等的貢獻。PDCAAS通常高估了食物能被吸收的氨基酸量。如使用DIAAS方法評分,便能夠通過該蛋白質給身體提供氨基酸使用的能力,來給不同的蛋白質來源作評估。例如,與植物性蛋白質相比,DIAAS方法能夠證明奶類蛋白質的生物利用率更高。FAO報告的數據顯示,全脂奶粉的DIAAS評分達1.09,高於豌豆的0.58。 1

氨基酸通過小腸進入血液,分佈到整個身體,一些氨基酸被製成肌肉蛋白質,一些被製成器官細胞,又有一些被製成荷爾蒙等等。然而,並不是所有氨基酸都會被製成蛋白質,其中一些轉化成葡萄糖作細胞燃料,或轉化成脂肪儲存。那麼,如何知道身體使用了多少氨基酸來建構蛋白質,又有多少會轉化成葡萄糖呢?科學家已經回答了這個問題。

由於氨基酸含有氮素(Nitrogen),因此當氨基酸變成蛋白質時,身體便保留着氮素作為蛋白質的一部份。但是當氨基酸被轉化為糖時,氮素被釋放並通過尿液排泄,所以測量尿液中的氮素量,便知道進食的食物有多少轉化成蛋白質或糖。

常規氮平衡實驗(Nitrogen-balance experiments)可測量體內保留膳食的氮素,即總氮攝入量減去經糞便和尿液的氮排泄量,通常被認為是評估食品蛋白質質素的標準。氮平衡可以通過兩種方式表示:一、通過蛋白質淨利用率(Net protein utilization, NPU)測量氮素攝入量與氮素保留量的比率,例如全隻雞蛋的NPU是94%,即身體正在使用該食物中94%的氨基酸來建構身體蛋白質;二、通過生物價值(Biological value, BV)測量氮素吸收量與體內保留量的關係,例如全隻雞蛋的BV是100%。不同食物蛋白質的質量評估排序如下:

蛋白質類型	蛋白質淨利用率 (NPU)	蛋白質生物價值 (BV)	蛋白質消化率 (PD)	蛋白質吸收率 PD	PDCAAS	DIAAS	欠缺必需氨基酸	是否完全蛋白質？
乳清蛋白	92%	104	不適用	8-10 g/h	1.0	0.973-1.09	無	是
乳酪蛋白	85-92%	77	95.1-97.6%	6.1 g/h	1.0	不適用	無	是
雞蛋	94%	100	97%	1.3-2.8 g/h	1.0	不適用	無	是
牛肉	73%	80	不適用	不適用	0.92	不適用	無	是
黃豆	61%	74	86%	3.9 g/h	0.91-1.0	0.898-0.906	甲硫氨酸+半胱氨酸	不是
豌豆	不適用	不適用	不適用	2.4-3.4 g/h	0.597-0.70	0.579	甲硫氨酸+半胱氨酸	不是
螺旋藻	53-92%	68	83-90%	不適用	不適用	不適用	無	是
綠藻	不適用	不適用	不適用	不適用	不適用	不適用	甲硫氨酸+半胱氨酸	不是

1. 食物蛋白質的質量評估排序

素菜欠維他命B12

2 Ensminger, A. H., et al. (1994). "Encyclopedia of Foods & Nutrition". Boca Raton, FL: CRC Press. 1284.
Herbert, V. (1987). Am J Clin Nutr. 46:387-402.
Murray, M. T. (1996, Apr). American Journal of Nature Medicine. 3:(3):10-15.
Specker, B. L., et al. (1988). Am J Clin Nutr. 47:89-92.
van den Berg, H., et al. (1988). The Lancet. 1:242-3.

動物性蛋白質是唯一含大量維他命B12的天然食物,動物的肝和腎是其最佳來源,在蛋、肉、魚和芝士中含量也很豐富。素食人士以為螺旋藻、海苔、褐藻(Kelp)等也含維他命B12,但科研證實,人體無法吸收和運用這些類似維他命B12的物質。因維他命B12首先由兩種胃液消化,然後除非有「內因子」(Intrinsic factor)——一種黏液蛋白酶(Mucoprotein enzyme)存在,否則維他命B12在消化道內很難被吸收。而內因子無法結合植物中的維他命B12,進食大量這類植物,反而有礙內因子的運作,最終出現維他命B12不足。 2 內因子的形成異常複雜,依賴多種因素,如當時鈣的水平,胰臟酵素及上腸道酸鹼度要適中等。

維他命B12不足的最初症狀是神經系統的異常,例如灼痛、針刺麻痺感、四肢無力、應變能力及觸覺衰退、走路和說話困難,以及四肢抽搐等;嚴重的更會造成類似認知障礙症的腦部損害,這種腦部損傷的症狀包括:嘴痛、麻木或僵硬、死亡恐懼感、刺痛、針刺感或忽冷忽熱等。

3 Lindenbaum, J., et al. (1988, Jun 30). N Engl J Med, 318:26:1720-1728.

《英國醫學期刊》(British Medical Journal, BMJ)於1966年3月26日報導:「維他命B12不足,確實會造成一些嚴重的精神病症狀,包括情緒輕微失常、心智遲鈍、記憶欠佳,以至於嚴重的精神病……有時這些精神焦慮症狀,可能是維他命B12不足的第一個信號。」後來,1988年有一個研究進一步發現,有為數不少精神病房裏的長期病人,其血液維他命B12水平極低,證明維他命B12與精神病的關連。 3 因內因子的形成能力隨年齡驟降,而65歲以上的老年人縱使不吃素,也有2至42%欠缺維他命B12的危險,更何況素食的老年人。

全素引發血管硬斑　阻礙礦物質吸收

4 Byrnes, S. (2001). Diet and Heart Disease: Its NOT What You Think. Whitman Pubns. 25-52.
Ravnskov, U. (1999). The Cholesterol Myths. Washington, D.C.: New Trends

支持全素食的人亦宣稱植物性的蛋白質,如黃豆,便能降低「壞」的低密度脂蛋白膽固醇(LDL-C),提升「好」的高密度脂蛋白膽固醇(HDL-C),這樣便不會堵塞血管,減少血管硬化、高血壓及心臟病等。這當然是相當流行的謬誤,已被多位頂尖醫科學家推翻。 4 膽固醇無分「好」與「壞」,各有其重要的責任；膽固醇本身亦是保護血管的抗氧化劑。反而吃全素的人，因維他命B6及B12不足，引致高同半胱氨酸水平，並會引發嚴重血管硬斑，卻是不爭的事實。而女素食者較女葷食者心臟病死亡率更高（詳細證據已在本書〈錯怪膽固醇I〉一文闡釋過）。5

飲食裏欠缺動物產品，不僅難以獲得充足優質的蛋白質，亦會出現缺乏許多重要礦物質的情況。這是因為以素食為主的飲食，欠缺吸收礦物質的脂溶性催化劑。此外，五穀，如麥片，以及豆類含高量的植酸（Phytic acid），與鈣、鐵、鋅、銅和鎂等形成不水溶的植酸鹽（Phytates），阻礙這些重要礦物質的吸收。科學家一致同意，第三世界國家食用含高量植酸的五穀類及黃豆等食物，是導致人民出現廣泛礦物質營養不良的原因。6

來自動物，如肉類裏的鋅、鐵、鈣和其他礦物，就遠較來自五穀的容易被吸收了。我們不應該低估缺乏這些礦物質的危險。缺乏鈣質和鐵質的毛病眾人皆知，但缺乏鋅質時出現的毛病，卻較少被提及。只是輕微鋅不足，會導致動物生下畸形後代，如兔唇顎裂與殘障等。在人類，缺鋅可導致低能、智障、學習遲緩；男性則會生育力減退。而鋅的最佳來源是葷食，尤其是牡蠣和紅肉。

素食飲食者亦傾向磷質不足。大部份人的磷質來源是肉類，這便是素食者有較多蛀牙的其中一項原因。素食者亦經常難以維持血液和組織的酸鹼度的適當平衡，因為這個複雜的調衡機制需要充足的蛋白質和礦物質來運作。

動物蛋白質更健康

過去十多年，社會普遍認為素食是最健康的飲食，葷腥的肉食被渲染成毒素、萬病根源，營養師宣傳的金字塔式飲食亦偏重於米飯等五穀類。但誠然，回顧近年所有的科學證據，卻得出恰恰相反的結果。

我們的祖先一直以肉食、脂肪配合蔬果種子和果仁為生。考古學家發現，他們的遺骸擁有強健的骨骼結構、肌肉及整全堅固的牙齒。後來開始務農耕作之後，餐膳便加入了五穀和豆莢類。日出而作、日入而息的農夫生活，當然

Publishing.
Enig, M. (2000). *Know Your Fats: The Complete Primer on Fats and Cholesterol*. Maryland: Bethesda Press. 76-81.
Smith, R. and Pinckney, E. (1991). *Diet, Blood Cholesterol, and Coronary Heart Disease: A Critical Review of the Literature*. California: Vector Enterprises.

5 Ellis, Path, Montegriffo. (1970). "Veganism: Clinical Findings and Investigations". *Am J Clin Nutr*. 32:249-255.
Enas, E. A. (2000, nov). "Coronary Artery Disease Epidemic in Indians: A Cause for Alarm and Call for Action". *Journal of Indian Medical Association*. 98(11):694-5, 697-702.
Herrmann, W., Schorr, H., Purschwitz, K., Rassoul, F., McGill, F., et al. (1968). "Results of the International Atheros-clerosis Project". *Clin Lab Invest*. 18:(5):498.
Richter, V. (2001, Jun). "Total Homocysteine, Vitamin B (12), and Total Antioxidant Status in Vegetarians". *Clinical Chemistry*. 47(6):1094-101.
Smith, R., Corr, L. and Oliver, M. (1997). "The Low-fat/cholesterol Diet is Ineffective". *European Heart Journal*. 18:18-22.

6 Harland, B. F., et al. (1988, Dec). "Nutritional Status and Phytate: Zinc and Phytate X Calcium: Zinc Dietary Molar Ratios of Lacto-ovo-vegetarian Trappist Monks: 10 Years Later". *Journal of the American Dietetic Association*. 88:1562-1566.
Moser, P. B., et al. (1988, Apr). "Copper, Iron, Zinc and Selenium Dietary Intake and Status of Nepalese Lactating Women and Their Breast-fed Infants". *Am J Clin Nutr*. 47:729-734.
Van-Rensburg, et al. (1983). "Nutritional Status of Afri-

can Populations Predisposed to Esophageal Cancer". *Nutrition and Cancer.* 4:206-216.

7 Abrams, H. L. (1980). *Journal of Applied Nutrition.* 32:2:70-71.

8 Cheraskin, E., et al. (1978). *Journal of Orthomolecular Psychiatry.* 7:150-155.

9 Webb, J. G., et al. (1986, Oct 1). *Canadian Medical Association Journal.* 135:7:753-8.

10 Fallon, S. (1995). "Vitamin A Vagary". *Price-Pottenger Nutrition Foundation Health Journal.* 19:2:1-3. Jennings, I. W. (1970). *Vitamins in Endocrine Metabolism.* London, UK: Heinemann.

11 Haviland, W. A. (1967). *American Antiquity.* 32:316-325.

12 Abrams, H. L. (1980). *Journal of Applied Nutrition.* 32:2:70-71.

比狩獵來得輕鬆自在,但卻付出了代價。畢生致力研究偏遠原始民族的飲食與健康關係的著名牙科醫生Weston A. Price發現,那些主糧是五穀豆莢類的民族,雖然遠較現今城市人健康,奈何卻比那些以肉類海產為生的人有更多的齲齒。那些以素食為主的史前人類都被發現有齲齒、膿瘡、骨病,甚至癆菌滋生。 7

1978年Emanuel Cheraskin博士做的調查結果亦與Weston A. Price的一致。他調查了1,040個牙醫夫婦,以美國康奈爾大學(Cornell University)所編的康奈爾健康指標(Cornell Medical Index, CMI)作客觀評估,發現進食動物蛋白質愈多便愈少病痛, 8 反而蛋白質不足會導致心肌梗塞,因而出現冠心病。 9 然而,若攝取蛋白質時缺乏脂肪搭配,蛋白質便難以被適當運用。因此所有天然食物,如蛋類、奶類、魚類及肉類均不會是低脂的。低脂高蛋白餐膳問題多多,引致生長過速,及耗殆體內儲存的維他命A和D。 10

科學家研究馬雅(Mayan)古文明的遺骸,得出一些有趣的結論。他們發現在馬雅古文明早期,當有充足肉類供人食用時,男性平均身高大約165厘米。而在文明的末期,低下階層男性的身高已下降至只有157厘米。同時,統治階級的男性平均身高則約170厘米,因為低下階層的男性食糧盡是粟米和豆類,而統治階級卻有少量動物蛋白質作補充。 11 若現代人真的遵從營養師宣傳,偏重於米飯等五穀類的金字塔式飲食,說不定將來亦會出現這樣兩極化的後果。

素食主義者經常宣稱肉食縮短壽命,這亦是流行的謬誤。我們撇除現今醫療科技的因素,集中研究偏遠落後的傳統民族飲食時就會發現,食用大量的肥膩肉類和全脂牛奶產品的高加索山區居民,仍然以長壽著名。在厄瓜多爾維卡班巴(Vilcabamba)的居民,亦以各種各樣的動物食物,包括全脂牛奶和肥豬肉為生,他們亦著名長壽。歸屬巴基斯坦罕薩(Hunza)的長壽人民,同樣以高脂奶製品的形式來攝取豐富動物蛋白質。但另一方面,南印度全素食居民,卻是全球壽命最短的。 12

紅肉含亞鐵最補血

流行的「健康忠告」勸人減少吃紅肉，因這些紅肉含有的飽和脂肪遠比魚類及禽鳥的白肉為高，這當然是謬誤，尤其是對那些容易貧血的人來說。紅肉中含有攝取氧氣的肌紅蛋白（Myoglobin）及血紅蛋白（Hemoglobin），肌紅蛋白能讓鐵質吸收得更加好。素食含有非原血紅素鐵，或稱「非亞鐵」（Non heme iron），其空腹吸收率是2.9%，飽腹率為0.9%；相比之下，肝臟、瘦肉或魚類含有的原血紅素鐵（亞鐵，Heme）的吸收率高達23至35%。 [13]

缺鐵的問題在於氧氣不能有效率輸送到細胞組織處。缺鐵性貧血，也叫染色過淺貧血（Hypochromic anemia），是因紅血球的血紅素減少，使得紅血球細胞變小。儘管是其他原因導致貧血，缺鐵本身也會使紅血球的攜氧能力減少，造成皮膚蒼白和容易疲倦，還有月經過多、學習能力差、抵抗力差等問題。 [14] 多個科研發現，輕微缺鐵貧血足以帶來體能及生產力下降。 [15]

補充鐵質可明顯增進缺鐵患者的工作能力，能使他們精神煥發。缺鐵引致體能表現下降亦可與貧血無關，因所有細胞裏含鐵的酵素，在能量產生及新陳代謝方面亦會受制，比貧血症狀更早出現。紅肉富含最好的原血紅素鐵和鋅，兩者在身體使用必需脂肪酸時，佔有非常重要角色。再者，前兩節已闡釋過進食紅肉裏較豐富的飽和脂肪，對我們的健康有益無害。

吃肉及飽和脂肪不致癌

經常在報章、傳媒、社交平台、某營養師、某醫生的口中，說動物脂肪、肉類如何有害無益，致病致癌。究竟這營養謬誤從何說起？背後的真相又是怎麼一回事？

2014年逝世、享年83歲的著名脂質生化學家Mary Enig博士，畢生致力反直脂肪的研究。在她的著作*Know Your Fats: The Complete Primer for Understanding the Nutrition of Fats, Oils and Cholesterol*裏，講述了她學術生平的經歷見證。 [16] 在1965年，Ernst Wynder醫生在美國健康基金會（American Health Foundation）的會議上發表演講。在播出一張幻

13 Fairbanks, V. F. and Beutler, E. (1998). "Iron". Shils, M. E. and Young., V. R. eds. *Modern Nutrition in Health and Disease*. 7th ed. Philadelphia, PA: Lea and Febiger. 193-226.

14 Ibid.

15 Basta, S. S., et al. (1979). "Iron Deficiency Anemia and the Productivity of Adult Makes in Indonesia". *Am J Clin Nutr*. 32:6-25.
Gander, G. W. et al. (1977). "Physical Work Capacity and Metabolic Stress in Subjects with Iron Deficiency Ane- mia". *Am J Clin Nutr* 30:910-7.
Cook, J. D. and Lynch, S. R. (1986). "The Liabilities of Iron Deficiency". *Blood*. 68(4):803-9.
Viteri, E. E. and Torun, B. (1974). "Anemia and Physical Work Capacity". *Clinical Haematology*. 3:609-26.

16 Enig, M. (2000). *Know Your Fats: The Complete Primer for Understanding the Nutrition of Fats, Oils and Cholesterol*. Maryland: Bethesda Press. 76-81, 84, 187.

燈片時，他說在許多國家，動物脂肪攝取量與結腸癌都出現正相關。但奇怪的是，該幻燈片明確顯示出，大部份數據來自這些國家的「加工植物脂肪量」（Processed vegetable fat），而非他所說的動物脂肪攝取量！這些國家的加工植物脂肪攝取量遠遠高於動物脂肪攝取量，如在美國的數據，就有約89%是加工植物脂肪攝取量。跟着，1973年，夏威夷的科學家William Haenszel、統計學家和臨床醫生，聯合美國國立衛生研究院（National Institutes of Health），分析了夏威夷美籍日本結腸癌患者與其飲食習慣的關係。他們發現，通心粉、綠豆、青豆、豌豆類和大豆與結腸癌的風險關係最高，但從這項研究得出的結論竟是牛肉與結腸癌相關，以迎合先前Wynder的假設。

17 Haenszel, W., et al. (1973, Dec 5). "Large Bowel Cancer in Hawaiian Japanese." *Journal of the National Cancer Institute*. 51(6):1765-79.

此份被高調報導的研究宣稱吃肉及飽和脂肪與癌症，特別是腸癌有密切關連。 17 這研究實質上也經不起仔細分析和解讀。在欠缺對照組的比較，以及使用備受質疑的餐膳回憶（Dietary recall）搜集法，Haenszel發現美籍日本人的牛肉進食量與腸癌有關係。不過在數據上，通心粉、綠豆及豌豆類的進食量與癌症的關係，其實比牛肉來得更密切，可惜當時傳媒只是大肆渲染牛肉進食量與腸癌的關係。

來到1975年，於美國紐約州立大學癌症研究所就職、後來出任美國國家癌症研究所（NCI）高層的Peter Greenwald博士，在公開場合談到一批因有高結腸癌病患率而在當時受到關注的人群時，隨口猜測他們一定吃了大量牛肉。他這言論被解讀為再次「證實」了Haenszel的發現。漸漸地，反牛肉和紅肉的運動形成趨勢，加上媒體大力吹噓，可憐的大眾就此被虛假的陳述衍生出的營養謬誤所荼毒，使健康沉淪下去。

18 Graham S, Mettlin C. (1979, Jan). "Diet and colon cancer". *Am J Epidemiol*. 109(1):1-20.

閣下會質疑，事情真的可以這麼兒戲嗎？那就看看1979年，癌症學者Saxon Graham和Curtis Mettlin於《美國流行病學雜誌》（*Journal of Epidemiology*）撰寫關於飲食和結腸癌的回顧評論。他們寫道：「約在1965年，我們在Ernst Wynder主持的研討會上，首次接觸到動物脂肪為結腸癌病因的假設。在此之前卻沒有任何類似的發現。在研討會上，Wynder醫生提出了圖中所示的數據。請留意，他發現隨着這些國家的人均攝入動物脂肪數量增加，結腸癌的死亡率也相應增加。這個圖表和其他類似的圖表後來成

為了支持此肉類和脂肪致癌假設的基礎。」 [18]

跟先前所述,那圖中所示的是加工植物脂肪量的數據,而不是動物脂肪的數據。一張幻燈片的錯誤解讀,便種下了幾十年來糟蹋人類健康的禍根。因不久之前,Saxon Graham已做過肉類和蔬菜類與腸癌關係的流行病學科研,並發現不管攝取多少牛肉或其他肉類,都沒有增加患結腸或直腸癌的風險。然而,少吃蔬菜就會增加患結腸癌的風險。 [19]

[19] Graham S., et al. (1978, Sep). "Diet in the Epidemiology of Cancer of the Colon and Rectum 2". Journal of the National Cancer Institute. 61(3):709-14.

還有,在許多這些研究中,搜集的所謂飽和脂肪進食量數據,實質上混雜着氫化植物油及反直脂肪與這些確實致癌的物質。此外,這些研究沒有包括糖和「三白」等的進食量,儘管科學家Lopez和其他學者已多番表示,所謂高肉食量的文明國家,其糖和「三白」進食量同樣非常高。 [20]

[20] Lopez A, et al. "Some interesting relationships between dietary carbohydrates and serum cholesterol." J Clin Nutr, 1966; 18: 149-53.

結腸癌的形成過程已被充分了解:進食大量的奧米加6號亞麻油酸和氫化的油脂,在致癌物質誘發下,加上特定酵素的作用,於腸膜細胞形成腫瘤。 [21] 位於工業發達城市的居民,進食的快餐式食品充滿致癌物,再加上以植物油煎炸、食用纖維不足及高「三白」的餐膳,難怪結腸癌總在這些地區肆虐。但在傳統鄉土社會,蔬果充足,不吃糖和精煉的植物油,食物又不放添加劑,肉食與癌症便顯得絕無關聯。

[21] Merrill AH J., et al. "Lipid modulation of cell function." Annu Rev Nutr. 1993;13:539-59.

再者,科研自始至終找不出證據支持素食者整體患癌的機會較葷食者低。在一大型研究中發現,美國加州嚴格遵循素食的七日信徒(7th Day Adventists)患上某類癌症的機會雖較少,但患黑色素癌瘤、子宮癌、宮內膜癌、卵巢癌、前列腺癌、宮頸癌、腦癌的則更多,研究的結論亦為吃肉與患癌機會無關。 [22]

[22] Mills, Beeson, Phillips and Fraser. (1994). "Cancer-incidence among California Seventh-day Adventists, 1976-1982". Am J Clin Nutr. 59 (suppl):1136S-42S.

對素食主義聖經的批判

2005年,《救命飲食——中國健康調查報告》(The China Study: Startling Implications for Diet, Weight Loss, and Long-Term Health)出版面世。這本書由被主流營養學界譽為「營養學界愛因斯坦」的美國康奈爾大學榮譽教授 T．柯林．坎貝爾(T. Colin Campbell)所著,之後翻譯成14種語言於全世界出版。這本被吹捧為最不可以思議的健康暢銷書,據說有2千萬人見證推薦,為素食主義者證明全素食優於其他類型飲食的觀點提供了充足科學證據。可能是為了沾光，多達60位中外知名人士、媒體、專業醫生及營養師，爭相署名讚譽及推薦！這個驟看無懈可擊、獲絕對認同支持素食的科研證據，背後原來大有文章。

坎貝爾教授努力進行了40餘年的實驗和流行病學研究，收集得來龐大的數據，但可惜他之後分析出來的結論太以偏概全，不為人信服。不盲從附和、阿諛奉承的大有人在，當中最受注目同時又獲得坎貝爾回應反駁的，有Chris Masterjohn博士、Denise Minger和Michael R. Eades醫生等。自1986年以來，Eades一直是營養代謝醫學專科醫生，治療過數以萬計的患者。而坎貝爾卻不是一名執業醫師，只是科研教授，也沒有治病經驗來考證他的營養建議。

對《救命飲食──中國健康調查報告》，Eades醫生道：「它不全是謊言，卻簡直渾亂不清。事實上，我研究後的意見是，這是一本扭曲混淆的傑作。它多樣化扭曲混淆的程度，堪稱為扭曲混淆的天才之作。以一個凡人能寫出一本如此長篇大論的論證，製造出如此多混亂、模糊、扭曲和誤解，來將個人意見偽裝成確切真實的科學，是相當困難……」他又表示：「令我感到難過的是，數十萬至數百萬不能或不會批判地閱讀這本書的人，完全不加思索地墮入它的前設中，誤信整本書是基於一項最大和最重要的營養學研究。民眾批判思考的閱讀能力，究竟去了哪裏？」

23 相關網站：
https://proteinpower.com/drmike/2010/07/27/the-china-study-vs-the-china-study/#more-4213
https://deniseminger.com/2010/08/06/final-china-study-response-html/
http://www.cholesterol-and-health.com/China-Study.html

有興趣的讀者，可到他們的網站 23 詳閱其抽絲剝繭、鉅細無遺的合理批評，以及如何駁斥坎貝爾對他們的反駁。以下嘗試略述他們的部份點評。

《救命飲食──中國健康調查報告》一書雖以坎貝爾在中國農村地區進行的大規模觀察性研究而命名，但實際上，此部份的內容只佔全書18篇文章的一篇。坎貝爾在反駁批評時說，這純粹是出版商的行銷手法。

24 Schulsinger DA, Root MM, Campbell TC. (1989, Aug 16). "Effect of dietary protein quality on development of aflatoxin B1-induced hepatic preneoplastic lesions". *J Natl Cancer Inst.* 81(16):1241-5.

坎貝爾主要着眼於癌症，這亦是他一向研究的課題。他先做了一些接受致癌物質黃麴霉素（Aflatoxin B1）的大鼠實驗，顯示動物性的酪蛋白（Casein）會促進癌症發展，植物性的蛋白質卻無此效應。但這結論其實被他之前做過的科研所否定。1989年他參與的科研表明，當屬於植物性蛋白質的麩質，加入了離氨酸（Lysine, 其欠缺的必需氨基酸）時，麩質與酪蛋白有同樣促進癌症發展的能力。在此科研內文，坎貝爾承認這是所有蛋白質都有的效應，而不是某氨基酸或動物蛋白質專有的。24

跟着，他在中國做了一個非常廣泛和全面的流行病學研究，成了這本書的由來。全書為表明攝取動物性蛋白質與人類的癌症，以至所有退化慢性病有關。最後的內容基本上是介紹許多不同醫生的臨床經驗，和在這研究以外，許多他個人的其他發現。

80年代初，在坎貝爾帶領下，展開被《紐約時報》(*The New York Times*)稱為「流行病學的格林拔治」的「中國健康調查報告」。該研究走遍中國65個縣，當中6,500名年齡屆於35至64歲的成人被納為研究對象。至於對於死亡率的數據，他們棄用了64歲以上人士的死因證明書，認為是「不可靠」。坎貝爾將每個村莊裏的個人血液樣本匯集一起，才有足夠的樣本來測量超過109種營養、病毒、荷爾蒙和其他血液指標。他還測量了24個尿液指標、超過48種疾病的死亡率、36種食物成份、36種營養和食物攝取量、60種飲食和生活方式因素，以及17種地理和氣候因素。

總而言之，他研究了367個變數，發掘出約100,000個相關性，其中約8,000個在統計學上成立。以科研法則來檢視，如此龐大的數據量，隨時也能找到約5,000個統計學上成立的相關性。因此坎貝爾可在此研究隨意挖掘他想要的數據，來支持他的觀點。在書中，坎貝爾便使用該研究收集來的8,000個相關數據簡單地支持了「動物蛋白質導致癌症」，以及「吃最多動物性食物的人，得最多慢性疾病……吃最多植物性食物的人最健康，傾向於遠離慢性病」的假設。

這是一項流行病學研究，通過觀察得出不同變數的相關性，但不能提供因果關係式的結論。根據科學法則，這些觀察得來的相關性結果需要通過監控實驗，包括臨床試驗進行測試，以證明其因果關係。Chris Masterjohn博士的評論便指出，在此研究中所獲得的數據，甚至顯示動物蛋白與癌症無關。

坎貝爾為證明動物蛋白攝取量與癌症的關連，聲稱有6個替代血液標記物(Surrogate blood markers)與其有關，包括：一致性的血漿銅質(Plasma copper)、尿素氮(Urea nitrogen)、雌二醇(Estradiol)、催乳素(Prolactin)、睪丸酮(Testosterone)，以及相反性的性激素結合球蛋白(Sex hormone binding globulin)。他聲稱已有文獻確定，它們與動物蛋白質攝取量有關。但確認這些標記物的方法要在報告備註裏才能找到，報告亦沒有提供支持坎貝爾使用這些標記的參考文獻作證。奈何坎貝爾就以這幾種生物標記物作為動物蛋白質攝取量和癌症之間的連繫。而實際上，這些標記物大多與報告裏的動物蛋白質攝取量全沒關係。再者，所有這些生物標記物在人體生理上都是非常錯綜複雜的物質，很多時候會受飲食中許多變化而被干擾。在植物蛋白質中，也存在這些標記物，以血漿銅質為例，素食便富含銅質。

因此，「中國健康調查報告」得來的數據並沒有顯示攝取動物蛋白質與癌症等疾病在統計學上有顯著相關性，反之，糖和碳水化合物似乎與癌症有更明顯相關。此外，數據亦顯示，脂肪與癌症死亡率呈負相關，這與肉類有害的說法自相矛盾。

前面提到坎貝爾透過動物實驗得出酪蛋白促進老鼠患癌，然後，再發現幾種植物性蛋白質，如小麥和大豆的蛋白質，卻沒有相同的效果。由此便得出結論，指所有動物蛋白質都具有促進癌症的作用。他說：「一個普遍的模式浮現眼前，就是源自動物的營養素都促進腫瘤的生長，而植物類食物的營養素則減少腫瘤的生長。」由此可見，坎貝爾所作的結論非常牽強不實。酪蛋白是在奶類食品找到的蛋白質，同時只是眾多動物蛋白質的其中一種。而人們不會只把酪蛋白分離出來進食，而是喝下整杯牛奶，坎貝爾卻從未證實喝奶與癌症有關。其次，明眼人也能看出來，如何能將酪蛋白的影響無限延伸到牛肉蛋白、禽肉蛋白、魚肉蛋白、雞蛋白等身上呢?！實際上，甚至不能將酪蛋白的影響連繫到奶類的其他蛋白質，如乳清蛋白(Whey)等之上，因現今已有很多科研指出兩者有別，更遑論推展至所有動物性的蛋白質！坎貝爾的推論真是匪夷所思。

坎貝爾開誠佈公地刊登近乎所有的原始數據，數量極為龐大。他知道這是刊登文獻時極罕有的做法，因會有人以這些原始數據分析出不一樣的結果，但鑑於科研是70、80年代於當時較封閉的中國進行，所以他還是將之公開，以防受到不必要的質疑。這樣也帶來兩極化的閱讀態度：一個極端是大部份讀者，甚至學者所採取的態度，對這麼繁累的數據分析望而卻步，直接接納他的研究結論便算了；另一個極端是，思考型的讀者和學者面對如此龐大的原始數據資料，便有機會引用來分析批判，仔細審視他的解說及引申出的結論是否正確、合理和一致。

25 Denise Minger. (2010, Aug 2). "The China Study': A Formal Analysis and Response". Retrieved from: https://deniseminger.com/2010/08/06/final-china-study-response-html/#ref [Accessed

花了數百小時來審視《救命飲食——中國健康調查報告》的 Denise Minger，就是其中的佼佼者。她回應坎貝爾的反駁時表示：「我認為坎貝爾的假設不完全錯誤，但更準確地說，是不夠完整。雖然他肯定了無精製加工食品在達至及維持健康的重要性，但他卻不屑一顧地摒棄了在公共衛生和營養研究中存在其他更有相關、更有迫切性、

更有終極影響的飲食疾病模式，而只聚焦將動物性食物與疾病連繫在一起。」25　　28 Sep 2017]

因她的言論引發熱烈討論，她覺得有責任公開説出她在另一方面的發現，以便公眾可以加入討論和反思。她撰文的目的不在於詆毀坎貝爾，也不在於推動或勸阻某些特定的飲食模式，而是提出新的角度，來研究《救命飲食——中國健康調查報告》集得的數據和相關研究，同時強調坎貝爾在具體結論上出了什麼岔子和缺點。「我希望這些信息對讀者來説是有價值的，而最重要的是鼓勵獨立、批判性的思考，來促進我們對健康的理解。」

她亦指出，坎貝爾本身不是醫生，所以在書中最後列舉了多位醫生行醫的經驗作為例子以支持他的論點。他們成功使用素食，或加上其他生活習慣的改變，改善病人的健康狀況，及逆轉其慢性疾病，如心臟病。雖然這些醫生一致建議對攝取動物性食物要有所限制，但他們的飲食計劃不僅僅倡議素食，還大減或摒除精製碳水化合物、精製白糖和氫化植物油的攝取量，如精製麵粉、精製白糖、高果糖玉米糖漿、加糖早餐穀物片、糖果、汽水、植物油、人造植物牛油、白米、粉麵、麵包、蛋糕、餅乾、炸薯條和其他精製加工的碳水化合物等，這些都是在西方飲食模式中與高動物性食物分割不來的產物。

對於坎貝爾的著作，Denise Minger亦有中肯的結論：「並不能用植物性素食對中國人的成功來否定其他人口以葷食也能防治疾病的事實。同樣，個別人士在素食後改善健康，也不會抵消那些堅持葷食，又能逆轉疾病的事實。與其研究健康人群之間的不同之處，也許我們應該檢視他們的共同之處，如不吃精製碳水化合物、麵粉、白米、精製糖和氫化油，進食完整未加工、接近自然狀態的食品，而不是化學的垃圾食物。」在她看來，現代加工食品及其引致的疾病，已取代以往營養健康的食物，這正是揭示對人類健康最有意義的食物的關鍵。坎貝爾要提出一個普世的理論，在定義上應避免製造歧異，同時融合全球各民族的各種健康和疾病模式。「坎貝爾將動物產品標籤為西方疾病的根源，創造了一個只有在精挑細選的情況下才能成立的假設。這假設解釋不了其他流行病學揭示的趨勢，甚至是最近的對照科研結果。這正是一個有漏洞的理論，所出現的毛病僅體現廣泛飲食疾病機制中的一些片面真相罷了。」

肉類令鈣質流失的謬誤

26 Fallon, S. and Enig, M. G., PhD (1996). "Dem Bones- Do high Protein Diets Cause Bone Loss?" Price-Pottenger Nutrition Foundation Health Journal. 20:2:1-4.
Spencer, H., et al. (1986,nov). "Federation Proceedings". 45:12:2758-2762.
Spencer, H. and Kramer, L. (1983, Jun). Am J Clin Nutr. 37:6:924-929.

27 Spencer, H. and Kramer, L. (1986). "Factors Contributing to Osteoporosis". Journal of Nutrition. 116:316-319.

28 Spencer, H. and Kramer, L, et al. (1983). "Further Studies of the Effect of a High Protein Diet as Meat on Calcium Metabolism". Am J Clin Nutr. 37(6):924-9.

29 Cooper, C., et al. (1996). "Dietary Protein and Bone Mass in Women". Calcified Tissue International. 58:320-5.
Hunt, J., et al. (1995). "High-versus Low Meat Diets: Effects on Zinc Absorption, Iron Status, and Calcium, Copper, Iron, Magnesium, Manganese, Nitrogen, Phosphorus, and Zinc Balance in Postmenopausal Women". Am J Clin Nutr. 62:621-32.
Spencer, Osis and Kramer (1988, Jun). "Do protein and phosphorus cause calcium loss?" Journal of Nutrition. 118(6):657-60.

30 Watkins, B. A. and others (1996). "Importance of Vitamin E in Bone Formation and in Chondrocyte Function". American Oil Chemists Society Proceedings, at Purdue University.
McDonald and Min (1996). "Food Lipids and Bone Health". Food Lipids and Health. NY: Marcel Dekker Co.

肉類蛋白質被宣傳為會令骨質流失鈣質,是另一個流行營養謬誤。這些指控得不到科研及考古查證支持。 26 這謬誤源於一份1986年的科研。 27 該科研所用的並非是完全食物或肉類,而是單一分隔的蛋白肽及支離破碎的蛋白粉末(Fractionated protein powders)。進食這些非天然的,從黃豆、蛋或奶類分離出來的蛋白肽後,動物和人都出現鈣質失衡引致的骨質疏鬆症。但當以有脂肪的肉類進行科研時,對受試者進行長期檢驗,卻並無發現任何鈣質流失的證據。 28 亦有其他科研指出,進食肉類不影響鈣質平衡,更能強化骨骼。 29 眾矢之的的飽和脂肪更是正常骨骼鈣化所必須的元素。 30

氨基酸及無脂蛋白粉引起鈣質流失,而天然有脂肪的肉類則不會,原因在於蛋白質、鈣、礦物質需要脂溶性維他命A及D的協助才能被身體應用。所以,沒有這些營養素的蛋白粉,會擾亂人體生化代謝,引致骨質流失。 31

預成維他命A及維他命D只存在於動物脂肪中,所以要真正避免骨質疏鬆症,應遠離素食者提倡的豆類蛋白肽補充粉(Soy protein isolate)及單一氨基酸(Isolated amino acids),進食帶有些脂肪的肉類,多做負重運動、緩步跑、上下樓梯等。近年有證據顯示,多吃肉的女性比食素的較少出現髖關節折斷。 32 科研也發現素食會令女性更易患上骨質疏鬆症。 33

另外,很多所謂專家經常說吃肉令體質呈酸性,使礦物質從骨骼流失,酸鹼度失衡更是謬誤。理論上肉類的硫質和磷質在水中呈酸性,但絕不代表在人體內也是這樣。實質上,充足的牛、羊、家禽等肉食可提供足夠的蛋白質和維他命D,才是令體液酸鹼值平衡的元素。

進食較多蛋白質導致腎結石亦是沒有科研證據的流行謬誤。反而若餐膳有充足鎂和維他命B6,以及少吃「三白」,便可忘掉腎結石這回事。至於腎病患者,由於要限制蛋白質攝取量來減輕腎臟衰竭的負荷,所以更加需要倚靠適量的動物性食品來攝取優質的完全蛋白質,而不是以素食得來的劣質不完全蛋白質加重其負荷。多吃肉不會引致腎病, 34 要腎臟健康地運作,脂溶性的維他命及飽和脂肪更是不可或缺。 35

總括來說，動物葷食是維持身體強健的重要一環。動物脂肪是提供維他命A及D的最佳來源，而且能令身體更有效率地運用蛋白質。肉類也含豐富的礦物質、維他命B6及B12。食用低脂奶類、只吃蛋白不吃蛋黃，吃瘦肉不吃肥肉等流行謬誤，可導致這些脂溶性營養素的嚴重缺失。 36 因經濟不許可無法多吃肉的人士，可以較便宜的骨頭煲湯代替，同樣也可吸收到適量的動物脂肪和蛋白質。

高等動物不吃全素

仔細檢視哺乳類動物的生理和進食習性，你會發現，沒有高等動物是嚴格素食主義者。所有靈長類動物都吃葷：大猩猩和黑猩猩一直被認為是吃素的，實質牠們一直從黏附着葉子和果子的昆蟲蛋和幼蟲，甚至獵殺其他小動物和猴子，來攝取蛋白質； 37 其他靈長類也吃蟋蟀、蒼蠅、囓齒目動物、小羚羊等動物。就是被確認為素食的牛和其他反芻動物，也總從黏附着草和植物的昆蟲蛋及幼蟲攝取蛋白質。另外，牠們的胃和小腸包含相當數量的單細胞原生動物（Protozoa），這些微細的動物幫助牠們消化草的纖維，跟着本身亦會被消化和吸收。

只有當前的世界，才有一部份人能真正遵循嚴格素食。以往在鄉鎮衛生欠佳的環境，食物裏經常有蟲及其卵存在。印度教徒（Hindus）一直以進食這些小昆蟲、幼蟲及其蟲卵來吸收維他命B12，預防惡性貧血的出現。他們也吃奶製品，甚至一些部族有吃白蟻的習慣。但當這些印度教徒移居英國後，生活在食物衛生比老家嚴謹得多的環境，卻令他們惡性貧血患病率明顯大增。 38

開墾叢林作耕地不環保

有些環保人士爭辯說，若將用來餵飼牛羊的地方改用於耕種，收成的穀糧已夠養活眾多第三世界國家的飢民。這個論據忽略地球上大部份土地是不適宜耕種的乾地，畜牧業正好善用了這些山區高低不平的乾地、草坡及叢林，還有沙漠的細小綠洲，提升人類糧食的生產。中國幅員雖然廣大，卻並非地大物博，耕地只有14億畝，但適合畜牧的土地卻是耕地的3倍。然而，為大幅提升農作物產量，來應付流行偏重穀糧的要求，迫使政府破壞林木，開墾山

31 Fallon, S. and Enig, M. (2000). "Dem Bones-Do High Protein Diets Cause Osteoporosis?" *Wise Traditions.* 1:4:38-41. Also posted at http://www.westonaprice.org.

32 Munger, R. C., et al. (1999). *Am J Clin Nutr.* 69:147-52.

33 Chiu, J. F., Lan, S. J., Yang, C.Y., et al. (1997). "Long-term Vegetarian Diet and Bone Mineral Density in Postmenopausal Taiwanese Women". *Calcified Tissue Internation.* 60(3):245-9.
Lau, E. M., Kwok, T., Woo, J., et al. (1998). "Bone Mineral Density in Chinese Elderly Female Vegetarians, Vegans, Lac-to-vegetarians and Omnivores". *European Journal of Clincial Nutrition.* 52:60-4.

34 Dwyer, J. (1994). *Am J Pub Health.* 84(8):1299-1303.

35 Enig, M. (2000). "Saturated Fats and the Kidneys". *Wise Traditions.* 1:3:49. Also posted at http://www.westonaprice.org.

36 Sally, F. (1995). "Vitamin A Vagary". *Price-Pottenger Nutrition Foundation Health Journal.* 19-2:1-3.
Jennings, I. W. (1970). *Vitamins in Endocrine Metabolism.* London, UK: Heinemann.

37 Abrams, H. L. (1978). "A Diachronic Preview of Wheat in Hominid Nutrition". *Journal of Applied Nutrition.* 30:41-55.
Goodall, J. (1971). *In the Shadow of Man.* Boston.

38 Nature's Way. (1979). 10:20-30.

39 Simons, F. J. (1991). *Food in China: A Cultural and Historical Inquiry.* Boca Raton, FL: CRC Press. 462.

野叢林，把原先棲居的動物趕盡殺絕，又改動天然水源分佈，來「製造」更多耕地。此舉談不上怎樣環保。 39

對環境有更嚴重威脅的是，側重五穀、蔬菜和豆類的單一耕作模式，令泥土貧瘠不堪；另一方面，農產量又要養活龐大的人口，非加入大量化肥不可。所以，如消費者有智慧地轉向，不一面倒偏好吃素，可令農夫在耕作之餘同時發展畜牧業。禽畜的排泄物可提供絕佳的肥田料；到處走動的雞隻可啄食昆蟲，減少殺草劑的使用之餘，亦生出富營養的雞蛋；讓牛羊在果園吃草，可免用除草劑；在耕地邊緣地域放牧，飼養家禽牛羊，為農夫提供優質肉類、奶類供應市場，帶來可觀的額外收入，更是脫貧的好機會。

戒吃肉類不宜太久

另一方面，戒吃肉類的確被視為可淨化身體及有治療的功效。傳統的民族或不同的宗教，不約而同、或多或少都有守齋戒的習慣。戒吃肉類往往對某些癌症、皮膚病、類風濕關節炎及痛風等，有一定的療效。反而精製碳水化合物或「三白」與癌症、皮膚病、痛風往往關係更密切（這在本書〈糖衣陷阱〉一文已討論過）。在治療痛風方面，應盡量減少進食「三白」和果糖，精製糖如白糖、蜜糖、楓葉糖漿、粟米糖漿、果糖等都會增加尿酸。科研指出，76%痛風患者有對胰島素麻木的毛病，因為血液高胰島素水平嚴重抑制尿酸的排泄。 40

有一科研探討低碳水化合物餐膳對中年痛風患者的潛在益處。當他們避免進食麵包、馬鈴薯、米飯、意粉，以及進食大量的健康脂肪，如新鮮橄欖油、果仁、三文魚、沙甸魚類等，16周後，帶來明顯的尿酸、膽固醇及體重下降，亦大減痛風發作的次數。當然蛋白質亦無須過多，以普通較少勞動的人，每公斤體重所需0.8克的分量便可。但足量的蛋白質仍是必須的，因氨基酸可減少尿酸在腎小管的回吸，從而增加尿酸排泄，減少在血清尿酸水平及痛風發作機會。 41 戒吃肉類及動物食品的日子始終不宜太久，否則過於倚靠「三白」果腹，反而有機會出現如肥胖、骨質流失、糖尿病、神經異常、貧血、血管硬化、生殖力下降等其他毛病。

40 A.Galvan, et al. (1995). "Effect of insulin on uric acid excretion in humans". Am J Physiol Endocrinol Metab. 268:E1-E5.
F. Facchini, et al. (1991). "Relationship Between Resistance to Insulin-Mediated Glucose Uptake, Urinary Uric Acid Clearance, and Plasma Uric Acid Concentration". JAMA. 266:3008-11.
B.T. Emmerson. (1974). "Effect of Oral Fructose on Urate Production". Ann Rheum Dis. 33:276-9.
Choi HK, et al. (2008, Feb 9). "Soft drinks, fructose consumption, and the risk of gout in men: prospective cohort study". BMJ. 336(7639):309-12.
Choi HK, et al. (2010, Nov 24). "Fructose-rich beverages and risk of gout in women". JAMA. 304(20):2270-8.
Underwood M., et al. (2008, Feb 9). "Sugary drinks, fruit, and increased risk of gout". BMJ. 336(7639):285-6.

41 Dessein P H,et al. (2000). "Beneficial effects of weight loss associated with moderate calorie/carbohydrate

restriction, and increased proportional intake of protein and unsaturated fat on serum urate and lipoprotein levels in gout: a pilot study." *Ann Rheum Dis.* 59:539-43.

素食不代表慈悲無害

吃肉在靈修宗教上的影響已超出了本書的討論範圍。然而，歷代的大聖人、大宗教家、教主，有素食的，也有葷食的，甚至什麼都不吃也有。到處化緣的南傳佛教和尚、不丹、青藏高原的密乘佛教僧侶都可吃三淨肉：即不見殺、不聞殺和不為自己殺，可見一切在於心中有否為一己之慾而動殺念，有損慈悲心。換句話說，不可吃生猛海鮮、新鮮剛宰的禽畜肉類及不能指定要屠這宰那。中國的僧眾亦是在唐代百丈禪師提倡下，改在寺院自耕自作代替化緣方式後，實踐「一日不作，一日不食」的農禪生活，守不殺生戒，才開始吃素的。誠然，對動物有惻隱之心，亦是高尚可敬的情操，但可以多吃蛋類、全脂奶作蛋白質、脂肪的補充。

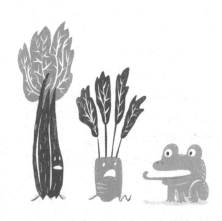

2.「糟糕了！愈來愈多人類變成素食者了！」

素食不代表慈悲，不代表沒有加害過生命。一切的植物都是有生命的，甚至也有情感、喜惡、感痛的能力，只是人察覺不到，一廂情願認為「他」是死物罷了。有科研指出，在悠揚古典音樂下栽培的植物較在搖滾電子音樂下的燦爛茂盛得多。生命就是生命，無分大小，一粒細菌、一隻小蟲、一根菜苗、一條藍鯨，都是生命，是惡是善一切在於其心所念，其心所想。再者，農夫為我們翻土耕田、種苗割菜時，不知灑下多少殺蟲劑，殺了多少蚯蚓蜈蚣、蛇蟲鼠蟻，那些不是生命嗎？因此無論怎樣，我們要清楚知道，有很多生命為維持我們的生命而犧牲了，所以要時刻感恩，要珍惜自己及其他生命體，不做不必要的破壞，不終日吃喝玩樂、為慾念而活；清楚自己生命的意義、存在的價值；努力行善積德，做個樂於助人、樂善好施、有貢獻的有用人。這樣才不辜負為我們而犧牲的各種生命體，豈不來得更慈悲！總言之，吃素並不較吃肉為身體帶來健康，不一定維護生態，支持環保，更不一定代表慈悲為懷。

商人唯利是圖　食物加工無一倖免

最健康的飲食方式應為3份蔬菜水果、2份紅白肉類連其脂肪及蛋類、1份糙米飯，多菜中肉少飯最健康。不過，在倡議多吃天然的肉類和動物食品有益兼不會影響健康的大前提下，我們要儘量避免進食加工肉類。古時未有現今的冷藏科技作保鮮，唯有將肉類以醃製、煙燻等方式加工。這些過程產生很多致癌物，對健康極為有害。因此應進食冰鮮急凍的肉類，而不是經煙熏、醃製、鹽醃或添加化學品製成的火腿、煙肉、意大利臘腸、五香熏牛肉、熱狗、香腸、漢堡扒、叉燒、燒肉、燒鵝和燒鴨等加工肉類。無可否認，我們每日在超市買到的肉類、牛奶、雞蛋和人類祖先所吃的質素的確差很遠。更有部份唯利是圖的無良商人以各種激素、抗生素餵飼禽畜，務求令牠們快高長大及不染病，並把牠們關在不見天日、衛生環境惡劣、不人道的「製肉工廠」中，這一切是絕對要關注、管制及遏止的。

但同樣，我們在超市所買到的蔬果、豆類、穀物等農作物亦不能倖免。商企化的農田為提高農產量，令蔬果外表更吸引，用盡化學肥料，注射生長荷爾蒙、人造糖漿色素，灑上劇毒除草、除蟲劑、漂白劑等等污染物，也是不爭的事實。還有「三白」、麵包、蛋糕、糖果、餅乾，各類粉麵，甚至快熟麥片、粟米片等等，亦經複雜精製加工，內裏的反直氫化植物油、人造色素、代糖、膨脹劑、穩定劑及防腐劑，肯定更比一塊新鮮牛扒、一隻雞蛋多出不知多少倍。一件肥牛扒與一件精緻甜美的生日蛋糕相比，始終是前者較接近老祖宗所吃的食物，來得較天然、健康有益。

前兩章已談過，油脂和碳水化合物可經精煉加工成為對健康有害的物質，而蛋白質也不例外。從大豆、乳清、奶蛋白和雞蛋加工精煉分離出來的蛋白粉是時興食物原料，甚至成為了「保健產品」。這些通常經過高溫過程處理的單一蛋白質，實質全部變了質，身體難以運用，反而會使體內硝酸鹽等其他致癌物質大增，加重身體負荷。蛋白粉被宣傳作低脂餐膳健康代餐，此舉可導致身體脂溶性維他命A、D及E缺失。大豆蛋白粉更含高量植酸鹽，阻礙礦物質吸收，還降低甲狀腺的植物雌激素和強力酵素，抑制生長和有致癌的可能。

因此，當精明消費者明瞭葷食、天然肉類、蛋類及其他動物脂肪是有益健康的，不再相信偏重「三白」為主的素食才是健康這謬誤後，每人以手上的金錢作武器，只選擇購買食用有機天然、人道方法飼養的禽畜（或有機農作物），這樣不單對自己身體好，亦幫助到更多有良心的中小型飼養場及農夫的生計，不然的話，便枉費他們良好的意願，像前幾年香港有農夫有機飼養出「香味豬」來，可惜銷路不多，終蝕本收場。讀者若正從事肉類進口生意，何妨採購些在歐美日漸流行、有機牧場飼養的禽畜肉類、蛋類在香港出售，配合對消費者的宣傳教育，相信銷路一定不俗。

CH.3

放心食蛋

每次和朋友談論到最有益的食物，我一定首推雞蛋，而我本人每天都吃兩三整隻以上。它比任何食物來得更天然，因無基因改造、無農藥、無污染。雞蛋包含了母雞為下一代的一片苦心，是窮盡牠短促生命的精華而成的瑰寶。奈何，人們一聽到雞蛋，尤其是蛋黃，便皺起眉頭，怕其膽固醇高。

單看雞蛋所含的膽固醇，的確是眾食物之冠，每隻含量達213毫克。流行智慧叫人每日應攝取少於300毫克的膽固醇，導致有人認定多吃雞蛋就會使血液膽固醇升高，繼而出現心血管疾病。這近乎街知巷聞的謬誤卻是完全沒有科學根據、純粹一知半解的人一廂情願推斷出來的。

吃蛋與心血管疾病毫無關連

1 Malcolm Whyte, et al. (1977, Feb). "Cholesterol metabolism in Papua New Guineans". *European Journal of Clinical Investigation.* 7(1):53-60.

2 Hu FB, et al. (1999, Apr 21). "A prospective study of egg consumption and risk of cardiovascular disease in men and women". *JAMA.* 281(15):1387-94.
Katz DL, et al. (2005, Mar 10). "Egg consumption and endothelial function: a randomized controlled crossover trial". *Int J Cardiol.* 99(1):65-70.

在一篇轉載於著名的《新英倫醫學期刊》(*New England Journal of Medicine*)，測試蛋與膽固醇關係的報告裏，科研人員找來一群一向食用非常低膽固醇的食物的新畿內亞高山土著，每日在其食糧裏加入一克蛋黃膽固醇，食用5周，預計能量度出他們血液膽固醇量的增幅。但出乎意料之外，這麼多的蛋未有令他們的血液膽固醇水平有明顯轉變。[1] 綜合最新有關的科學研究，得出結果亦剛好與流行智慧相反：吃蛋與心血管疾病毫無關連，無論男女，每日吃蛋也不會增加患冠心病或中風的風險。[2] 刊於第99期《國際心臟科醫學期刊》(*International Journal of Cardiology*)、於2005年3月發表的科研報告指出，健康成人每日進食兩隻雞蛋，不會導致：

- 對能反映及量度心臟病風險的血管內皮層功能 (Endothelial function) 有任何負面影響
- 血液膽固醇或低密度脂蛋白 (LDL) 水平增加

3 Qureshi A. I., et al. (2007, Jan). "Regular egg consumption does not increase the risk of stroke and cardiovascular diseases". *Med Sci Monit.* 13(1):CR1-8. Epub 18 Dec 2006.

2007年美國新澤西州醫科大學腦科部就對食用雞蛋與心血管疾病及死亡風險的關係發表文獻。此科研以最富代表性的9,743位年齡介乎25至74歲的人士作研究，以每周吃蛋少於1隻、1至6隻及6隻以上分3組，跟進他們超過20年。在剔除年齡、性別、種族、血膽固醇量、吸煙、體重、教育水平、收縮血壓及糖尿病患者的分別後，發現每周吃多於6隻雞蛋並不會增加患中風及缺血性中風的風險。[3]

其實進食的膽固醇量與血液中膽固醇的濃度之間並沒有直接關聯。對大約3成的人來說，進食膽固醇實際上會更有益，使身體出現減輕心血管硬化的血液脂蛋白分類狀況。

在最近的一次科研綜述中，康涅狄格大學營養科學系(University of Connecticut, Department of Nutritional Sciences) 的 醫 生 Maria Luz Fernandez 總結了一些進食雞蛋對血液膽固醇水平影響的研究結果。科研發現，無論以10至12歲的兒童、20至50歲的男性、未停經和停經後的女性、白人和西班牙裔作研究對象，都得出同樣結論：三分之二的人口每天吃2到3個雞蛋，對血液膽固醇水平幾乎沒有影響。另外少於三分之一的人，相比之下被稱為「超級反應者」(Hyperresponders)，當這些人吃蛋黃時，他們的膽固醇水平會上升，但LDL和高密度脂蛋白(HDL)亦同時上升，所以LDL與HDL，或LDL與總膽固醇的比值都沒有改變，這些都是被認為比總膽固醇量更好的心臟病風險指標。

再者，LDL顆粒的實際數量根本不變，只是體積變大了。當檢驗血液膽固醇水平時，化驗室有時按重量為單位作報告。如在美國，單位通常是每分升有多少毫克mg/dl。有高血膽固醇水平時，即在指定的血容量裏，所攜帶膽固醇的脂蛋白顆粒總重量多了。這可能是有更多數目的顆粒，又或者可能是因為攜帶多了膽固醇，而令顆粒更重。

根據Fernandez博士的研究顯示，LDL顆粒愈小而致密，可以增加動脈粥樣硬化的風險，而LDL顆粒愈大則愈安全。這是因為小而密集的LDL顆粒易於被氧化。擁有細小而致密的LDL顆粒的人，比有大而浮動的LDL顆粒的人，心臟病風險高出3倍。

在多個關於雞蛋的研究中，那些超級反應者的LDL顆粒變得更大，而不是數量更多。當脂蛋白顆粒變大時，相對難被氧化及積累在動脈粥樣硬化斑塊中，因此多吃雞蛋黃有益於心血管。4

4 Fernandez M. L. (2006). "Dietary cholesterol provided by eggs and plasma lipoproteins in healthy populations". *Curr Opin Clin Nutr Metab Care.* 9:8-12.

蛋黃營養豐富

很多人被膽固醇致病的謬誤嚇得要命，就算吃蛋也要棄掉蛋黃，只吃蛋白，簡直是暴殄天物。事實上，雞蛋黃佔雞蛋的液體重量3成以上，而且營養豐富，供給我們最優質的蛋白質。除維他命B2和B3外，蛋黃的維他命含量遠高於蛋白。雖然蛋白在蛋白質、鎂、鉀、鈉、硫質的含量上亦不少，但佔超過整隻雞蛋一半的所有脂溶性營養，如維他命A、D及E都存在於蛋黃中。從一隻天然有機飼養雞隻生產的蛋中，可找到現知的所有營養素。

5 Lieber, C. S. and Rubbin, E. (1969). "Alcoholic Fatty Liver". *N Engl J Med.* 280:705-708.
Essentiale, Essentiale Forte. (1989). Germany: Natterman International GMBH.

雞蛋黃含超過2克的磷脂醯膽鹼(Phosphatidylcholine)，俗稱卵磷脂(Lecithin)，對肝和腎的健康極為重要，是補肝的重要營養。在德國，由於臨床證據充足，德國食物及藥物管理局(BGA)授權以高濃度磷脂醯膽鹼製劑作為治療急性病毒肝炎、酒精引致及糖尿的脂化肝(Fatty liver)、慢性肝炎、肝硬化、西藥及化學中毒引致的肝受損的有效物質。[5]

因為有許多醫生及營養師對膽固醇、卵磷脂等的認識都不夠，所以在治療動脈硬化症時，完全禁止患者吃蛋黃(含2,009.8毫克卵磷脂)及任何脂肪食物。可是欠缺這些營養，身體便無法生產充足的卵磷脂，膽固醇因此無法分解成微粒，不能被有效地運用及為身體組織所吸收。

雞蛋黃可防脂化肝

卵磷脂顧名思義是從蛋卵得來的，多吃幾隻雞蛋便能充分攝取此營養，有助預防上述的毛病。但大多營養師仍受膽固醇致病的謬誤所蒙蔽，視雞蛋為敵人，所以建議改服用卵磷脂補充品來降膽固醇。這些補充品是從大豆萃取出來的植物性「類卵磷脂」，與人體喜用動物性的卵磷脂有異，效果稍遜。

身體從卵磷脂製造出的磷脂質(Phospholipids)，就是細胞膜的構成物質。細胞能否正常運作，對各種荷爾蒙、細胞信使(Cellular messengers)作出適當的反應，以及執行細胞核內遺傳基因的指令，全賴細胞裏外的健康胞膜。

卵磷脂內含膽鹼(Choline)，是維他命B群的一員，主要和體內脂肪與膽固醇的有效運用有關。它可協助膽固醇適量分佈到血管壁及其他所需組織。膽素不足會出現肝臟脂肪沉積及其他肝、腎功能失常。這也會連帶造成出血性胃潰瘍、心臟病、腎小管阻塞及腎出血。當飲食中蛋白質太少，也會造成膽鹼不足。長期缺乏蛋白質更可導致高血壓、肝硬化、脂化肝、血管脂肪和動脈硬化。因此，膽鹼預防脂肪在肝臟細胞中積聚，並協助將脂肪代謝，防治脂化肝。

另外，膽鹼亦被身體運用製造神經傳導物——乙酰膽鹼(Acetylcholine)，及形成神經鞘磷脂(Sphingomyelin)來。神經鞘是神經線的外皮構造，一切電流信息傳遞就在這裏。補充膽素也增加腦部的乙酰膽鹼的存量，可能有助增強，尤其是認知障礙症患者的記憶力。另外，膽素也能調節及增進肝和膽囊的功能，並有助於預防膽結石。 6

6 Canty, D. J. and Zeisel, S. H. (1994). "Lecithin and Choline in Human Health and Disease". Nutr Rev. 52:327-339. Zeisel, S. H., et al. (1991). "Choline, an Essential Nutrient for Humans". FASEB Journal. 5:2093-2098.

飼料左右雞蛋營養價值

母雞若以綠葉青草餵飼，生下的雞蛋，因含高量類胡蘿蔔素(Carotenoids)，蛋黃便自然呈現鮮橙紅色；若純以穀物粟粉飼養，蛋黃就呈黃色。所以，農人實無須為了令蛋黃呈紅色而加入有害的「蘇丹紅」，只要給母雞多餵菜葉、紅蘿蔔粉便可。

類胡蘿蔔素中，葉黃素(Lutein)和黍黃素(Zeaxanthin)因對眼睛視力的好處，及能防治黃斑點退化病(Macular degeneration)，近年最受重視。1994年有一科研再揭示吃蛋對眼睛的好處：實驗找來24個婦女，分成3組，兩組分別吃高量及低量雞蛋，第三組則完全不吃，結果發現第三組的膽固醇水平上升，而進食雞蛋的兩組的視黃素均大幅提升，但膽固醇水平不變。還有一個科研以33個年逾60歲的長者作對象，他們每日進食一隻雞蛋，5周後，體內的葉黃素增加25%，黍黃素更增加40%，膽固醇水平則無增減。 7

7 "One Egg Per Day Boosts Eye Health". (2006, Sep 22). NetDoctor. Retrieved from: news.netdoctor.co.uk. [Accessed 28 Sep 2017]

由上述可見，蛋的營養質量是由母雞的飼料來決定。以亞麻籽、魚粉飼養及隨處啄食小蟲的母雞，他們所生的蛋有特別高的奧米加3含量，與奧米加6

呈近最佳的一對一比例。商企化的農場以純穀粉飼養雞隻,其蛋內的奧米加6含量可比重要的奧米加3含量多達19倍,營養價值大減。

雞蛋也是維他命B6、B12、甜菜鹼(Betaine)的重要來源,它們能抗氧化及抑制同半胱氨酸(Homocysteine)的出現。同半胱氨酸是甲硫氨酸的代謝中介物,能破壞膠原組織結構及血管壁細胞,減低患血管硬化及心臟病的風險。[8]

8 Brouwer I A, et al. (2000). "Betaine Supplementation and Plasma Homocysteine in Healthy Volunteers". Arch Intern Med. 160(16):2546.

熟蛋白生蛋黃較有益

有些人喜歡食用生雞蛋。可是,未煮熟的生蛋白含大量抗生物素蛋白(Avidin),一隻蛋的蛋白便可中和近5.7克生物素(Biotin),而蛋黃中僅含25微克生物素。生物素,或稱為維他命H,是維持皮膚、指甲和頭髮健康的重要維他命。吃生蛋白妨礙此種重要營養素的吸收及存量。當這種維他命不足時,除了可能會使人出現疲勞感和憂鬱等症狀外,也會出現指甲脆弱、濕疹、脂溢性皮炎(Seborrheic dermatitis)、掉頭髮、頭髮變白等症狀。

然而,把蛋煮熟便會破壞抗生物素蛋白。因此,只要吃熟蛋白,便不必擔心吃蛋會影響維他命H的吸收。蛋黃卻與蛋白不同,全熟的蛋黃,其中的蛋白質會因過度受熱而變質,使之較難被消化及易引起食物敏感。未熟的蛋黃才容易消化,致敏度低。

母雞有病不生蛋

大家實無須擔心吃生蛋黃會感染沙門氏菌甚至禽流感。根據美國農業部的數據得知,3萬隻雞蛋中,只有一隻會受沙門氏菌感染。還有,母雞的卵巢若受到病毒或細菌感染會停止排卵,生不了蛋。若雞蛋真的含沙門氏菌,細菌數量應不會太多,尤其是經適當冷藏的,數目不足以致病。當然,倘若蛋黃蛋白的顏色、氣味、形態有異,或對雞蛋的新鮮度有懷疑,便必須棄掉,切勿冒險進食。另外,破損的雞蛋,很快便有病菌滋生,亦不宜食用。買來的雞蛋,應立即以洗潔精或肥皂水清洗其外殼黏着的污垢,然後放入冰箱存放,以保新鮮。

滾水蛋、煲蛋、煎太陽蛋都是有益的烹調方法。但蒸水蛋，甚至炒芙蓉蛋時，要將蛋黃搗爛，期間混入空氣，再往鑊裏高溫煎炒，會使其膽固醇氧化變質，令身體無法運用，因此這些食法並不建議。

雞蛋既便宜又有益、蛋白質豐富，以下是關於它的有趣資料：

- 一隻雞蛋的蛋黃含約59卡路里
- 從蛋白的稀薄度、透明度可知蛋的年齡，即其孵出後的相隔時間。老蛋的蛋白較稀薄，會比新鮮的在平底鑊流散得更快，而且更透明，因當中的二氧化碳經時間流走了。
- 一隻母雞生產一隻蛋約需24至26小時。生蛋後半小時，牠又再開始排卵。
- 母雞愈年長，生的蛋便愈大。
- 蛋殼有多達1萬7千個小孔，可吸收各種香味及調味，所以蛋最好存放在紙盒中。
- 蛋在室溫一天，老化速度相等於在冰箱裏一周。蛋的最佳儲存溫度為4℃，相對濕度為70至80%。
- 若不小心把蛋掉在地上，打破了，可在其上多灑些鹽，有助清理。
- 將蛋在桌子上轉動，便知是生蛋還是已烹熟。若蛋轉起來搖晃不定，它還是生的。
- 白羽毛及白耳珠的母雞生白色雞蛋，啡紅羽毛及紅耳珠的生啡色雞蛋，但不代表其營養價值。啡色雞蛋體積略大，通常較昂貴。
- 未熟的蛋白是透明的，有淺黃色代表含核黃素（維他命B2）。
- 蛋黃愈橙紅，代表母雞的飼料含愈高有益的類胡蘿蔔素，淺黃色的蛋黃是因母雞只吃了穀麥類飼料。餵飼天然色素可改變蛋黃顏色，但人造色素是嚴禁的。
- 過熟的蛋白有可能會轉深至焦糖色，主因是煮蛋的水含高鐵質，或出現羰基氨類（Carbonyl-amine）的化學反應。將煮熟的雞蛋儘快冷卻，能減少此無害但不雅的變色。
- 若煮熟後的蛋黃外層呈深綠色，是由於蛋中的鐵及硫質起了化學作用。原因可能是煮得太久，或煮蛋的水有較高的鐵質。

黃豆忌食

隨着飽和脂肪會引致心臟病、血管阻塞等等的謬誤被大肆廣傳後，素食主義繼之抬頭。除蔬果外，粉、麵、飯、豆製品便是素食者的主要食糧。近年科研對後者貶多於褒，更有多本著作揭露黃豆對身體的害處及其黑暗的宣傳伎倆，其中具代表性的是Kaayla Daniel 博士所著的 *The Whole Soy Story: The Dark Side of America's Favorite Health Food*。

早於1913年，美國農業部只列大豆為小規模種植的工業用農作物，而非食糧。今天在美國，種植大豆的耕地已覆蓋達7,200萬畝，當地大豆業亦成為世界之冠，對美國經濟舉足輕重。大豆主要用來餵飼雞、豬、牛及三文魚，另有大部份被榨成油脂，生產無益的煮食油，或氫化成人造牛油、沙律醬等。現時大豆是經基因改造及含有最高農藥污染的農產品之一。大豆業初時向美國人宣傳吃大豆的好處，除了抹黑肉類蛋白質及飽和脂肪外，更將亞洲人的健康青春歸功於自古以來大量進食豆製品。經各方傳媒廣泛吹噓報導，數十年間，香港亦吹起吃豆製品之風，豆漿舖如雨後春筍，成行成市。

事實上，大豆一向不是中國人的主糧。傳統家常菜譜中，用黃豆做的餸菜實在想也想不到。雖然黃豆早在周朝（公元前1046至前256年）已與大麥、小麥、小米、大米並列為祭天的5種農作物，但據當時記載，黃豆不能食用，而是輪作（Crop rotation）之用，令耕地再次肥沃起來。現今有機耕種亦藉種植大豆來補充泥土的氮質濃度。直至周朝中期，發酵技術面世，以大豆製成豆豉、豉油、腐乳，大豆才有機會成為中華食材，其後麵豉湯亦在日本風行至今。再到約公元前兩世紀，中國人將大豆磨成漿水，加入石膏粉，沉澱成豆腐後，大豆的食用才逐步增加。

黃豆含有害物質

植酸（Phytic acid）在黃豆的含量比所有種子類、果仁及莢類高出幾倍。[1] 此有機酸和腸道食物中的必須礦物質，如鈣、鎂、鐵、銅及鋅結合，形成不水溶及身體無法吸收的植酸鹽，大大阻礙礦物營養的吸收。其實，像是香蕉、菠菜、大黃、穀類、可可豆等植物中均充滿植酸和草酸（Oxalic acid），都阻礙鈣質的吸收。老人家忌諱用死亡一詞，便用「豆腐菠菜」、「冬瓜豆腐」等來表達，正好說出此不為意的食物錯配是帶有危險性的。菠菜，即卡通人

1 El Tiney, A. H. (1989). "Proximate Composition and Mineral and Phytate Contents of Legumes Grown in Sudan". *Journal of Food Composition and Analysis*. 2:67-68.

物大力水手的「大力菜」，在我孩提時紅極一時，因它的鐵、鈣含量豐富，但後來隨着營養學科研的深化，發現菠菜含大量草酸，反阻礙礦物質吸收，亦影響消化能力。再者，黃豆中的植酸非常頑強，不像其他食物般可在慢火長時間的烹煮中減少。2

當大家吃完豆漿、菠菜、香蕉等食物之後，口舌呈現一種特別粗澀的感覺，這就是植酸鹽及草酸鹽所帶來的。科學界已有數百份關於植酸和草酸的影響之科研文獻發表，普遍認同第三世界國家廣泛出現的礦物營養不良是由於他們的主要食糧是高植酸和草酸的穀類、豆莢、蔬菜類所造成。3 只有長時間的發酵，才能顯著降低大豆中植酸含量。

黃豆亦含有強力的蛋白酶抑制劑（Trypsin inhibitor），阻礙蛋白質的消化吸收，導致脹氣及消化不良，長期食用會導致氨基酸缺乏症。在動物試驗中，高蛋白酶抑制劑的餐膳導致胰腺破壞、腫大及胰臟癌。4 還有，黃豆含有血凝固物（Hemagglutinin），黏着紅血球，使其輸送氧氣的功能大減。兩者均抑壓生長物質，對孩童的成長構成障礙。小鼠戒奶後，只餵食大豆是無法讓其正常生長的。在豆腐的製造過程中，蛋白酶抑制劑及血凝固物已在大豆浸泡時酌量釋出水中，製成豆腐的沉澱物，其份量才得以大減。但長時間發酵仍是除去以上物質的唯一處理方法。

2 Ologhobo, A. D., et al. (1984, Jan-Feb). "Distribution of Phosphorus and Phytate in Some Nigerian Varieties of Legumes and Some Effects of Processing". *Journal of Food Science.* 49:(1):199-201.

3 Harland, B. F., et al. (1988, Dec). "Nutritional Status and Phytate: Zinc and Phytate X Calcium: Zinc Dietary Molar Ratios of Lacto-ovo-vegetarian Trappist Monks: 10 Years Later". *Journal of the American Dietetic Association.* 88:1562-1566.
Moser, P. B., et al. (1988, Apr). "Copper, Iron, Zinc and Selenium Dietary Intake and Status of Nepalese Lactating Women and their Breast-fed Infants". *Am J Clin Nutr.* 47:729-734.
Van-Rensburg, et al. (1983). "Nutritional Status of African Populations Predisposed to Esophageal Cancer". *Nutrition and Cancer.* 4:206-216.

4 Rackis, J. J., et al. (1985). "The USDA Trypsin Inhibitor Study. I. Background, Objectives and Procedural Details". *Qualification of Plant Foods in Human Nutrition.* 35.

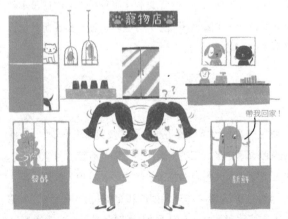

1.「發酵還是不發酵，這是一個值得考慮的問題。」

大豆中被稱為植物性雌激素(Phytoestrogens)的異黃酮(Isoflavones)一度紅極一時，實質上亦是條兩頭蛇。因它只有2%雌激素的效應，反有平衡雌激素作用。若雌激素低，如更年期時，它帶來些少雌激素效應，來維持生理需要；而對雌激素水平過高的人來說，如經前綜合症、子宮腫瘤、乳腺結節患者，它可佔據雌激素接收器，降低體內雌激素作用，減少它對身體負面的影響。

5 Cassidy, A., Bingham, S. and Setchell, K. D. (1994). "Biological Effects of a Diet of Soy Protein Rich in Isoflavones on the Menstrual Cycle of Premenopausal Women". Am J Clin Nutr. 60(3):333-340.

6 Setchell, K. D., et al. (1998, Dec). "Isoflavone Content of Infant Formulas and the Metabolic Fate of these Early Phytoestrogens in Early Life". Am J Clin Nutr. 68(6 Suppl):1453S-1461S.

7 Bulletin de L'Office Federal de la Santé Publique. (1992, Jul 20). No 28.

異黃酮並非對所有人有益，尤其對嬰孩害處更大。大豆嬰兒奶粉降低甲狀腺功能，減慢新陳代謝，導致甲狀腺腫大及甲狀腺炎，使嬰孩患上甲狀腺毛病的機會多達兩倍。幼童若以豆奶為主糧，會吸收過多的異黃酮，以每公斤體重計算，所吸收的份量足以在一個月後降低成人甲狀腺功能8倍。[5] 嬰兒進食含異黃酮的豆製奶粉會令他們的血清雌激素量，比餵哺母乳及牛奶粉的嬰兒高出13,000至22,000倍。[6]

根據瑞士一項報告指出，體重達60公斤的成年女性吸收100毫克異黃酮，便相等於吃一顆避孕丸的藥力(以6公斤的嬰兒計算即約10毫克)。因此，嬰兒被餵食豆奶粉的異黃酮含量，即等同服食了最少4顆避孕丸！[7]

總而言之，經發酵的豆製品才是經歷代驗證有益的食物，並非素肉、豆漿。

Chapter 4
維他命的謬誤

豐衣足食的背後

數十年來，很多退化性疾病，如肥胖、高血壓、冠心病、糖尿病及癌症個案不斷上升，是我們這間人體「工廠」失去平衡之故。「工廠」裏有太多「原料」，如麵包、蛋糕、糖果和汽水等，通通是由白糖、白麵粉等精製碳水化合物製造出來；而「工人」太少，就是那些在精製過程中被肆意去除的天然維他命及礦物質。

事實上，為使食物更容易消化和防腐，人類將食物加工精製是一貫的傳統。現今科研發現，源遠流長的食物加工方法充滿智慧。將大豆長期發酵，製成腐乳、豉油、麵豉醬等，大大去除大豆中多種有害物質，如阻礙身體吸收礦物質的植酸及導致氣脹、消化不良的蛋白酶抑制劑等；醃泡的方法，令蔬菜的維他命C及B大增多倍；酸奶、酥油茶的製法，令奶類更易消化和吸收。

可惜現今商業社會中，利潤掛帥，食物加工精製全是為了外觀與味道，導致「垃圾食物」充斥市場。大自然很奇妙，每一粒未加工的糙米或小麥，它的外皮、胚芽都含豐富的維他命B群及礦物質。身體就如一家工廠般，當原材料不斷運到，卻沒有工人去工作，原材料不單無法轉化成製成品，亦會往倉庫處堆積，增加整間工廠的負荷，血脂高、血糖高、肥胖、血管硬化、細胞變異等等，都是必然的結果。

無機農作物缺乏營養

1 Davis D, et al. "Changes in USDA Food Composition Data for 43 Garden Crops, 1950 to 1999." *J Am Coll Nutr.* 2004; 23(6): 669-682

研究顯示，以上世紀50年代43種蔬果與現今的營養數值作比較，現今的蔬果在13種營養中有6種不足，分別是蛋白質、鈣、磷、鐵、維他命B2及C。其他的如鎂、鋅、維他命B6、E，以及纖維等都極有可能不足。在蔬菜中，如生菜及菠菜，其礦物質含量平均下降8成，散葉甘藍 (Collards) 的維他命C少了6成，鎂少了8成。而西蘭花的鈣含量由1959年時的130毫克降至現今的48毫克。[1]

2 Davis D. (2009). "Declining Fruit and Vegetables Nutrient Composition: What is the Evidence?" *American Society for Horticultural Science.* 15-19.

不同的耕種方法，帶來含不同營養價值的農作物。在泥土施氮質無機化肥，初時會令收成大增，但長期則令泥土貧瘠，農作物的營養價值就成為犧牲品。譬如說，原本只可種植100棵菜的地方現用來種1,000棵菜，便出現「釋稀效應」(Dilution effects)。[2] 美國農業部 (USDA) 以1975年的水果和蔬菜營養價值與今天作比較。當中蘋果的維他命A含量減少41%；甜椒的維他命C含量減少31%；水田芥（Watercress）的鐵含量減少88%；西蘭花的鈣和維他命A含量減少50%；花椰菜的維他命C含量減少45%、維他命B1減少48%、維他命B2減少47%；綠色的散葉甘藍的維他命A含量減少45%、鉀減少60%、鎂減少85%。根據USDA的統計數字，蔬果中的維他命和礦物含量在30年間顯著下跌了。不過，就算我們選擇較好的有機食物，也會因未成熟的收割、運輸、儲存、烹調等等造成營養流失，以致未能攝取到預計存在的營養。3

3 "Vegetables without Vitamins". (2001, Mar). *Life Extension Magazine.*

臨床營養學用維他命治病

其實，身體怎樣才算攝取足夠的維他命呢？對某類專家而言，只要無明顯營養不足的徵狀便算足夠；但對其他專家來說，足夠的定義是能使身體在生命力、體能及積極熱誠度方面，都處於最佳狀態。是否無「病痛」就算是健康？現在甚少出現典型維他命缺乏症，如壞血病，但其實很多「亞病態性」的缺乏症（Subclinical deficiency）卻很普遍，這種邊緣性營養缺乏還未嚴重至造成典型的病徵，卻表現出疲倦乏力、無法集中、身體欠佳及其他隱匿的毛病。

大部份西醫對西藥的運用遠較對維他命的應用更為熟悉。除了極少數醫學院的課程可能有少於4小時的營養學教學外，大部份西醫對維他命的新知識極之貧乏。畢業後，西藥廠一直大力向西醫宣傳有專利權的高價西藥，導致他們對價廉物美、低副作用的維他命丸認識不深。

自1900年代初發現第一批維他命後，開始了人類對食物營養的興趣。化學界的先驅發現食物裏某些不明物質是維持生命的要素。他們發現，脂溶性的維他命D及水溶性的維他命B是防治如佝僂病、腳氣病及糙皮病的必須物質，而維他命C則能防治曾一度是世紀絕症的壞血病。不單如此，各國大學每年都發表大量關於維他命在預防，甚至治療慢性疾病的臨床科研，刊登於各大醫學文獻期刊上。其中對維他命E及C的研究，平均每年各有500份；過去5年在抗氧化劑（Antioxidant）方面的文獻，則有超過5,000份。美國《時代雜誌》（Time）早於1992年4月第14期便以維他命的重要性作封面報導，

4 "The Real Power of Vitamins". (1992, Apr). *Time*. Retrieved from: http://content.time.com/time/covers/0,16641,19920406,00.html [Accessed 28 Sep 2017]

指出維他命在對付心臟病、抗癌、抗衰老方面的功效遠比西醫所想的更為重要。4 在歐洲，尤其是德國，西醫棄用西藥，處方維他命和草藥製劑作為醫治疾病的第一線藥物。在自然醫學中，臨床營養學就是專門研究及運用這些人體本身已擁有的物質來治病的醫學。

維他命是維持生命必須的要素。藉由調節代謝及輔助已消化的食物進行生化反應，以釋放出能量。它是輔助酵素，肩負引發、催化身體所有的生化反應的角色。由於維他命負責細胞之平衡運作，一旦缺乏，酵素之作用下降，細胞將逐漸衰弱至死亡，如此身體組織和器官也相繼受波及。因此，缺乏維他命通常需要幾周至幾個月才出現徵狀。維他命A、C、E更被科學家確定為抗氧化劑，有吞噬游離子的能力，防止身體細胞被氧化破壞而引致血管硬化、白內障、癌變等。如果是可能由於缺乏微量營養而患上的疾病，不先用營養補充品來治療，反而堅持用化學西藥來遏止病徵，確是本末倒置、豈有此理的醫術！

維他命比任何西藥都安全

5 Mowry JB, et al. (2016). "2015 Annual Report of the American Association of Poison Control Centers' National Poison Data System (NPDS): 33rd Annual Report". *Clinical Toxicology*. 54:10:924-1109.

科研證實，維他命比任何西藥都要安全，因要經過長期（數月以上）過量服用，才會出現不良症狀。而且這些不良症狀全都是可還原的，停服後過一段短時間便消失，至今未有任何人因服用維他命及礦物質等營養補充品致命5。所以，只要認識維他命及遵照指示服用，便能達到保健、預防疾病之效。在使用維他命治病時，最好請教有臨床營養學訓練的醫生。雖然使用維他命治病時，很難界定它的效果是營養性還是藥性，但衡量其低毒性及無副作用，維他命不愧為防治疾病的簡單良方。

信者失救

路透社(Reuters)、國際新聞網絡(CNN)、美國廣播公司(ABC)、英國廣播公司(BBC)等等名字響噹噹的傳媒機構,在報導政治、經濟、民生的課題時,一向都富某程度的公信力。然而,不知何故,在醫學及營養健康話題上,失實的標題和報導卻經常出現。

以服用維他命、礦物質補充品來預防甚至治療疾病,在自然醫學裏是相當重要,亦是暫時獲最多科研實證的一環。每周我必收到多個有關這些補充品能防治疾病、有正面科研成果的電郵。這些「新鮮出爐」的科研來自各地大學或研究所,刊登於最新醫學文獻裏。它們多屬雙盲(在雙盲試驗中,受試驗對象及研究人員並不知道哪些對象屬於對照組,哪些屬於試驗組,只有在收集及分析所有資料過後,研究人員才會知道實驗對象所屬組別)或有對照組作比較、高規格的臨床科研,若能被傳媒廣泛報導,必使西醫們對那些補充品的功效刮目相看,亦使市民大眾更健康。但事與願違,傳媒慣性喜歡造謠生事,多於造福人群。

各大報章、電台等傳媒,無論本土或外地,永遠只大字標題報導偶爾相關的負面新聞。這些有負面成果的科研,在我們專業角度的解讀分析下,往往不難找出其可犯駁的地方,諸如劑量太少、測試時間太短、應用錯誤、實驗人數過少,甚至用錯物質(即名稱相同但化學構造有異的物質)等等。它們旨在刻意抹黑,打擊營養補充品的銷路,誤導市民,令大眾以為世上只有專利的西藥最好。這些別有用心的「偽科研」卻成為傳媒的寵兒,是可大肆渲染的好題材。令人氣憤的是,前幾年一則報導更離譜地將一項服用營養補充品有正面明顯防治功效的科研,刻意歪曲成負面、一無是處兼浪費金錢的垃圾。

路透社以〈科研證實常見的維他命無助婦女心臟〉("Common vitamins no help for women's hearts: study"),[1] 為大標題報導刊登了2007年8月《內科文獻》(*Archives of Internal Medicine*)裏一項來自Brigham and Women's Hospital的科研。[2] 這所哈佛大學醫學院的附屬醫院對8,171名年過40、已患上心血管疾病及或高危的婦女進行研究,希望研究出她們在每日服用維他命C、及/或隔日服用維他命E、及/或胡蘿蔔素近10年後,能否減少這些病患或高危者中風、心臟病發及其他心血管病的發病機會率。

1 Reuters. (2007, Aug 14). "Common Vitamin No Help for Women's Hearts: Study". *Reuters*. Retrieved from: https://www.reuters.com/article/us-heart-vitamins/common-vitamins-no-help-for-womens-hearts-study-idUSN1336012020070814 [Accessed 28 Sep 2017]

2 Nancy R. Cook, et al. (2007

Aug 13). "A Randomized Factorial Trial of Vitamins C, E, and Beta-Carotene in the Secondary Prevention of Cardiovascular Events in Women". *Arch Intern Med.* 167(15):1610-18. Brigham and Women's Hospital. (2007, Aug). "Vitamin C and Other Antioxidant Vitamins Provide No Protection From Cardiovascular Events". Press Release. brighamandwomens.org.

暫時不深入分析此科研，只從科研人員在傳媒滙報說：「維他命E在統計學上，邊緣性地顯示出能減低小部份患有心血管病婦女的病發機會。」便可得知雖然是些少效果，但決不能說成無效。還要知道這些已是帶病的而非健康的婦女，既然維他命對病人已有些少效果，正常人應用在預防上，豈不應更顯效，怎可被歪曲成維他命無助於所有健康正常婦女的心血管健康呢?！

更荒天下之大謬的是，當我細讀此科研的全文後，發現實質上此項長達10年、有8,000多名婦女參與的科研，原來是一項不可多得、能說明維他命有效防治心血管疾病的鐵證。因當科研人員從服用維他命組的眾婦女中，抽出那些期間「確實」有每日或隔日服用維他命丸的婦女，與全無服用的監控組再作比較時，則發現更顯效的結果：

- 隔日服用維他命E 600 IU（IU為國際單位）的女病患或高危者，心臟病發率降低22%。
- 隔日服用維他命E 600 IU的女病患或高危者，中風機會率降低27%。
- 每日服用500毫克的維他命C及或隔日服用600 IU的維他命E的女病患或高危者，中風機會率降低31%。
- 隔日服用維他命E 600 IU的女病患或高危者，中風、心臟病及其他類別心血管病致命個案的綜合機會率降低23%。

服用低劑量的維他命丸能將病人的復發率降低2至3成，恐怕很多專利西藥也做不到，絕不可被形容成什麼「邊緣性」、「些少」的效果吧？為何研究員向傳媒滙報時，不乾脆地說出此令人鼓舞的結果，反而公佈那些包括自認沒有依指示按時服用維他命的婦女在內，比較出來的「假數據」呢?！沒有按時服用，何來有療效？這是理所當然的簡單道理。

明眼人一眼便看穿，他們在刻意隱瞞事實，避免觸怒醫學界裏財雄勢大的既得利益者罷了。哈佛、路透如此，其他機構也許更甚，難怪療效超卓又無副作用的自然醫學推廣起來寸步維艱、掣肘重重，反而高副作用且昂貴的化學西藥一直耀武揚威。

輿論製造營養品恐慌

這些歪曲自然醫學療效的報導還有很多。2017年，《醫學毒理學期刊》（*Journal of Medical Toxicology*）發表了一篇文獻報導，在2005至2012年期間，美國毒品控制中心（Poison Control Centers）收到牽涉營養補充品的電話求助個案增加了50%，其中大部份涉及兒童。[3]

CNN率先報導，質疑家長應否在家中存放營養補充品云云。各大傳媒相繼加入口誅筆伐，斷章取義，無限上綱，大做文章。事實上，這跟以往攻擊使用營養補充品的報導一樣，當細閱該文獻分析數據後，不難發現營養補充品原來是這麼安全。

該文獻引用了美國毒藥控制中心（American Association of Poison Control Centers, AAPCC）國家毒藥數據系統（National Poison Data System）的調查結果。以下是該數據庫直接提供的資料：

· 營養補充品僅佔中毒控制中心報告接觸物質總量的1.8%，而止痛西藥11%、家居清潔用品佔7.6%、個人護理產品佔7.4%。
· 首25種物質類別中，營養補充品甚至不在其中。精神科西藥、鎮痛西藥和抗抑鬱西藥名列榜首。
· 美國毒藥控制中心所接收到求助個案，近90%涉及化學西藥和其他人造化學品。

從1985到2015年，超過1,400萬名5歲以下的兒童須緊急救援，來避免化學中毒，包括西藥和個人護理產品，如泡泡浴等的中毒。兒童吞下電池致死比服食維他命而死容易得多。單在2015年，便有42名5歲以下的兒童吞下鎮痛西藥、電池、空氣清新劑和其他化學產品後致死，卻從沒一名兒童因意外吞嚥維他命丸或營養補充劑而死亡。

2015年，當美國衛生及公共服務部（Department of Health and Human Services）報告，每年因服用營養補充劑導致2萬3千人要送入醫院急診室時，又惹來傳媒輿論一片嘩然。然而經過仔細審視數據，當中20%的個案

3 Nisha Rao, et al. (2017, Jul). "An Increase in Dietary Supplement Exposures Reported to US Poison Control Centers". *J Med Toxicol*. ISSN:1556-9039 (Print) 1937-6995 (Online). 1-11.

原來是兒童在無監管下誤吞藥物的結果，另外40%則涉及65歲以上的老年人吞丸劑時哽咽送院。其他事故，如心悸，則是服用太多減肥草藥、服用壯陽草藥，和或能量飲料所引起。由此觀之，掀起軒然大波的風頭熱話都是斷章取義、以偏概全、譁眾取寵罷了，背後目的，與2005至2012年間營養補充品的銷路迅速倍增不無關係。過往的既得利益者藉以砌詞製造更多疑慮恐慌，來打擊新興消費者的信心，削弱競爭對手。

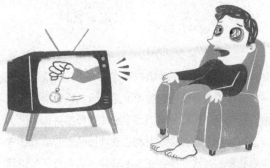

一切維他命和補充劑的效用都是假象，切勿浪費時間和金錢。
一切維他命和補充劑的效用都是假象，切勿浪費時間和金錢。
一切維他命⋯⋯⋯⋯

1. 失實報導扭曲維他命真相

傳媒誠信備受質疑

新聞業的學者對此也看不過去。2008年，明尼蘇達大學新聞與大眾傳播學院(University of Minnesota, School of Journalism and Mass Communication)教授Gary Schweitzer的研究分析指出，大多數傳媒在報導醫療新聞時，尤其是涉及任何與健康有關的新聞，會極為普遍地欠缺闡述相關細節和實情。

這個分析來自於幾年前，由Schweitzer帶領名為「HealthNewsReview.org」的項目。此互聯網刊物監測和評估美國首50大最流行報章、幾個著名的新聞雜誌和來自三大電視網絡關於健康新資訊的新聞報導。根據幾個因素，包括所花費用、風險收益、證據質素和另類治療方案等，每個報導由1到10來評分。在《PLoS醫學期刊》(PLoS Medicine)的報告中，Schweitzer回顧了兩年內發佈或播出的500宗健康資訊新聞作評分，發現當中多達77%屬「報導質量出現重大失誤」。

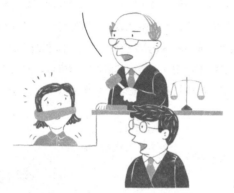

被告人維他命小姐，對於一級謀殺的控罪，你有何辯解？

2. 維他命的益處被抹殺

這進一步肯定了我一向以來的做法。我看到關於健康、醫療、營養的新聞時，在大標題以外，亦會在其字裏行間細嚼，查找出遺漏的細節。事實上，我也鼓勵各讀者採用及養成這好習慣。因為大多數健康新聞故事只會給你一部份資訊或有所偏頗，還有很多遺漏了的關鍵細節要你追蹤，千萬不要只看大小標題便信以為真，繼續被既得利益者散播的營養謬誤加害。畢竟健康是個人和家人最寶貴的財富，值得花多點時間和精力去了解深究。 4

諸位要思考獨立，莫盲從權威，輕信流行傳媒，因為信者失救！

4 "U.S. reporters often do a poor job of reporting about new medical treatments, analysis finds". (2008, May 29). *ScienceDaily*. Retrieved from: https://www.sciencedaily.com/releases/2008/05/080527201823. htm [Accessed 28 Sep 2017] Gary Schwitzer. (2008, May). "How do US journalists cover treatments, tests, products, and procedures? An evaluation of 500 stories". *PLoS Med.* 5(5):e95.

護體功臣

「我的太太已咳了大半年，剛好轉了一會兒，但天氣一變又咳個不停，看過多個中西醫也治不好，自然療法有什麼良方妙藥可治好我的太太？」那天在街上碰見的一位多年沒見的老朋友陳先生說。「她看了半年多的中醫，叫她沒什麼便不必再去看了，他什麼方子也開過了，就是沒我太太的辦法。」陳先生繼續無奈地說。翌日，陳氏夫婦便到我診所來。看診時，得悉陳太3年前做了切除膽囊手術，這立刻勾起我年前看到的一個美國醫案。

一位洋婦每次駕駛着開篷跑車在洛杉磯高速公路飛馳時，她的眼角膜組織便即時脫落，疼痛非常，有一次更差點釀成交通意外。眼科醫生說是由於空氣污染引致的，叮囑她不要在空氣污濁時駕駛。她對這診斷半信半疑，遂求診於一位資深的自然療法醫生。醫生詳細詢問她的病歷時，發現她數年前做了膽囊切除手術，便叫她每日服用80,000 IU的維他命A，看看會否見效。平時已常吃紅蘿蔔及多種維他命丸的她，沒想到服用再高量的維他命A數周後，真能治療她多年的怪病。

原來維他命A是脂溶性維他命，需要脂肪來協助吸收，但當膽囊被切除，膽汁分泌不足，影響脂肪的消化和吸收，間接也造成維他命A、D、E及胡蘿蔔素等吸收不良。所以切除膽囊之後，醫生要囑咐病人額外多補充這些營養，但可惜西醫對此卻不甚理會。

身體黏膜的第一道防線

維他命A，又稱視黃醇(Retinol)，在自然界中的是預成維他命A (Preformed vitamin A)。預成維他命A僅存於某些動物組織中，將食物中的胡蘿蔔素轉化為維他命A。魚肝油(Fish-liver oil)或由此提取出的維他命A，是維他命A的最佳來源及最好的補充形式，可彌補飲食之不足。有些動物產品同時含有預成維他命A和胡蘿蔔素，例如奶、牛油、肝腎、雞蛋等，其維他命A含量亦很豐富。至於市面上西藥廠生產的多種維他命丸，所含的是化學合成的維他命，與食物中的有分別，不是好的選擇。

早於1930年，維他命A已被封為「護體功臣」，醫學界稱為「抗感染維他命」(Anti-infective vitamin)。維他命A在體內擔負着保護眼睛、口腔、鼻腔、咽喉、氣管、肺部、腸胃等黏膜表層的整固密度，免受各類病菌的入侵，並增強抵抗空氣污染的能力，改善氣管過敏，確是身體的第一防線。因此，當身體缺乏維他命A時，最先發病的是這些有黏膜層保護的器官。居住在環境污染嚴重的地區，較易罹患鼻過敏、感冒、氣管炎及肺炎，服用維他命A可防止發炎；如果已經發炎了，服用維他命A則防止發炎部位擴散。在防治傷風感冒、支氣管炎甚至肺炎上，維他命A極之重要。在肺炎、慢性腎炎及各類呼吸道感染時，維他命A會大量消耗。因此，陳太這久咳，就在我建議她服用維他命A 100,000 IU兩周後，不「藥」而癒。但病癒後，我仍要她隔日服用10,000 IU作保健，以防氣管黏膜再度受感染。

以下數種眼疾亦可用維他命A治療，如畢托氏斑（Bitot's spot）、視線模糊、夜盲症、白內障（Cataract）、斜視和近視等；另外，青光眼（Glaucoma）、結合膜炎（Conjunctivitis）和角膜炎也可以維他命A治療。 [1] 眼睛變得乾燥紅腫、暗啞無神、迎風流淚，甚至如上述的洋婦般視角膜脫落，甚至失明，一切都可能是維他命A不足所造成。乾眼症（Xerophthalmia）患者便需要立即服用200,000 IU維他命A，隔天再服一劑，一星期後再服第三劑來治療。

哈佛大學醫學院伯爾文──根德視網膜退化研究實驗室（Berman-Gund Laboratory for the Study of Retinal Degeneration, Harvard University）及Massachusetts Eye and Ear Infirmary的研究員指出，601名18至49歲視網膜色素變性病的患者，服用15,000 IU維他命A可減緩可引致全盲的病情。若自32歲開始補充，視力可維持到70歲以上，而沒有補充的早於63歲前已完全失明。

另外，維他命A是夜間視物的必備營養，是視網膜中所謂的「視紫質」（Visual purple）的主要成份，對色彩的分辨能力也是受它的影響。當視紫質接觸光線時，會被轉換成視黃質（Visual yellow）再轉變成視白質（Visual white），維他命A在這轉換過程不斷被耗損。當眼睛無法適應黑暗，便出現「夜盲症」。夜盲症聽來好像很嚴重，實質上很多城市人某程度都有。大家可在較黑暗的房間突然關掉所有的燈比試一下，看看誰的視力恢復得最慢，最慢的那位便要多多補充維他命A了。

1 Rengstorff, R. H. (1993). "Topical Treatment of External Eye Disorders with Preparations Containing Vitamin A". *Practical Optometry*. 4:163-165. Westerhout, D. (1989). "Treatment of Dry Eyes with Aqueous Antioxidant Eye Drops". *Contact Lens J.* 19:165-173.

人類很早就注意到各種視力衰退及失明都與食物營養有關。早於3,500年前，古埃及已有用動物的肝臟作為眼病的食療的記載。醫學之父希波克拉底（Hippocrates，公元前460至前370年）以蜜糖浸潤肝臟，來餵食因營養不良導致失明的兒童。而傳統中醫也為眼病研究出解決辦法。在公元7世紀的唐太宗年間，孫思邈就在《備急千金要方》中，記載了用富含β-胡蘿蔔素的中草藥配合羊肝來治療夜盲症的藥方。這是較早的關於維他命A的應用研究。不過那時候的醫生尚不知道，究竟是動物肝臟中的什麼成份對夜盲症有治療作用，更不會分析其結構與生化性質。到了17世紀，西方醫生也鼓勵病人多食用肝臟來治療夜盲症。

2 Bendich, A. (1991). "Beta-carotene and the Immune Response". Proc Nutr Soc. 50:263-274.
Semba, R. D. (1994). "Vitamin A, Immunity, and Infection". Clinical Infectious Disease. 19:489-499.

維他命A可保護皮膚、胃和肺等內臟表皮及黏膜組織，使其保持濕潤，免於病毒、癌細胞的停襲。前幾年有研究發現，從身體細胞中發現癌細胞一直到癌細胞惡化，這段潛伏期有時長達20年之久，而這段期間，細胞的自行修補極需維他命A。維他命A可增強免疫力，增強白血球、免疫球蛋白的抗體及抗癌力。 2

3 Arrieta, A. C., et al. (1992). "Vitamin A Levels in Children with Measles in Long Beach, California". J Pediatr. 121:75-78.
Fawzi, W. W., et al. (1993). "Vitamin A Supplementation and Child Mortality". JAMA. 269:898-903.
Neuzil, K. M., et al. (1995). "Safety and Pharmacokinetics of Vitamin A Therapy for Infants with Respiratory Syncytial Infections". Antimicrob Agents Chemother. 39:1191-3.
Semba, R. D., et al. (1993). "Increased Mortality Associated with Vitamin A Deficiency during Human Immunodeficiency Virus Type 1 Infection". Arch Intern Med. 153:2149-54.

當維他命A不足時，免疫系統病變，包括免疫球蛋白抗體反應（Igg-antibody response）失效，協助T細胞（T helper cells）數量下降，呼吸器官及腸臟黏膜細胞變異，容易遭受細菌或濾過性病毒的侵入，造成經常性感染及高死亡率。在受感染期間，因維他命A被大量耗盡，亦會引起惡性循環。維他命A的不足亦與麻疹（Measles）、水痘、呼吸道合胞病毒（Respiratory syncytial virus, RSV）、愛滋病（AIDS）及肺炎（Pneumonia）有密切關係。科研發現，服用維他命A可使麻疹、猩紅熱（Scarlet fever）和感冒等傳染病加速痊癒。 3

維他命A可助預防結核病

勿以為肺結核（俗稱肺癆）是昔日舊社會的疾病。香港人煙稠密、居住環境擠逼，每年仍有約4,000宗肺結核新個案，發病率更較西方國家高出10倍，即約每1,000個香港人中就有1宗新病例。按照世界衛生組織的標準，香港屬結核病的高發地區之一。肺結核的結核桿菌是由空氣飛沫傳播的，病菌隨呼吸道進入體內，所以首當其害的就是肺部。並不是所有感染結核桿菌的人都會發病，出現病徵。若免疫系統正常，受感染者能抑制體內結核桿菌的生長及繁殖，病徵便不會出現，而他們極有可能不知道自己已受感染。但一旦這些受感染者的免疫力減弱，他們便會肺結核病發，出現病徵。

最近一項研究發現，維他命A不足（<200µg/L）可預示有結核病患者的家庭成員感染結核病的風險。在家庭接觸的個案中，通過血液檢測評估的基線維他命A水平，經調整BMI、社會經濟狀況、營養因素和其他併發症等因素後發現，維他命A不足與患結核病的風險顯著增加有關連。 4

科研結果與先前體外實驗一致，證明維他命A及其代謝物對培養中的結核分枝桿菌生長有劑量依賴性的抑制效應。 5 科學家指出：「結核分枝桿菌以患者的脂質作為營養來源，巨噬細胞中的膽固醇介導使結核分枝桿菌可持續存活。這些研究結果表明，脂溶性維他命A不足，可能會損害宿主在接觸後控制結核感染的能力。」研究人員續說：「若證實缺乏維他命A與結核病發展之間有因果關係，高結核病風險人士經常補充維他命A，可是一種安全、有效和便宜的預防結核病方法。」

多年誤服才會過量

因維他命A是脂溶性，會被儲存於體內，令人擔心會過量。的確，服用「超」高量的維他命A有副作用。但當患病時，成人體內會耗盡它來抵抗感染，絕對無須擔心有中毒的情況。只要留意有否持續頭痛、視線模糊、皮膚乾燥、眉毛頭髮脫落、嘴唇乾裂、上臂及大腿骨痛等，若出現這些情況，只要停服兩周，一切過剩的毛病都會自動還原。真正較嚴重的中毒情況，如腦內壓增高引致噁心、嘔吐，肝功能受損，肝脾腫大等，出現於多年每日過量誤服100,000 IU、無病患又未發育的小童身上。停服後，待身體發育時，過剩的維他命便會全數用盡，作為生長發育之用，一切將還原至正常， 6 所以維他命的確比任何西藥來得安全。就以在便利店也能買到、最常用的頭痛退燒藥片Acetaminophen比較，一日服用超過8粒500毫克，會立刻造成肝臟不可還原的永久傷害。

4 Aibana, et al. (2017, May 15). "Impact of Vitamin A and Carotenoids on the Risk of Tuberculosis Progression". *Clin Infect Dis.* 65(6):900-909.

5 Greenstein RJ, et al. (2014). "Unanticipated Mycobacterium tuberculosis complex culture inhibition by immune modulators, immune suppressants, a growth enhancer, and vitamins A and D: clinical implications". *Int J Infect Dis.* 26:37-43.

6 Olson, R., ed. (1989). *Nutrition Reviews' Present Knowledge in Nutrition.* 6th edition. Washington, DC: Nutrition Foundation. 96-107.

7 Lee WM, et al. (2003, Aug). "Acute liver failure in the United States". *Semin Liver Dis.* 23(3):217-26.
Chun LJ, et al. (2009, Apr). "Acetaminophen hepatotoxicity and acute liver failure". *J Clin Gastroenterol.* 43(4):342-9.
Gulmez SE, et al. (2015, Sep). "Liver transplant associated with paracetamol overdose: results from the seven-country SALT study". *Br J Clin Pharmacol.* 80(3):599-606.

8 Civan JM, et al. (2014, Jan). "Patterns of acetaminophen use exceeding 4 grams daily in a hospitalized population at a tertiary care center". *Gastroenterol Hepatol (N Y).* 10(1):27-34.
Zhou L, et al. (2012, Dec 10). "Supratherapeutic dosing of acetaminophen among hospitalized patients". *Arch Intern Med.* 172(22):1721-8.

9 Hawkins LC, et al. (2007). "Impact of restricting paracetamol pack sizes on paracetamol poisoning in the United Kingdom: a review of the literature". *Drug Saf.* 30(6):465-79.

10 Elizabeth Payne. (2016, May 10). "Health Canada looks at reducing daily dosage of acetaminophen due to liver damage concerns". *Ottawa Citizen.* Retrieved from: http://ottawacitizen.com/news/national/health-canada-looks-at-reducing-daily-dosage-of-acetaminophen-due-to-liver-damage-concerns [Accessed 28 Sep 2017]

11 Ayres, S., Jr and Mihan, R. (1978). "Acne Vulgaris and Lipid Peroxidation: New Concepts in Pathogenesis and Treatment". *International Journal Dermatology.* 17:305. Kligman, A. M., et al. (1969). "Topical vitamin A Acid in Acne Vulgaris". *Arch*

退燒止痛藥禍害更大

事實上科研文獻證實，最容易及最常見導致肝衰竭的藥物就是經常在電視賣廣告、隨便在便利店超市買到的退燒止痛片。它們含有撲熱息痛（Paracetamol），學名Acetaminophen，即常見的必理痛、克痛、傷風素等西藥。在英美等國家，它們是頭號導致肝衰竭的原因，每年有78,000人因此送往醫院搶救。超過50%的急性肝衰竭由西藥引致，當中4成的罪魁禍首就是撲熱息痛。7 西藥廠在電視廣告中煞有介事地宣傳此藥會於24小時排出體外，亦實在是廢話，無補於事，因其傷害肝臟的副作用與其藥效是同時出現的。

由於近300種不同品牌的退燒止痛片也有相同的成份，市民非常容易誤服過量。有專業醫生照顧的住院病人也不能倖免，醫學文獻暴露，西醫有持續處方過量的情況。8 由於事態嚴重，外國醫學界已倡議削減每片藥片的含量及包裝藥片的數量，希望藉此減少服用超過每日安全劑量的機會。9

但所謂的安全劑量亦不見得安全。加拿大衛生部發現，因撲熱息痛導致的肝破壞案例中，仍有2成服用的劑量在「安全劑量」之內。最近5月，加拿大衛生部就積極草擬立例削減每日安全劑量，由原先的4,000毫克（即每次2粒500毫克的藥片，一日4次共8粒），大減至2,600毫克（即24小時內只可服5粒），以減輕這類西藥的對肝臟的禍害。10

約20年前，開始有孕婦勿過量服用維他命A之說，每日攝取超過10,000 IU維他命A有機會引致畸形兒，這是又一個營養謬誤。過往幾十年，孕婦一直被鼓勵從魚肝油及肝臟攝取各種營養，而一湯匙的魚肝油便含至少15,000 IU，吃一份肝臟就有近40,000 IU的維他命A了。整個反對孕婦使用維他命A的謬誤，源於上世紀80年代西藥廠專利生產的一種暗瘡西藥Isotretinoin Retin A（13-cis-retinoic acid）。

醫學界早於70年代已知道維他命A在治療暗瘡上有特殊功效，11 但可惜維他命A是天然物質，拿不到生產專利權，無利可圖。於是西藥廠扭盡六壬，改變維他命A的天然構造，化學合成維他命A，創製衍生出異形結構來符合註冊專利的要求。誰知此異形在動物實驗中有很高的毒性，更在臨床上發現，孕婦服用此異形後會誕下畸胎的嚴重後果，但以魚肝油及肝臟補充天然的維他命A卻一直未出現如此情況。

現時皮膚科醫生處方這暗瘡藥時必要同時處方避孕藥來防止女病人懷孕。在1996年，美國波士頓醫科大學的一項研究指出，[12] 每57個畸形嬰兒便有一個與孕婦每日攝取高出10,000 IU維他命A有關連。此研究一出，當然被傳媒大做文章，1995年10月，《紐約時報》（*The New York Times*）、《華盛頓時報》（*The Washington Times*) 均以頭版報導。細讀此科研發現，實質上研究是護士以問卷會面訪問形式進行，純以病人憶述這種不可靠的方法來獲取數據。整個科研並沒有抽血檢驗實驗對象體內的維他命A實質含量，亦沒有數據指出是否攝取愈高量維他命A缺陷愈嚴重等重要資料。再者，此科研將天然形態維他命A與化學維他命A，以及用作為食物添加物的維他命A化學衍生物，統統混為一談。

如此馬馬虎虎的科研不斷獲傳媒廣泛報導，在醫學文獻上亦被經常引述。反而多個高規格的科研卻不被重視，例如一項在羅馬的多個地區對照科研，發現在母體內每日接受50,000 IU維他命A的120名初生嬰兒找不到任何先天缺陷。[13] 還有，在瑞士以血檢方式進行的科研發現，每日服用30,000 IU維他命A的孕婦，與嬰兒出現先天缺陷，兩者全無關連。[14] 最近，由美國國家衛生研究院J. Mills醫生率領的研究員，回顧1985至1987年美國國家兒童衛生暨人類發展研究所的神經管缺陷研究資料後，宣佈孕婦每天服用8,000至10,000 IU的維他命A，並不會增加誕下畸胎的危險。

鑑於探討維他命A毒性的科研始於70年代，2003年科學家重新研究，結果發表在著名的《美國臨床營養學期刊》（*American Journal of Clinical Nutrition*) 中。科學家回顧了248份醫學文獻，得出60公斤重的成人每日服用超過400,000 IU油溶性魚肝油類的維他命A多年，才會有機會出現慢性中毒，即服用量要超過每公斤體重2mg。但若以西藥廠生產的水溶性、乳化、素食者用及固體化合成維他命A丸，毒性則高出10倍，上限為每公斤0.2mg，成人上限即約40,000 IU。魚肝油類單劑安全量為每公斤體重4至6mg，成人約800,000 IU至1,200,000 IU一次。[15]

因此，實在無須過分擔心過量服用油性維他命A的問題。除平日多吃鮮牛

Dermatol. 99:469-76.
Kligman, A. M., et al. (1981). "Oral Vitamin A in Acne Vulgaris". *Int J Dermatol.* 20:278-285.

[12] Rothman, K. J., et al.(1995, Nov 23). "Teratogenicity of High Vitamin A Intake". *N Engl J Med.* 333(21):1414-5.

[13] Mastroiacovo, P., et al. (1999, Jan). "High Vitamin A Intake in Early Pregnancy and Major Malformations: a Multicenter Prospective Controlled Study". *Teratology.* 59(1):1-2.

[14] Wiegand, U. W., et al. (1998). "Safety of vitamin A: Recent Results". *International Journal of Vitamin and Nutrition Research.* 68(6):411-6.

[15] Myhre, et al. (2003). "Water-miscible, emulsified, and solid forms of retinol supplements are more toxic than oil-based preparations". *Am J Clin Nutr.* 78:1152-9.

16 Fawzi, W. W., et al. (1993). "Vitamin A Supplementation and Child Mortality". JAMA. 269:898-903.

油、肝腎、雞蛋黃及潔淨的蛤貝類外，成年人可以魚肝油丸方式，每日補充至少10,000至50,000 IU為明目護眼、增強視力、抗流感等保健用途。3個月大到12歲的小童應每日補充含5,000 IU維他命A的魚肝油。孕婦及哺乳期間，每日以魚肝油丸方式補充20,000 IU亦是安全有益的。當受到病毒急性感染時，即使是小孩，連續數日服用80,000至100,000 IU亦絕無害處。 16

在發展中國家，患上愛滋病、瘧疾或其他引致肚瀉的兒童，最終都會導致發育不良。但根據最新的科研發現，每4星期給他們補充高量的維他命A，能幫助他們正常生長。此發現給那些缺乏、或國家負擔不起抗病毒藥物的愛滋病童提供一個低廉改善健康的方法。雖然要預防維他命A不足及其他營養不良，最理想的方法是讓國民富足溫飽，但補充維他命往往是有效的公共衛生措施。

17 Pediatrics Online. (2002, Jan). 109:e6.

在一項研究中，對象是554個年齡介乎半歲至5歲住院肺炎病童。病童入院當天，一歲以上的病人接受200,000 IU的維他命A，一歲以下的則接受100,000 IU或安慰劑。第二天病童接受第二劑維他命A，跟着離院後，分別在第四及第八個月接受第三及四劑。雖然給病童的維他命A劑量極高，但單獨一劑卻不會引致長期高量所出現的頭痛、嘔吐、皮膚及骨骼異常或肝臟受損等問題。研究員在研究開始時，以及往後一年裏，每月記錄病童的高度、體重、手臂粗度及體內脂肪。研究發現，18個月以下的愛滋病童在身高方面，遠高於安慰劑組。4個月之後，維他命補充組的嬰孩，比安慰劑組長高近3厘米。同樣，在一歲以下的瘧疾病童中，維他命A補充組比安慰劑組的體重明顯增加。在傳染病如愛滋病、瘧疾、長期腹瀉等高病患率的人口中，給5歲以下小童每4個月補充維他命A，能改善他們生長的遲緩。對孩童作每4個月單劑量的補充是被認受的，亦在國際組織補充劑計劃的安全範圍之內。 17

18 Myhre, et al. (2003). "Water-miscible, Emulsified, and Solid Forms of Retinol Supplements are More Toxic than Oil-based Preparations". Am J Clin Nutr. 78:1152-9.

19 Aburto, et al. (1998). "The Influence of Vitamin

由上述可見，對維他命A毒性的謬誤一直被誇大。當然某些藥廠合成的，尤其是水溶性、固體化及乳化的化學維他命A丸，長期服用中高量如100,000 IU時，的確有毒性；但從食物，如牛奶油、動物肝臟、魚肝油提取出來的脂溶性天然維他命A的毒性則少近10倍。 18 再者，牛奶油及魚肝油裏的天然維他命D能大大減低維他命A的可能毒性。 19 因此，最好選購從魚肝濃縮出來的維他命A加上維他命D的補充品，便可安心食用。平時多曬太陽亦是吸收維他命D的好方法。

皮膚呈橙黃色的因由

植物不含預成維他命A，所含的是胡蘿蔔素，胡蘿蔔素因在胡蘿蔔中含量豐富而得名。不過，甜菜、菠菜和花椰菜等深綠色蔬菜中的胡蘿蔔素含量更高。胡蘿蔔素與維他命A截然不同，最好不要混為一談。胡蘿蔔素需要膽鹽（Bile salt）、甲狀腺素（Thyroxine）及脂肪，才轉化成維他命A。胡蘿蔔素的轉化和吸收需要6至7小時。身體最多只將六分之一胡蘿蔔素轉化成維他命A，即6 IU的胡蘿蔔素最多能製成1 IU的維他命A，效率更可能低至25分之一。如果是吃全素的人士，遇有身體功能失常，以致無法利用胡蘿蔔素，將造成維他命A的不足。另外嬰兒、酗酒的人、糖尿病者、甲狀腺功能衰退及或肝膽病者，亦無法將胡蘿蔔素轉化成維他命A。

當未轉化的胡蘿蔔素被儲存於皮下脂肪，肌膚便會變成橙黃色（Carotenodermia）。所以，數星期連續每日喝一大杯紅蘿蔔或木瓜汁，手掌呈橙黃色就是這原因。它的出現除不美觀外，並無任何害處，只要不再喝紅蘿蔔汁，讓身體慢慢將其轉化代謝便行。儲存於皮下脂肪的胡蘿蔔素能發揮比維他命A更強的抗氧化效應。縱使如此，若只是喝了數天便立現此情況，並不一定代表攝取過量。反之，更有可能是轉化上有障礙，或缺乏轉化因素（Conversion factor），如鋅、維他命C、甲狀腺素及蛋白質等。這揭示體內可能有甲狀腺功能過低、肝膽病或糖尿病等情況，要多加留意。

β-胡蘿蔔素被誣衊成致癌物

2009年，一則關於長期補充β-胡蘿蔔素等可能增加吸煙者患肺癌風險的科研，受多國傳媒重視及廣泛報導。該研究還發現，當服用視黃醇和葉黃素（Lutein）補充劑4年或更長時間，肺癌風險分別大增53%和102%。這份發表在《美國流行病學雜誌》（*Journal of Epidemiology*）上的科研同時指出，這些補品與不吸煙者的肺癌風險無關。[20]

A on the Utilization and Amelioration of Toxicity of Cholecalciferol, 25-Hydroxy-cholecalciferol, and 1,25-Di-hydroxycholecalcif erol in Young Broiler Chickens". *Poultry Science.* 77:570-577. Metz, et al. (1985). "The Interaction of Dietary Vitamin A and Vitamin D Related to Skeletal Development in the Turkey Poult". *Journal of Nutrition.* 115:929-935.

20 Satia JA, et al. (2009, Apr 1). "Long-term use of beta-carotene, retinol, lycopene, and lutein supplements and lung cancer risk: results from the VITamins And Lifestyle (VITAL) study". *Am J Epidemiol.* 169(7):815-28.

21 Stephen Daniells. (2009, Mar 6). "Beta-carotene, lung cancer study flawed: Experts". *NUTRA ingredients. com*. Retrieved from: http://www.nutraingredients.com/Research/Beta-carotene-lung-cancer-study-flawed-Experts [Accessed 28 Sep 2017]

及後，此「驚人」發現惹來同業的批評，但當然媒體已懶得為之平反。德國Hohenheim大學生物化學和營養研究所(University of Hohenheim, Institute for Biological Chemistry and Nutrition) 的教授Hans Konrad Biesalski 非常質疑此科研結果，如他所謂：「它是基於無效方法、可疑統計評估和富推測性解釋。」他提出的主要問題之一，涉及研究人員收集數據的準確性。大部份資料通過參與者填寫調查問卷而收集得來的。他認為單靠他們個人回憶是充滿錯漏的方法，特別是問及10年來他們的膳食和服用補充品的習慣。很難想像得到，參與者可在過去4或10年間準確回憶起以什麼次序、頻密度，去服用有這些微量營養素的補充品，更遑論當中所含的成份和劑量。Biesalski教授還對研究人員進行的統計分析提出質疑，指出這發現首次不是以絕對劑量，來量度增加多少肺癌風險，而是以服用時間長短來衡量。這也難怪，因為能回憶多少劑量肯定更不可信。他說：「單憑記憶得出的結果，就是此研究的致命傷。」21

22 Yuan JM, et al. (2001, Jul). "Prediagnostic levels of serum beta-cryptoxanthin and retinol predict smoking-related lung cancer risk in Shanghai, China". *Cancer Epidemiol Biomarkers Prev.* 10(7):767-73.

翻查醫學文獻，看到也曾進行過以抽血檢驗這種更準確的方式，來確定這類營養素對吸煙者的肺癌風險的大型科研，但卻不受各地傳媒垂青。1986年1月至1989年9月期間，18,244名年齡介乎45至64歲的男性，參與「中國上海飲食和癌症」的前瞻性研究。通過個別面談，獲取每人吸煙和其他生活方式因素的資料。每個參與者都要抽血，收集血清樣品作為研究基線。首12年，出現209例肺癌病例。不過在吸煙者中，將高於及低於總類胡蘿蔔素中位數水平的參與者相比對後，發現肺癌風險降低37%。此數據表明，上海的中老年男性確診前的總類胡蘿蔔素和β-隱黃質的血清水平，與降低吸煙相關的肺癌風險有關，而低水平的血清視黃醇兼具臨界值效應，與東方人肺癌風險增加有關。22

無論怎樣，吸煙是對健康非常有害的習慣，患癌或許是遲早的事，各位嗜煙如命的人也心中有數，服用營養補充品絕不是有效平衡或緩衝手段，立心戒煙才是。懶理內情的傳媒人，選擇性地報導有錯漏的科研，譁眾取寵地誤導普羅大眾，將能防治疾病護體功臣誣衊成可能有害的致癌物，又不屑報導準確又對人類健康有建設性的科研，這不斷加深營養謬誤，令現今慢性疾病肆虐，使各地政府醫療開支有增無減，百上加斤。

城市人最缺乏哪種維他命？答案是維他命B。不單是因為維他命B有10多種，一定會有所缺，還有很多其他原因。首先，在餐膳吸收方面，任何人食用白米、白麵粉、白糖等精製加工的食物，都會缺乏維他命B。糙米、全麥麵粉裏的胚芽、原糖都有大自然所賦予的維他命、礦物質，來協助身體代謝這些澱粉質，使其釋出能量，供應身體所需。但碾磨加工等程序剛好去除蘊含着很多微量營養的穀物外層，最重要的維他命B當然不能倖免。跟着，進食這些加工食物後，還要動用體內僅存的維他命B儲備將之代謝。

另外，與脂溶性的維他命A、D、E不同，維他命B是水溶性，身體儲存不了多少。我們喜歡喝茶、咖啡，甚至喝酒，全都是一等一的利尿劑，僅存的維他命B便隨着尿液大量沖出體外。再者，食物裏有很多添加人造色素（黃色5號）及西藥如避孕藥、精神科藥物、胃藥、抗生素等，都是維他命B拮抗劑，所以城市人因缺乏維他命B所出現的毛病日趨普遍。

「維他命B群」包括B1（硫胺素，Thiamine）、B2（核黃素，Riboflavin）、B3（菸鹼酸，Niacin）、B5（泛酸，Pantothenic acid）、B6（吡哆醇，Pyridoxine）、葉酸（B11）、B12（Cyanocobalamin），還有生物素（Biotin）、膽素（Choline）、肌酸（Inositol）和雙氨基安息酸（Para aminobenzoic acid）。這些營養之所以被歸納為維他命B群，是根據它們共同的來源分佈及在動物組織中的密切關係。維他命B群對維持身體各系統正常運作不可或缺。由從食物代謝釋出能量，至維持腦部及周圍神經系統的健康，維他命B都是極重要的。在消化系統方面，它可促進腸胃蠕動，生產胃酸及各種消化酶。而皮膚、毛髮、眼睛、口腔和肝臟的健康，均有賴它們。

抗壓維他命

雖然腸道益菌有製造維他命B的能力，但當我們受壓力時，所消耗的營養比正常高，普通份量絕不足以應付。各類污染、噪音、財政、工作、人際關係、患病等便是我們一定要面對的壓力。自然療法醫生稱維他命B為「抗壓力營養」，如果自覺經常疲倦、易怒、有暴力傾向、失眠或嗜睡、學習能力低、神經質、沮喪，甚至有自殺念頭，可能源自維他命B不足。現今社會罪案率飆升，家庭糾紛、暴力衝突無日無之，自然療法醫生相信，這與城市人缺乏維他命B不無關係。由此可見，名震一時的「巴士阿叔」，當然是「低B」一族的「佼佼者」。每日補充維他命B可令我們抗壓能力提升，心情較開朗，繼而促進家庭社區和諧，減少社會紛爭及罪案。

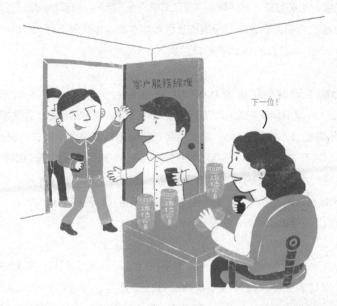

1. 每日一劑維他命 B 有助提升正能量

事實上從外觀表徵已可得知我們是否維他命B不足。早年灰白髮、脫髮、唇瘡、口腔潰瘍、青春痘、毛孔粗大、皮脂分泌過剩等，都是維他命B不足的徵狀。缺乏維他命B，舌頭先起變化，因為舌頭的味蕾極需充足的維他命B來維持。一旦缺乏，味蕾便從左右兩舌邊逐漸消失，看起來光滑、紅亮。嚴重些舌頭出現腫脹，舌邊呈現牙痕鋸齒狀，或舌中心出現槽紋，一切都顯示必須補充維他命B了。另外，對患高血糖、膽固醇、血脂者，補充維他命B也可帶來幫助。

維他命B能治病

若你對上述的先兆不加理會，與缺乏維他命B有關的疾病便很可能出現。雖然腳氣病、糙皮病這些嚴重缺乏維他命B的疾病，在豐衣足食的城市人身上已幾近絕跡，但補充足量維他命B對常見疾病所帶來的療效亦非常明顯。這是由於缺失後獲補充的效果，還是較高量維他命B有藥性療效，醫學界暫未有定論，但應是介乎兩者之間。舉例說，認知障礙症病人腦部的重要部份會出現乙酰膽鹼(Acetylcholine)嚴重失效的情況，維他命B1便能增強及酷似乙酰膽鹼在腦部效應，有效劑量為3,000毫克至8克。這解釋為何每日服用3至8克維他命B1能改善認知障礙症及老年腦功能退化的病變(Age-related impaired mental function)的臨床結果。 [1]

維他命B1亦改善服用抗驚厥藥物苯妥英(Phenytoin，常見商品名為Dilantin)的癲癇病人的腦部功能。在一個研究裏，72個接受上述藥物超過4年的癲癇病人被分為4組，第一組每日服用兩粒安慰劑，第二組服用5毫克的葉酸及安慰劑，第三組服用安慰劑及50毫克維他命B1，第四組服用葉酸和維他命B1。6個月後，只有第三組，無論在言語能力及非語言智商(Wechsler IQ scale)都有明顯改善。此說明50至100毫克的維他命B1有效提升服用苯妥英的癲癇病人的腦部功能。 [2]

酗酒的人缺乏維他命B1很常見。因其腦部極為缺乏維他命B1，加上酒精過量，很易產生皮質感覺性多發神經炎性症候群(Wernicke-Korsakoff syndrome)——一種嚴重的腦損傷病變。這類酗酒中毒可用維他命B1成功治療。維他命B1是參與碳水化合物代謝過程中3種酵素所需的輔助分子。由於這些化學過程的中間產物也是產生其他細胞所需物質，例如蛋白質、DNA，以及腦部的化合物等的必要分子，所以維他命B1稍有不足會干擾許多細胞功能，甚至嚴重缺乏時導致上述嚴重的腦部疾病。長期酗酒導致胃腸道減少吸收維他命B1，使維他命B1攝入不足，損害細胞利用維他命B1的效能。 [3] 若患有此症候群的酗酒者在送進醫院後，能每兩天靜脈注射一次多種維他命，當中至少含20毫克維他命B1，他們病情仍能保持穩定進步，大大減少死亡率。 [4]

每日兩次服用5毫克的維他命B2，對鐮狀細胞貧血病(Sickle cell disease)亦有療效。18個患有鐮狀細胞貧血病患者服用維他命B2後，在血鐵結合(Total iron-binding capacity & serum ferritin)和穀胱甘肽(Glutathione)上得到明顯好轉，貧血情況因而得到改善。 [5]

macology. 117:298-305.
Meador, K. J., et al. (1993). "Evidence for a Central Cholinergic Effect of High Dose Thiamine". Annals of Neurology. 34:724-6.
Meador, K. J. (1993). "Preliminary Findings of High-dose Thiamine in Dementia of Alzheimer's Type". Journal of Geriatric Psychiatry and Neurology. 6:222-9.
Carner, MWP. (1990). "Vitamin Deficiency and Mental Symptoms". British Journal of Psychiatry. 156:878-82.

2 Botez, M. I., et al. (1993). "Thiamine and Folate Treatment of Chronic Epileptic Patients: A Controlled Study with the Wechsler IQ Scale". Epilepsy Research. 16:157-63.

3 Martin PR, et al. (2003). "The role of thiamine deficiency in alcoholic brain disease". Alcohol Res Health. 27(2):134-42.

4 Abram, Hoffer, MD. Orthomolecular Nutrition. 121.
Butterworth, R. F. (1989). "Effects of Thiamine Deficiency on Brain Metabolism: Implications for the Pathogenesis of Wernicke-Korsakoff Syndrome". Alcohol Alcoholism. 24:271-9.

5 Ajayi, O. A., George, B. O., and Ipadeola, T. (1993). "Clinical Trial of Riboflavin in Sickle Cell Disease". East African Medicine. 70:418-21.

6 Cleary, J. P. (1990). "Vitamin B3 in the Treatment of Diabetes Mellitus: Case Reports and Review of the Literature". Journal Nutrition and Medicine. 1:217-25.
Mandrup-Paulsen, T., et al. (1993). "Nicotinamide in the Prevention of Insulin Dependent Diabetes Mellitus". Diabetes Metabolism Reviews. 9:295-309.
Pocoit, F., Reimers, J. I. and Andersen, H. U. (1993). "Nicotinamide: Biological Actions and Therapeutic Potential in Diabetes Prevention". Diabetologia. 36:574-76.
Pozzilli, P. and Andreani, D. (1993). "The Potential Role of Nicotinamide in the Secondary Prevention of IDDM". Diabetes Metabolism Reviews. 9:219-30.

7 Arsenio, L., Bodria, P., Maganati, G., et al. (1986). "Effectiveness of Long-term Treatment with Pantethine in Patients with Dyslipidemia". Clin Ther. 8:537-45.
Bertolini, S., et al. (1986). "Lipoprotein Changes Induced by Pantethine in Hyperlipoproteinemic Patients: Adults and Children". Int J Clin Pharmacol Ther Toxicol. 24(11):630-7.
Binaghi, P., et al. (1990). "Evaluation of the Cholesterol-lowering Effectiveness of Pantethine in Women in Perimenopausal Age". Minerva Med. 81(6):475-9.
Cattin, L., et al. (1985). "Treatment of Hypercholesterolemia with Pantethine and Fenofibrate: An Open Randomized Study on 43 Subjects". Curr Ther Res. 38:386-95.
Donatei, C., et al. (1986). "Pantethine Improves the Lipid Abonormalities of Chronic Hemodialysis Patients: Results of a Multicenter Clinical Trail". Clinical Nephrology. 25(2):70-4.
Gaddi, A., Descovich, G. C., Noseda, G., et al. (1984).

菸酰胺（Niacinamide）是一種維他命B3，早於1950年代初已被發現，能預防實驗動物糖尿病發病的機會。菸鹼酸、三價鉻和氨基酸亦是組成葡萄糖耐因子（Glucose tolerance factor, GTF）的活性組成要素。對初期1型糖尿病，維他命B3有特別的療效。箇中機制除了菸酰胺的抗氧化功效，可能是它抑制巨噬細胞及白細胞介素（Interleukin 1）對胰島腺β細胞的破壞。菸酰胺也有增加胰島素分泌及令細胞對胰島素的反應更敏銳等功能。1995年4月以來，有8個關於菸酰胺於初期1型糖尿病，或5年病史的臨床科研。當中6個是最高規格的雙盲科研，其中3個均顯示，菸酰胺有延長「無需注射胰島素期」或減低注射量，及確定有增加β細胞的功能等。有多個新症更由於服用菸酰胺而能完全治癒其1型糖尿病（每日用量為每公斤體重25毫克，兒童則是每日100至200毫克）。其他未見效應的科研，與發病時年齡太小和有較低空腹C蛋白鏈（Fasting C peptide，胰臟功能指標）的基數水平有關。6

至於維他命B5以Pantethine形態時最活躍，每日3次服用300毫克，能增加高密度脂蛋白（HDL）達23%，降低低密度脂蛋白（LDL）21%、總膽固醇量19%及血脂32%的功效。7

而維他命B6可算是科研最多、療效至廣的　種維他命B。其效果眾多，現略舉數項，包括：治療哮喘、經前綜合症、腕管綜合症、抑鬱、害喜及腎石等。害喜即妊娠噁心和嘔吐現象（Hyperemesis gravidarum），西藥廠一度積極研製化學藥物來治療此情況，可惜每次都帶來畸胎等嚴重副作用。在一個雙盲科研中，342個懷孕少於17周的婦女接受30毫克維他命B6或安慰劑，補充維他命的受試者害喜指數明顯下降，但三分之一人仍有噁心嘔吐症狀。一日服用4次250毫克薑片粉加上B6可能是更有效的方法。8

近年醫學界對血管硬化、冠心病的成因有更深入認識，明白到不能歸咎於高膽固醇，因只有不足2成高膽固醇的人會患上心臟病。反而有證據顯示，有低水平維他命B6、B12或葉酸的人士，比高水平人士的心臟病發機會高出5倍。這3種維他命是甲基組輸送物（Methyl donor），輸送甲基組（CH4）化學結構予細胞膜分子、神經傳導物質及參與同半胱氨酸的代謝。它們不足引致同半胱氨酸積聚，影響膠原代謝，破壞心血管內壁細胞，繼而導致血管硬化。9 所以，維他命B對骨質疏鬆症亦有療效，因在更年期婦女中，高同半

胱氨酸水平阻礙膠原相互結合，引致骨質缺陷。 10

正常腦部神經傳導物的改變，可能引致自閉症(Autism)出現。這與多種需要維他命B6才能製造的腦神經傳導物質減少有關。多個雙盲科研探究維他命B6對自閉症的效果，結果發現對某類患者帶來改善：平均約20%有中度的改善，10%則有極明顯的臨床改善。1985年，一個科研把60個自閉症兒童分為兩組，給予不同組合的維他命B6、鎂及安慰劑，效用以量度行為、尿液中的Homovanillic acid(HVA)、多巴胺(Dopamine，一種腦神經傳導物質的主要代謝物)及腦電波紀錄(Evoked potential recordings)來評分。結果發現維他命B6加上鎂更有效改善自閉症兒童的行為、降低HVA的排泄及使腦電波正常化等，但個別使用並無明顯效應。 11

月經前的水腫、暗瘡及憂鬱是很多年輕婦女的困擾，每日補充50至100毫克維他命B6，作用如天然利尿劑，加上維他命B2和鎂質，便能減輕婦女經前的變異。自1975年來，已有超過10個關於維他命B的雙盲科研，大部份都有滿意的效果。其中84%婦女服用維他命B6後，經前綜合症症狀指數下降。 12

日服保健康益處多

維他命B群對城市人的益處多不勝數，但各種維他命B彼此間的關係密切，除非有醫生指導，大量服用任何一種都可能造成其他的不足，所以應以維他命B群作補充。因維他命B是水溶性的，當中維他命B2為核黃素，因此服用數小時後，排出的尿液會呈深黃色，屬正常現象。這不代表服用了過多維他命，而是反映身體的維他命B有充足的補給罷了，正如我們會每日排便，但不會覺得是每餐進食過量的緣故一樣。

我們生存在競爭激烈的社會環境裏，往往成功不在高IQ，反而高EQ更重要。每日服用維他命B群50至100毫克，這種「EQ維他命」，是確保健康脫離「低B」一族的簡單秘訣。

"Controlled Evaluation of Pantethine, a Natural Hypolipidemic Compound, in Patients with Different Forms of Hyperlipoproteinemia". *Atherosclerosis*. 73-83.

8 Fischer-Rasmussen, W., et al. (1990). "Ginger Treatment of Hyperemesis Gravidarum". *Eur J Obstet Gynecol Reprod Biol*. 38:19-24. Vutyananich, T., Wong-tra-ngan, S. and Rung-aroon R. (1995). "Pyridoxine for Nausea and Vomiting of Pregnancy: A Randomized, Double-blind, Placebo-controlled Trial". *Am J Obstet Gynecol*. 173:881-884.

9 Ayback, M., et al. (1995). "Effect of Oral Pyridoxine Hydrochloride Supplementation on Arterial Blood Pressure in Patients with Essential Hypertension". *Arzneimittel Forshung*. 45:1271-3. Lam, SCT, Harfenists, E. J., Packham MA, et al. (1980). "Investigation of Possible Mechanisms of Pyridoxal 5'-phosphate Inhibition of Platelet Reactions". *Thrombosis Research*. 20:633-45. Levene, C. I. and Murray, J. C. (1977). "The Etiological Role of Maternal B6 Deficiency in the Development of Atherosclerosis". *The Lancet*. I:628-9. Sermet, A., et al. (1995). "Effect of Oral Pyridoxine Hydrochloride Supplementation on in Vitro Platelet Sensitivity to Different Agonists". *Arzneimittel Forshung*. 45:19-21.

10 Benke, P. H., et al. (1972). "Osteoporotic Bone Disease in the Pyridoxine-deficient Rat". *Biochemical Medicine*. 6:526-35.

11 Barthelemy, C., et al. (1981). "Behavioral and Biochemical Effects of Oral Magnesium, Vitamin B6 and

Magnesium. Vitamin B6
Administration in Autistic
Children". *Magnesium Bulle-
tin.* 3:23,24.
Lelord, G., Callaway, E. and
Muh, J. (1982). "Clinical and
Biological Effects of High
Doses of Vitamin B6 and
Magnesium on Autistic Chil-
dren". *Acta Vitaminologica
et Enzymologica.* 4:27-44.
Lipton, M., Mailman, R. and
Numeroff, C. (1979). "Vita-
mins, Megavitamin Therapy,
and the Nervous System".
Wurtman, R. and Wurtman,
J., eds. *Nutrition and the
Brain Vol 3.* NY: Raven Press.
183-264.
Rimland, B., Callaway, E. and
Dreyfuss, P. (1979). "The
Effects of High Doses of Vita-
min B6 on Autistic Children:
A Double-Blind Crossover
Study". *American Journal of
Psychiartry.* 135:472-5.

12 Berman, M. K., et al.
(1990). "Vitamin B6 in Pre-
menstrual Syndrome". *Jour-
nal of the American Dietetic
Association.* 90:859-61.
Kliejnen, J., TerRiet, G. and
Knipschild, P. (1990). "Vita-
min B6 in the Treatment of
Premenstrual Syndrome-a
Review". *Br J Obstet Gynae-
col.* 97:847-52.
Barr, W. (1984). "Pyridoxine
Supplements in the Premen-
strual Syndrome". *Practi-
tioner.* 228:425-7.
Snider, B. and Dieteman, D.
(1974). "Pyridoxine Therapy
for Premenstrual Acne
Flare". *Archives of Dermatol-
ogy.* 110:103-11.

遺傳缺陷

踏入冬季，天氣仍是如秋天般清涼，一點也談不上寒冷。這忽冷忽熱的天氣，最易令人患上感冒。衛生署正密鑼緊鼓呼籲市民接種流感疫苗來預防感冒。其實，每年的流感疫苗，經美國疾病控制中心（CDC）統計後，實質有效率只有0至14%，即無效至不甚有效。已故的家母，曾在80多歲時到醫院作例行檢查，因抵受不了護士們的熱情唆擺，半推半就下打了流感針。一向極少患感冒的母親，此次弄巧反拙，數日後突然發起高燒。初以為真的可預防流感，反在流感未至已惹來大病，辛苦一場。

要預防感冒，必須增強免疫力。眾所周知要多吸收維他命C，但大眾對其了解不多，以為每日吃一兩個橙便足夠預防流感。在教科書上所列出，每100克的橙應含有50毫克維他命C，但最近有資料顯示，商企化的果園以無機種植及經基因改造過的橙，可以全不含維他命C。再者，我們體內需要的維他命C遠高於我們所想。

人體無法製造維他命C

幾乎所有動植物都能製造維他命C。爬蟲類、某些鳥類的腎臟、哺乳類、雀形目鳥類的肝臟，皆能將葡萄糖轉化成維他命C。唯獨是大部份的魚類、靈長類如人類、猩猩，以及多種禽鳥、食果蝙蝠和天竺鼠（Guinea pig）等，因進化時出現基因突變，失了一個名為古諾糖酮酸氧化酶（L-gulonolactone oxidase, GLO）的酵素，它是肝臟轉化葡萄糖成維他命C的過程中最後一個階段所需的酵素，如此身體便無法製造維他命C來滿足身體的需要。

生物學家推斷，只得上述寥寥數種的動物不能生產維他命C。事關大部份曾出現此突變的動物都被大自然淘汰，只有幸運地生存在「花果山」般環境的動物，可依賴食物供給的維他命C保命。早於1949年，科學家Bourne發現大猩猩每日要攝取約4,500毫克（90個橙）的維他命C。[1] 有趣的是，日本科學家Nishikimi在1988年證實，生產GLO的基因存在於人類的基因圖譜中，但這段基因密碼卻不被演繹出來，原因不明。[2]

我們戲稱做了「Guinea pig」，意指做了試驗品。因天竺鼠就像人類般無用，無法製造維他命C，容易中毒患病，所以才被選中作實驗動物。但那些常見

1 Bourne, G. H. (1949). "Vitamin C and Immunity". *Br J Nutr.* 2:341.

2 Chatterjee, I., Majumder, A., Nandi, B. and Subramanian, N. (1975). "Synthesis and Some Major Functions of Vitamin C in Animals". *Ann N Y Acad Sci.* 258:24-47. Cummings, M. (1981). "Can Some People Synthesize Ascorbic Acid". *Am J Clin Nutr.* 34(2):297-8. Ginter, E. (1976). "Ascorbic Acid Synthesis in Certain

Guinea Pigs". *Int J Vitam Nutr Res.* 46(2):173-9.
Grollman, A. and Lehninger, A. (1957). "Enzymic Symthesis of L-ascorbic Acid in Different Animal Species". *Arch Biochem Biophys.* 69:458-67.
Levine, M. (1986). "New Concepts in the Biology and Biochemistry of Ascorbic Acid". *New Engl J Med.* 314(14):892-902.
Lund, C. and Crandon, J. (1941). "Human Experimental Scurvy and the Relation of Vitamin C Deficiency to Postoperative Pneumonia and would Healing". *JAMA.* 116(8):663-8.
Mizushima. Y., Harauchi, T., Yoshizaki, T. and Makino, S. (1984). "A Rat Mutant Unable to Synthesize Vitamin C". *Experientia.* 40(1):359-61.
Nishikimi, M., Koshizaka, T.,Ozawa, T. and Yagi, K. (1988). "Occurrence in Humans and Guinea Pigs of the Gene Related to their Missing Enzyme L-gulonolactone Oxidase". *Arch Biochem Biophys.* 267(2):842-6.
Szent-Gyorgyi, A. (1978). "How New Understandings about the Biological Function of Ascorbic Acid may Profoundly Affect our Lives". *Executive Health.* 14(8):1-4.
Szent-Gyorgyi, A. (1980). "The Living State and Cancer". *Physiological Chemistry and Physics.* 12(2):99-110.

3 Salaman, L. L. and Stubbs, D. W. (1961). "Some Aspects of the Metabolism of Ascorbic Acid in Rats". *Annals of the New York Academy of Sciences.* 92:128.

的溝渠老鼠卻百病不侵，擁有超強的抵抗力，因為牠們體內每日能以每公斤26至59毫克的份量生產出維他命C來，這相等於人類的2,000至5,000毫克。 3 而一隻乳牛以每公斤體重計，每日生產18毫克維他命C，每日體內有最少12,000毫克，還未計入進食鮮草中的維他命C。家裏的貓咪以每公斤體重計，每日生產20至40毫克維他命C，每日體內有最少180毫克。

一旦受到壓力，或有致癌物闖入，服西藥或受病毒感染時，動物體內維他命C生產量便會激增，出現「維他命C反應」（Vitamin C reaction）。一頭成年山羊每日都製造13,000毫克維他命C（即超過260個橙的含量）來保持日常健康，但當牠遇到壓力、傷病，每日所製造的維他命C便會激增至100,000毫克。

研究員發現，人體服用西藥後，肝會產生各種高量的維他命C前驅物。此顯示我們的肝正準備像其他動物般製造維他命C，但因缺乏GLO被迫終止。因此利用維他命C的營養治療純粹是為了彌補人類的遺傳缺陷。你若相信那些香港營養師所說的，每日吃兩個橙便足夠，高出每日建議用量（USRDA）的60至90毫克便過量，那就真是愚不可及！許多人類特有的疾病，如傷風感冒、肝炎、心臟病及癌症，在野外動物中都很少見，這些可歸咎於人體不能自行製造維他命C而產生的。寵物體內維他命C的製造能力，也因被人類歷代的餵飼照顧，已每況愈下。

RDA份量低　不能維持健康

最嚴重的人類遺傳缺陷，莫過於不能像其他動物般自行生產維他命C。需要生產的，當然不能是低劑量的。但美國國家科學院（National Academy of Science）頒佈的成人每日建議用量（Recommended Daily Allowance, RDA）為60毫克的維他命C，比矮小的猩猩「阿笨」或「芝達」的300毫克RDA還要低，簡直不知所謂，難怪一直備受批評。（一頭大猩猩每日進食每公斤體重30毫克維他命C，來吸收每日所需的4,500毫克。）

翻查歷史便知道最初設立RDA的目的。RDA是於1941年，由美國國家科學院的美國食品營養委員會（U. S. Food and Nutrition Board）所制定，作為每日營養需求的指標，目的是為預防第二次世界大戰美軍出現營養不良引起的疾病，如腳氣病、軟骨病、貧血等。換言之，制定的份量僅足以在送士兵上戰場、為國捐軀殞首前，不至營養不良、皮黃骨瘦、手軟腳軟，但絕不是為維持健康狀態，更遑論防治疾病而設。

壞血病是蹂躪了人類3個世紀的絕症，但是一直到1911年，才確定它是因為缺乏維他命C而產生的，要醫治此絕症也只有維他命C。於1937年，匈牙利科學家Albert Szent-Györgyi因發現抗壞血酸─維他命C而獲頒諾貝爾醫學獎。兩屆諾貝爾獎得獎者、維他命C倡導者Linus Pauling博士，生前亦語重心長地說，既然維他命C都能治癒歷時3個世紀的絕症，醫學界為何不認真研究它對現今的絕症，如癌症、愛滋病的療效呢？可能因為維他命C太便宜，若真的證實其療效，生產專利抗癌藥、愛滋藥，富可敵國的西藥業豈不關門大吉？既得利益者當然扭盡六壬，將之抹黑排斥。

維他命C有否實效，一直是醫學上被炒作的政治課題，特別是在已故的Linus Pauling研究出它能減輕傷風感冒的嚴重度和縮短患病期後，情況更激烈。一直以來，證實維他命C有效的科研被貶低，錯漏百出、說其無效的科研，如Robert Chalmers的科研，卻被肆意引述吹捧。[4] 就此，芬蘭赫爾辛基大學的Harri Hemilä及Linus Pauling研究所的Zelek Herman發表一份回顧性的分析研究，直指Robert Chalmers的科研駭人，錯處多得很；而將該科研的數據重新以正確方式解讀，的確證明維他命C在防治傷風感冒的功效。[5]

在上世紀90年代，雖然反對以維他命防治疾病的言論仍活躍，但幸好年輕新一輩的科學家對前輩的逢維他命必反的固執有所懷疑，這類言論才不致一面倒。美國國立衛生研究院(National Institutes of Health)的西醫Mark Levine發表維他命C的RDA實在不足的科研，以7個特別缺乏維他命C的年輕人作測試，證明每日最少要攝取100毫克維他命C才令血液含量有變，200毫克後開始令水平提升。2000年，美國國家科學院終接納其部份建議，將維他命C的RDA提升至男性90毫克、女性75毫克，但比他建議的200毫克還是少一倍。[6]

4 Chalmers, T. C. (1975). "Effects of Ascorbic Acid on the Common Cold. An Evaluation of the Evidence". *American Journal of Medicine*. 58:532.

5 Hemilä, H. and Herman, Z. S. (1996). "Vitamin C and the Common Cold: A Retrospective Analysis of Chalmers' Review". *J Am Coll Nutr*. 93:3704-9.

6 Levine, M., et al. (1996). "Vitamin C Pharmacokinetics in Healthy Volunteers: Evidence for a Recommended Dietary Allowance". *Proc Natl Acad Sci U S A*. 93:3704-9.

7 Ginter, E. (1982). "Optimum Intake of Vitamin C for the Human Organism". *Nutrition Health.* 1:66-77.

8 Block, G. (1991). "Vitamin C and Caner Prevention : The Epidemiologic Evidence". *Am J Clin Nutr.* 53:270S-282S.

9 Block, G. (1993). "Vitamin C, Cancer and Aging". *Age Ageing.* 16:55-58.
Cameron, E. and Campbell, A. (1991). "Innovation VS Quality Control. An 'Unpublishable' Clinical Trial of Supplemental Ascorbate in Incurable Cancer". *Medical Hypothesis.* 36:185-9.
Cameron, E. and Pauling, L. (1976). "Supplemental Ascorbate in the Supportive Treatment of Cancer: Prolongation of Survival Times in Terminal Human Cancer". *Proc Natl Acad Sci U S A.* 73:3685.
Howe, G. R., et al. (1990). "Dietary Factors and Risk of Breast Cancer: Combined Analysis of 12-case Control Studies". *J Natl Cancer Inst.* 82:561-9.
Moertel, C. G., et al. (1985). "High-does Vitamin C Versus Placebo in the Treatment of Patients with Advanced Cancer who have had No Prior Chemotherapy". *N Engl J Med.* 312:137-41.
Romney, S., et al. (1985). "Plasma Vitamin C and Uterine Cervical Dysplasia". *Am J Ob Gyn.* 151:978-80.
Schiffman, M. H. (1987). "Diet and Faecal Genotoxicity". *Cancer Surv.* 6:653-72.
Wassertheil-Smoller, S., et al. (1981). "Dietary Vitamin C and Uterine Cervical Dysplasia". *Am J Epidemiol.* 114:714-24.

10 Cameron E, Pauling L, Leibovitz B. (1979). "Ascorbic acid and cancer: a review". *Cancer Res.* 39:663-81.

11 McCormick W. J. (1959).

血中維他命C之含量會因抽煙而降低，把尼古丁加入血液樣本中，血中的維他命C含量降低了24至31％。酗酒的人，因酒毒中和了許多維他命C，血中維他命C含量極低。當身體遇到化學、情緒心理、生理的壓力的時候，維他命C的排泄率明顯增加，也提升身體對維他命C的需求。 7

維他命C有助防治癌症

維他命C對預防患上癌症也有很大功效，因它可抗氧化及保護細胞結構，包括DNA；亦幫助身體處理環境污染帶來的有毒化合物、增強免疫功能及抑制致癌物的形成等。流行病學證據顯示，維他命C的防癌功效是毋庸置疑的。 8 服用高量維他命C能降低患上近所有癌症的機會，包括肺癌、腸癌、子宮頸癌、食道癌、口腔癌及胰臟癌。根據科研顯示，每天服用10克維他命C的末期癌症病人存活率是控制組的4倍。 9 維他命C的抗癌能力雖然仍備受醫學界爭議，但補充高量維他命C對癌症病人是必須的，因絕大部份癌病患者的維他命C水平偏低，而提升它在體內的含量，的確具備增強免疫力的效應。

維他命C的主要功能是協助製造身體主要的蛋白質——膠原質（Collagen），這是形成皮膚、血管、靭帶和骨骼組織所必須的蛋白質。膠原質的作用是黏緊鞏固全身組織，膠原質緊固的話，濾過性病毒就不容易入侵，癌細胞便難以擴散繁衍。因此，當它攝取不足時，縱使沒有罹患壞血病，也容易患上感冒或被各種疾病所侵襲。嚴重缺乏維他命C所得的壞血病，是一種廣泛的全身組織分解綜合症。涉及細胞之間的基質（Ground substance）溶解、膠原蛋白束的破裂，以及上皮和內皮細胞之間的黏連裂解。這種分解導致潰瘍及細菌的滋長，血管破裂伴有水腫和間質性出血，以及未分化的原始細胞廣泛地在整個組織中的增殖。 10

科學家觀察到壞血病中的廣泛性基質變化，與受癌細胞侵襲時，附近緊接的局部基質變化相同。 11 因此，通過用致密的纖維組織封困癌瘤細胞，此基質的抵抗可以作為抗癌的物理防線。高劑量的維他命C可增強這特性，亦增強細胞間基質對局部浸侵（Local infiltration）的抵抗力。這情況可能跟鼻咽癌患者接受電療後成功痊癒率較高有關，因電療燒焦後出現的纖維結痂封困着癌細胞。

但要知道這物理防線非朝夕建成。以維他命C來防治疾病的秘訣是「量大效大」，而且要每天食用，才能打好基礎。患病時才大量服用，正如俗語有云：「臨急抱佛腳」，效果難測，也未必明顯。

除了癌症，維他命C對心血管病患者或者也有助益。在1992年，有一個長達5年、有11,348人參與的科研顯示，每日補充維他命C在減少患病死亡率上有功效。受試對象分為3組：第一組每日攝取少於50毫克維他命C；第二組攝取高於50毫克，但不服補充品；第三組攝取高於50毫克，並加服維他命C補充品。結果發現最高攝取量那組中，男性的標準心血管病死亡率（Standardized mortality ratio, SMR）比低攝取量的第一組低48%，標準癌症腫瘤死亡率少22%；女性方面，標準心血管病死亡率少25%，標準癌症腫瘤死亡率少14%。換言之，攝取高量維他命C，可使男士壽命延長5至7年，女士則為1至3年。 12

究竟維他命C如何降低患心血管疾病的危險？維他命C作為抗氧化物，能強化血管的膠原組織，降低總膽固醇量和血壓，提升高密度脂蛋白（HDL）水平，抑制血小板凝聚。低密度脂蛋白（LDL）受氧化破壞，是引發血管硬化的主要因素，維他命C在阻止LDL被破壞方面極有效。再者，因維他命C能重新還原氧化了的維他命E，所以可倍增維他命E的抗氧化功效。 13

維他命C不影響白癜風

前面談及，維他命C的主要功能是協助製造膠原質，這對緊緻皮膚、抗衰老、抗皺紋，使肌膚不變得薄弱有絕對的助益。那麼在現今愛美女士要求的膚色美白方面呢？服用維他命C不太具美白膚色的功效，這是護膚品廣告為增銷路宣揚出來的謬誤。奈何這謬誤連傳統中醫學界也信以為真，治療白癜風（白斑病）的中醫教科書竟然有介事地叮囑患者不要服用維他命C，真是令人啼笑皆非。所謂的理據全屬穿鑿附會的猜測，並無科研根據。

2011年，刊登在皮膚醫學科研文檔*Archives of Dermatological Research*

"Cancer: a collagen disease, secondary to a nutritional deficiency?" Arch Pediatr. 76:166-71.

12 Engstrom, J. E., Kanim, L. E. and Klein, M. A. (1992). "Vitamin C Intake and Mortality among a Sample of the United States Population". Epidemiology. 3:194-202.

13 Howard, P. A. and Meyers, D. G. (1995). "Effect of Vitamin C on Plasma Lipids". Pharmacotherapy. 29:1129-36. Simon, J. A. (1992). "Vitamin C and Cardiovascular Disease: A Review". J Am Coll Nutr. 11:107-25.

14 Lee SA, et al. (2011, Nov).

"Ascorbic acid increases the activity and synthesis of tyrosinase in B16F10 cells through activation of p38 mitogen-activated protein kinase". *Arch Dermatol Res.* 303(9):669-78.

的文獻否定了上述的推論。黑色素要通過一系列涉及一種氨基酸—酪氨酸(Tyrosine)的氧化反應，在酪氨酸酶(Tyrosinase)的作用下形成。科研發現，在維他命C抗壞血酸處理的細胞中，無論黑色素細胞刺激荷爾蒙(α-melanocyte-stimulating hormone, α-MSH)是否存在，亦沒有觀察到黑色素含量有被抑制的作用。維他命C還刺激酪氨酸酶的活性和表達，並增加黑色素生成調節因子，如酪氨酸酶相關蛋白-1(TRP-1)，二羥基苯胺胺色胺互變異構酶(TRP-2)和微小珠蛋白相關的轉錄因子(Microphthalmia-associated transcription factor, MITF)的表達。因此維他命C不單完全沒有抑制黑色素的正常產生，還可能促進白癜風皮膚形成黑色素。 14

起死回生真人真事

適當運用高量的維他命C來治療危重的疾病，的確帶來近乎神奇的效果。著名新聞電視節目《60分鐘時事特輯》(60mins)也曾詳細報導一件發生在新西蘭的真人真事，當中可見一斑。讀者可在YouTube尋找「The Miracle Cure: Vitamin C Living Proof」觀看。

新西蘭懷卡托(Waikato)的農夫Allan Smith在斐濟群島度假時出現流感症狀。當他回到新西蘭後，證實感染豬流感(Swine flu)。當地醫院力有未逮，轉送他到了首都奧克蘭醫院(Auckland Hospital)，儘管使用了抗病毒西藥特敏福(Tamiflu)和抗生素，但是他的情況繼續惡化，直至危殆，需要體外膜氧合器(ECMO)，俗稱人工肺維生。

他的兄弟聯絡到美國的Thomas Levy醫生，他是當代應用維他命C權威。他了解情況後，輾轉介紹了奧克蘭的「先進醫學中心」(Centre for Advanced Medicine, CAM)給他。CAM醫生建議醫院嘗試靜脈滴注維他命C，但醫院拒絕。Allan Smith的情況進一步惡化，周二家人被告知他的肺已全無功能，命已該絕，院方亦無能為力，人工肺及各維生系統等將於周五被關閉。家人堅決反對，因認為靜脈滴注維他命C後，可能尚存生機。院方在家人逼迫下不情願地同意給Allan Smith靜脈滴注維他命C一試，但堅持周五是死線，沒有改善就會關閉維生系統。

周二當日，Allan Smith獲靜脈滴注25克維他命C；周三，25克輸注，重複兩次。就在此時，他的肺部X光片出現改善跡象，積水炎症明顯減輕，令院方亦感到驚訝。周四他獲滴注75克；周五開始，他每天接受100克靜脈滴注，持續了4至6天，肺功能逐漸恢復，情況進一步改善。之後，院方突然派一名新的顧問西醫接手個案，並立即停止維他命C治療，理由竟是擔心病人的肝腎功能因維他命C治療而受損。雖然後來證實是高量的抗生素在破壞肝腎功能，但院方仍堅拒再給予維他命C治療。

一周後，Allan Smith康復到可以轉院的地步。他回到靠近家園的懷卡托的醫院，此時他還需呼吸機協助和鼻胃管餵食。奈何醫院的西醫亦不願意繼續以維他命C治療，他的家人便聘請了一位高調的律師，出了一封有關病人權益的律師信，迫使醫院與家人和解，繼續使用靜脈滴注維他命C，但只是象徵性的每日滴注一克。幸運地，Allan Smith迅速康復，數天後更可自己進食，並開始自行每日服用6包，每包一克的特種維他命C（Lypospheric vitamin C）。這種維他命C以特定科技，將磷脂質包裹着抗壞血酸，使腸道吸收維他命C的能力倍增，並且有超高的有效運用率（Bioavailability），口服這特種維他命C可媲美靜脈滴注，據說用量甚至可少6至8倍。

及後，Allan Smith完全康復，並接受電視台訪問，令醫院的工作人員大為震驚，他們從未見過這樣的事情。Allan Smith被弟弟告知，是靜脈滴注維他命C救了他，使他的妻子沒有失去丈夫，孩子們也沒有失去父親。

維他命C益處多

維他命C是已知最傳統的抗氧化劑之一，其健康益處隨着時間得到明確證明，特別是預防和治療傳染病上。主流建制派的西醫一向故步自封，認為醫學院沒有教授過的醫療方法就是騙人的江湖伎倆。對傳統中醫學如是，對有科研文獻基礎的臨床營養醫學亦如是。本身既是西醫，又是維他命C治療的先驅翹楚的Frederick Klenner醫生表示：「有些西醫寧願看着病人病死，也不會嘗試使用維他命C來治療，因在他們封閉的腦袋裏，它只是一種維他命。」 15 然而鮮為人知的是，維他命C不僅具有抗氧化效應，而且在適當高劑量時，反過來可以產生強力氧化效應，能殲殺癌細胞（Cytotoxic

15 *Tri-State Med J.* (1957, Dec). 5(10):15-18.

16 González MJ, et al. (1998). "Rethinking vitamin C and cancer: an update on nutritional oncology". *Cancer Prev Intl.* 3:215-24.
Yamamoto K, et al. (1987). "Role of iron and ascorbic acid in the oxidation of methyl linoleate micelles". *Chem Lett.* 1:49-52.

17 Ramp WK, et al. (1968). "The effects of ascorbic acid on the glycolytic and respiratory metabolism of embryonic chick tibias". *Cal Tissue Res.* 2:77-82.

18 Beetens JR, et al. (1983). "Ascorbic acid and Prostaglandin formation". *Int J Vitam Nutr Res.* 24(Suppl):131s-44s.

19 Mikino Y, et al. (1999). "Induction of cell death by ascorbic acid derivatives in human renal carcinoma and glyobastoma cell lines". *Anticancer Res.* 19:3125-32. Nakamura Y, et al. (1968). "Antitumor activities of oxidized products of ascorbic acid", *Sci Bull Fac Kyushu Univ.* 23:119-25. Yamafuji K, et al. (1971). "Antitumor potency of ascorbic, dehydroascorbic or 2,3-diketogulonic acid and their action on deoxyribonucleic acid". *Z Krebsforsh Klin Onkol Cancer Res Clin Oncol.* 76:1-7. Omura H, et al. (1974). "Antitumor potentiality of some ascorbate derivaties". *J Fac Agr Kyushu Univ.* 18:181-9. Tomita Y, et al. (1974). "Antitumor potency of 3-methyl-3,4-dihydroxytetrone". *Sci Bull Fac Agr Kyushu Univ.* 28:131-7. Poydock ME, et al. (1982). "Inhibiting effect of dehydroascorbic acid on cell division in ascites tumors in mice". *Exp Cell Biol.* 50:34-8. Leung PY, et al. (1993). "Cytotoxic effect of ascorbate and its derivative on cultured malignant and non-malignant cell lines". *Anticancer Res.* 13:47-80.

20 González MJ, et al. (1998). "Rethinking vitamin C and cancer: an update on nutritional oncology". *Cancer Prev Intl.* 3:215-24. Tsao CS, Dunhan WB, Leung PY. (1988). "In vivo antineo-

effects)。 [16] 維他命 C 的作用還包括以下幾點：

· 科研顯示，維他命C可通過抑制丙酮酸(Pyruvate)於厭氧糖酵解(Anaerobic glycolysis)的運用，來促進氧化代謝效應。 [17] 癌細胞依賴厭氧糖酵解來產生能量，維他命C能拖垮此厭氧代謝，令癌細胞凋亡。

· 高濃度維他命C亦可抑制前列腺素(Prostaglandins)2系，及與之相關炎症和細胞的增殖。 [18]

· 多個科研文獻證實，維他命C或其衍生物可抑制至少7類癌瘤細胞中的增殖作用。 [19]

· 所有科研都顯示維他命C，主要在惡性的細胞中，以其促氧化活性(Prooxidant activity)產生出細胞毒性作用，令癌細胞凋亡。 [20]

· 維他命C及其自由基增強活化轉錄因子NF-κB，抑制惡性細胞增長。 [21]

維他命C能在體內產生雙氧水

維他命C經氧化時，在生物體內可產生過氧化氫(Hydrogen peroxide, H_2O_2)，即雙氧水，一種活性氧化物(Reactive oxygen species, ROS)。 [22] 這效用可以通過如鐵質和銅質等二價陽離子(Divalent cations)來增強。 [23] 過氧化氫可能進一步產生更

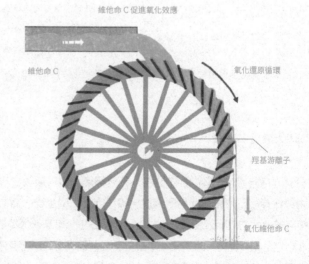

維他命 C 促進氧化效應

維他命 C

氧化還原循環

羥基游離子

氧化維他命C

1.水車比喻

多的活性物質，例如羥基游離子(Hydroxyl radicals, OH-)和二輪氧化產物，如醛類(Aldehydes)。這些活性物質主要通過破壞細胞膜和線粒體來催毀細胞。大量的維他命C就如流水帶動着氧化還原循環的水車般，不斷產生出活性游離子，擊殺殲滅癌細胞(見圖1)。

然而，這氧化效應對健康細胞來説是微不足道。這主要因為大多數過渡金屬離子(Transition metal ions)已與血清中的蛋白質結合，令它們不能參與此生化過程。 24 再者，健康細胞有充足的過氧化氫酶(Catalase)，能中和羥基游離子。但由於惡性細胞的生成過氧化氫酶性能(Catalase activity)較差 25，這些氧化反應卻可發生在病理狀態，例如惡性腫瘤中。癌細胞中的蛋白質抑制金屬離子釋放的黏聚力(Cohesive forces)，以及抑制細胞複製機制。 26 大量過渡金屬離子釋放出來，增強了維他命C產生活性氧化物的能力。因此產生出的活性氧化物能殲滅細胞效應，如令DNA鏈斷裂，及通過脂質過氧化效應(Lipid peroxidation)令細胞膜喪失功能和殆耗細胞能量(ATP)。 27 癌細胞無法維持高ATP能量生產，可能是氧化減活了關鍵酵素的結果，特別是與解糖系統(Krebs cycle)及電子傳輸系統相關的酵素。線粒體功能衰敗，跨胞膜電壓(Transmembrane potential)失衡，是癌變的關鍵過程。 28

研究表明，當以高劑量靜脈注射(IV)時，維他命C對癌細胞具有選擇性細胞毒性，並且對心臟和心血管有許多益處。維他命C是非常有用的補充劑，應該是大多數癌症治療方案的一部份。雖然維他命C非常安全，但如果有缺乏葡萄糖-6-磷酸脱氫酶(Glucose-6-phosphate dehydrogenase, G6PD)遺傳病的患者便須多加留意。G6PD是維持紅血球胞膜完整的一種酵素，高劑量維他命C靜脈滴注是強力氧化劑，可導致G6PD患者紅血球破裂，帶來災難性後果。不過G6PD患者口服普通維他命C則全無此憂慮。

維他命C大減腎石形成

草酸鹽或草酸是維他命C若能在體內充分分解後，預料最後出現的代謝產物。大部份腎結石皆由草酸鈣所構成。純粹因上述的推斷，西醫便警告病人，補充維他命C有引致「生腎石」的危險。很多生化學家卻做了很多科研，證實此指控是無根據的。草酸鹽或草酸只出現在受試者的試管尿液樣本裏，卻不在受試者體內形成。最近兩個哈佛大學的科研清楚顯示維他命C絕不是

plastic activity of ascorbic acid for human mammary tumor". *In vivo*. 2:147-50.

Tsao CS, et al. (1989). "Effect of ascorbic acid and its derivatives on the growth of human mammary tumor xenografts in mice". *Cancer J*. 5:53-9.

Poydock ME. (1982). "Effect of combined ascorbic acid and B12 on survival of mice implanted with Erlich carcinoma and L1210 leukemia". *Am Clin Nutr*. 54:1261s-5s.

Edgar JA. (1970). "Dehydroascorbic acid and cell division". *Nature*. 227:24-6.

Bram S, et al. (1980). "Vitamin C preferential toxicity for malignant melanoma cells". *Nature*. 284:629-31.

Riordan NH, et al. (1995). "Intravenous ascorbate as a tumor cytotoxic chemotherapeutic agent". *Med Hypotheses*. 44:207-13.

Sakagami H, Satoh K. (1997). "Pro-oxidant action of two antioxidants: ascorbic acid and gallic acid". *Anticancer Res*. 17:221-4.

21 Muñoz E, et al. (1997). "Navas P. Role of ascorbate in the activation of NF-κB by tumour necrosis factor-α in T-cells". *Biochem J*. 325:23-8.

22 Halliwell B. (1996). "Vitamin C: antioxidant or pro-oxidant in vivo?" *Free Red Res*. 25:439-54.

Alcain FJ, et al. (1996). "Ascorbate on cell growth and differentiation". *J Bioenerg Biomembr*. 26:393-8.

Asano K, et al. (1999). "Production of hydrogen peroxide in cancerous tissue by intravenous administration of sodium 5,6 benzylidene-L-ascorbate". *Anticancer Res*. 19:229-36.

23 Rowly DA, Halliwell B. (1983). "Superoxide-dependents and ascorbate-dependent formation of hydroxy radicals in the presence of

copper salts: a physiologically significant reaction?" *Arch Biochem Biophys.* 225:279-84.
Tsao CS, et al. (1988). "In vivo antineoplastic activity of ascorbic acid for human mammary tumor". *In Vivo.* 2:147-50.Jonas SK,et al. (1989). "Hydrogen peroxide cytotoxicity". *Biochem J.* 264:651-5.

24 Gutteridge JMC, et al. (1980). "Oxygen free-radicals and lipid peroxidation: inhibition by the protein caeruloplasmin". *FEBS Lett.* 112:269-72.

25 Edgar JA. (1970). "Dehydroascorbic acid and cell division". *Nature.* 227:24-6. Jonas SK, et al. (1989). "Hydrogen peroxide cytotoxicity". *Biochem J.* 264:651-5. Clement MV, Ramalingam J, Long LH, Halliwell B. (2001). "The in vivo cytotoxicity of ascorbate depends on the culture medium used to perform assay and involves hydrogen peroxide". *Antiox Redox Signal.* 3:157-63. Sakagami H, et al (1997). "Comparative study of the antitumor action between sodium 5,6 benzylidene-L-ascorbate and sodium ascorbate". *Anticancer Res.* 17:4401-52.González MJ, et al. (1991). "Effect of dietary fat growth of MCF-7 and MDA-MB231 human breast carcinomas in athymic nude mice: relationship between carcinoma growth and lipid peroxidation products level". *Carcinogenesis.* 12:1231-5.
González MJ. (1992). "Lipid peroxidation and tumor growth: an inverse relationship". *Med Hypotheses.* 38:106-10.
González MJ, et al. (1996). "The paradoxical role of lipid peroxidation on carcinogenesis and tumor growth". *Med Hypotheses.* 46:503-4.

引致腎石形成的因由。科研檢查45,251名和85,557名沒有腎石的男、女性，經過長達14年的跟進，其中出現1,078宗腎石個案，但與服用多少維他命C並無任何統計上的聯繫。[29]

另外，科研亦確定了，縱使維他命C的劑量繼續增加，草酸鹽的形成很快平頂，維持不變。[30] 再者，科學家發現80%的維他命C服用後，是以去羥抗壞血酸(DHAA)形式排出，而並無如推測般徹底代謝成草酸鹽。[31] 在人體內，維他命C首先被代謝成氧化抗壞血酸或去羥抗壞血酸，當維他命C發揮其抗氧化功能時，它必須要釋出兩粒電子給予另一組化合物，去羥抗壞血酸便立即形成。其他抗氧化物及某些酵素可迅速將去羥抗壞血酸還原成原來未氧化的抗壞血酸；如果此還原不出現，維他命C便被繼續代謝。[32]

基本維他命 C的代謝途徑為：
維他命C→去羥抗壞血酸(DHAA)→二酮古洛糖酸(Diketogulonic acid)→來蘇糖酸(Lyxonic acid)、木糖(Xylose)、蘇阿糖酸(Threonic acid) ／草酸(Oxalic acid)、草酸鹽(Oxalate)

反之，多個研究指出，經常補充維他命C能大減腎石形成機會。近年科研亦證實，對於經常患腎石的病人，維他命C有抑制草酸鈣的結晶效應。[33] 在獸醫醫案，亦記錄使用500毫克及8,000毫克的維他命C，能在4至6個月內溶解小狗的腎石。

在實驗環境發現，自由基破壞腎臟管道表皮細胞(Epithelial cell)，提供了合適環境，誘發腎結石形成。維他命C及硫辛酸(Alpha lipoic acid)等抗氧化物的功效，剛好能阻止此過程產生。大量研究顯示，若不是洗腎(血液透析，Hemodialysis) 或經常有草酸鹽結石(Oxalate stone)和胱氨酸尿(Cystinuria) 傾向的人，嚴重腎病和尿酸高患者無需擔心高劑量抗壞血酸有導致腎石的危險，每日10,000毫克的抗壞血酸，在尿液的草酸鹽水平(Urinary oxalate levels) 亦沒有任何影響。

當然，有明顯腎病的人士應該適當防患，但一個不脫水的正常人，服用超高量的維他命C後，絕無擔心患腎石的必要。反而，有很多因素能令草酸鈣結晶，導致腎石的形成，如進食高草酸食物：菠菜、大黃、芫荽、酸果、花生及茶等。中國人跟英國人一樣，都是愛飲茶的民族，科研就發現英式餐膳中，茶是草酸最大的來源。 34 總言之，維他命C抗病防老功效大。 35 我和家人每天服用一兩粒1,000毫克的維他命C，已成了例行公事。

26 Gutteridge JMC, et al. (1980). "Oxygen free-radicals and lipid peroxidation: inhibition by the protein caeruloplasmin". *FEBS Lett*. 112:269-72.

27 González MJ. (1992). "Lipid peroxidation and tumor growth: an inverse relationship". *Med Hypotheses*. 38:106-10.

28 Gonzalez MJ, et al. (2012). "The bioenergetic theory of carcinogenesis". *Med Hypotheses*. 79:433-9.

29 Curhan, G., et al. (1993). "A Prospective Study of Dietary Calcium and other Nutrients and the Risk of Symptomatic Kidney Stones". *N Engl J Med*. 328(12):833-8.
Curhan, G., et al. (1996). "A Prospective Study of the Intake of Vitamins C and B6, and the Risk of Kidney Stones in Men". *Journal of urology*. 155(6):1847-51.
Curhan, G., et al. (1999). "Intake of Vitamins B6 and C and the Risk of Kidney Stones in Women". *J Am Soc Nephrol*. 10(4):840-5.

30 Schmidt, K., et al. (1981). "Urinary Oxalate Excretion after Large Intakes of Ascorbic Acid in Man". *Am J Clin Nutr*. 34(3):305-11.

31 Takenouchi, K., et al. (1966). "On the Metabolites of Ascorbic Acid, Especially Oxalic Acid, Eliminated in Urine, Following the Administration of Large Amounts of Ascorbic Acid". *The Journal of Vitaminology*. 12(1):49-58.

32 Rivers, J. M. (1989). "Safety of High Level Vitamin C Ingestion". *Int J Vitam Nutr Res Suppl*. 30 (Suppl.):95-102.
Schmidt, K., et al. (1981). "Urinary Oxalate Excretion

After Large Intakes of Ascor-
bic Acid in Man". *Am J Clin
Nutr.* 34(3):305-11.
Wanzilak, T. R., et al. (1994).
"Effect of High Dose Vitamin
C on Urinary Oxalate Levels".
J Urology. 151:834-7.

33 Schwille, et al. (2000).
"Ascorbic Acid in Idiopathic
Recurrent Calcium Urolithi-
asis in Humans-does it have
an Abettor Role in Oxa-
late, and Calcium Oxalate
Crystallization?" *Urol Res.* 28
(3):167-77.

34 Zarembski, P., et al.
(1962). "The Oxalic Acid
Content of English Diets". *Br
J Nutr.* 16:627-34.

35 Rivers, J.M. (1000). "Safe-
ty of High Level Vitamin C
Ingestion". *Int J Vit Nutr Res.*
30(Suppl.):95-102.
Schmidt, K., et al. (1981).
"Urinary Oxalate Excretion
after Large Intakes of Ascor-
bic Acid in Man". *Am J Clin
Nutr.* 34(3):305-11.
Wanzilak, T.R., et al. (1994).
"Effect of High Dose Vitamin
C on Urinary Oxalate Levels".
J Urol. 151:834-7.

所謂「一白遮三醜」，香港女士為保持皮膚白皙，害怕陽光的紫外線令皮膚黑斑湧現，各式各樣的防曬護膚品因而大行其道。防曬護膚品以防曬系數（Sun Protection Factor, SPF）來標明其防曬效力，如SPF 15、30、60、120等。這些數字是指能延長皮膚不被紫外線曬傷時間的倍數。譬如說，你在無防曬措施下曝曬15分鐘，皮膚便開始受傷；若塗上SPF 10的防曬膏時，此段時間便延長10倍，即曝曬150分鐘仍能提供保護。試想想，若用的是SPF 60，而它真有其效的話，你即可曝曬至15小時之久！這已遠遠超出每天的日照時間了。

其實，適當地曬太陽很有益。當皮膚曝露於正確波長的紫外光（UVB）下，身體能製造出大量維他命D3（Cholecalciferol）。皮脂內的一種膽固醇（沒看錯，是膽固醇）「7-氫基膽固醇」經陽光照射後，在皮膚內形成維他命D3。當被循環系統吸收後，便首先進入肝臟，轉化出「升級版」的維他命D3，然後再經腎臟，改造成「終極至強」的維他命D3（1,25-(OH)2D3）。這至強版的活性維他命D可被歸屬於荷爾蒙前驅物，能促進鈣和磷在小腸吸收，使血鈣水平提升。烈日當空下，曝光的皮膚開始轉成桃紅色時，你的身體正在製造10,000至50,000 IU的維他命D。但若有玻璃將UVB阻隔的話，維他命D便造不成了。皮膚色素較深的人，尤其是黑種人，遠較白種人難靠曬太陽來獲取維他命D。研究發現，在美國的黑人大多缺乏維他命D，要更大量補充才能提升血液維他命D水平至正常。[1]

1 Talwar S. A., et al. (2007, Dec). "Dose Response to Vitamin D Supplementation Among Postmenopausal African American Women". Am J Clin Nutr. 86(6):1657-62.

經波士頓大學（Boston University）醫學院的Holick教授深入研究，發現身體的維他命D產量應達20,000單位。那意味着，曬幾分鐘的太陽，就可生產出比美國食物營養委員會（Food and Nutrition Board）認為你每日所需的200 IU多100倍的維他命D，亦是他們所謂的最高限用量2,000 IU的10倍。在2007年，就有來自各著名研究所共15名科學家聯署去信《美國臨床營養學期刊》（American Journal of Clinical Nutrition），要求召開國際性會議，檢討每日維他命D的需要量。[2] 因先前有文獻指出，以美國食物營養委員會沿用的風險評估方法，得出維他命D的安全上限為每日10,000 IU結論。由此可見，委員會對維他命D的建議用量經不起科研的考證，太低、太無用了。

2 Vieth R., et al. (2007, Mar). "The Urgent Need to Recommend an Intake of Vitamin D That is Effective". Am J Clin Nutr. 85(3):649-50.

3 Tripkovic L. et al. "Comparison of vitamin D2 and vitamin D3 supplementation in raising serum 25-hydroxyvitamin D status: a systematic review and meta-analysis". *Am J Clin Nutr.* 2012 Jun;95(6):1357-64

臨床科研發現，成人每日服用4,000 IU維他命D3不單安全，亦符合生理需求。服用高量達10,000 IU也無害，極其量只是與經常接觸陽光的熱帶居民的血液水平相近罷了。但要留意，常見的補充品是以維他命D2形態出現，它並不能有效地轉化出至強版的活性維他命D3來。這種以輻射線照射菇菌產生的物質，容易受污染，在藥理特性上亦與體內的維他命D3有別，毒性比維他命D3高得多。2012年，科學家對隨機對照科研作出系統性評價和薈萃分析，直接比較維他命D2和維他命D3對人體血清維他命D(25 (OH)D)濃度的影響。結果證實維他命D3在提高血清25(OH)D濃度時比維他命D2更有效，因此補充維他命D3可能是首選的方法。[3] 所以，本文所提及的臨床療效是以維他命D3為準。

細胞內外均有效用

近年維他命D被發現最少有兩種代謝路徑，一是在細胞外的，另一是細胞內的。這便解釋了為何這種一直被以為只是促進鈣質吸收及用來預防軟骨病的營養素，實質有更為廣泛、更為深遠的生理效應。

維他命D在細胞外的作用，是一種荷爾蒙前驅物，能讓鈣和磷在小腸吸收更佳，使血鈣水平提升。它促進蝕骨細胞成熟，重整骨骼形構，將鈣滙入骨骼及降低副甲狀腺素的分泌。較鮮為人知的反而是維他命D在細胞內的效應。於乳腺、前列腺、肺、皮膚、淋巴結、大腸、胰腺、腎上腺和大腦細胞裏，都備有所需酵素，能自行轉化出至強版的活性維他命D。除腸道、骨骼外，大腦、乳房、前列腺、卵巢、淋巴細胞、胰島腺、神經線、大腦神經、腦垂體及動脈內壁等等組織的細胞，都有維他命D接收器。眾多不同組織，都有能利用維他命D的機制，因此可推測，若它稍有不足，必引發複雜的連鎖效應，出現各種不同的病變。

近年多個科研成果陸陸續續登場，揭示出較高量維他命D的驚人治病能力。它能防治糖尿病、骨質疏鬆症、骨質性關節炎、高血壓、心血管疾病；在抑鬱症、多種自身免疫力病變，如紅斑狼瘡、類風濕，甚至乳癌、前列腺癌及腸癌等，亦有奇效。

在一個世代研究（Cohort analysis）分析中發現，維他命D3與各類癌症病患率及死亡率有密切關連。當體內維他命D3提升至25 nm/L水平，各類癌症病患率便減少17%，整體癌症死亡率減少29%，尤其是消化管道癌症死亡率更大減45%。每日攝取建議用量400 IU的維他命D3，只能提升體內存量至7 nm/L，要達25 nm/L水平，必須每日最少補充1,500 IU。[4]

[4] *J Nat Can Inst.* (2006, Apr). 98:451-9.

維他命D3的抗癌威力

維他命D3幾乎影響身體的每一個細胞，對徹底降低癌症風險至關重要。器官將其用於修復包括癌細胞在內的損傷。維他命D3也可激發癌細胞凋亡（Apoptosis）。過去30年來，有充足科研證據顯示，攝入較高量維他命D3或有較高維他命D3水平可預防癌症。自1980年以來，已有16種不同的癌症被證實與低維他命D3水平有關。[5]

[5] Donald L. Trump, Candace S. Johnson eds. (2010, Dec). *Vitamin D and Cancer.* Springer.

用維他命D3進行培養的細胞實驗發現，它可能以多種方式影響癌症發展。維他命D3最重要的功能包括：

- 抑制癌細胞增殖
- 促進可能癌變的異常細胞的死亡
- 防止腫瘤中血管的形成和發育，以免營養被腫瘤吸收而變大。
- 阻止癌細胞轉移到其他健康部位

維他命D3可以減少細胞分裂，並促進細胞的正常成熟，有助減緩癌症發展。維他命D3通過：

- 刺激蛋白質的產生，如阻止細胞繁殖的蛋白質p21、p27等。[6]
- 影響所有上皮細胞（Epithelial cells）的結構
  這些細胞以E-鈣黏蛋白（E-cadherin）的膠狀物質黏在一起，形成細胞的架構。E-鈣黏蛋白主要由維他命D3和鈣組成。如果沒有足夠的維他命D3，這種結構就會分解，這些細胞會按照天賦的救生程序來應對，激發它們不斷繁衍生存下去。癌症的發展和轉移涉及E-鈣黏蛋白功能或表達的缺失。E-鈣黏蛋白的下調，降低了組織內細胞黏附的強度，導致細胞

[6] Kawa S, et al. (1997). "Vitamin D analogues up-regulate p21 and p27 during growth inhibition of pancreatic cancer cell lines". *Br J Cancer.* 76(7):884-9.
Chandra Kanti Chakraborti, et al. (2011, Apr). "Vitamin D as a promising anticancer agent". *Indian J Pharmacol.* 43(2):113-20.

7 Michelino Di Rosaa, et al. (2013). "Vitamin D3 insufficiency and colorectal cancer". *Critical Reviews in Oncology/Hematology.* 88:594-612.
Lopes N, et al. (2012, Jan). "Alpha,25-dihydroxyvitamin D3 induces de novo E-cadherin expression in triple-negative breast cancer cells by CDH1-promoter demethylation". *Anticancer Res.* 32(1):249-57.
Ahearn T, et al. (2008, May 1). "Associations of calcium and vitamin D with E-cadherin and-catenin expression in normal-appearing rectal tissue; markers of adenomatous polyps II (MAP II) case-control study". *Cancer Res.* (68)(9 Supplement):565.

8 Pendás-Franco N, et al. (2008, Sep-Oct). "Vitamin D and Wnt/beta-catenin pathway in colon cancer: role and regulation of DICKKOPF genes". *Anticancer Res.* 28(5A):2613-23.
María Jesús Larriba, et al. (2013, Dec). "Vitamin D Is a Multilevel Repressor of Wnt/-Catenin Signaling in Cancer Cells". *Cancers(Basel).* 5(4):1242-60.

活動性 (Motility) 增加。這可以轉而令癌細胞穿過基底膜，入侵周圍組織。若這種細胞增殖失去控制，就是癌症。如果患上癌症，補充維他命D3可大增E-鈣黏蛋白生產，來阻止癌細胞繁衍。一旦癌症發展放緩，免疫系統就有機會殲滅癌細胞。[7]

- 抑制β連環蛋白 (Beta catenin) 的功能
  β連環蛋白是調節細胞繁殖基因的蛋白質。許多癌症，包括皮膚癌、結腸直腸癌和卵巢癌，其β連環蛋白的活性均大增。[8]
- 阻止促進血管生成和刺激細胞生長的前列腺素生產和作用

維他命D3可使異常細胞死亡

維他命D3不僅可以防止癌細胞的發育和生長，還破壞可能出現癌變的細胞，令其凋亡。維他命D3通過促使細胞內的鈣質特殊儲存點釋放鈣質，使細胞凋亡。而在癌細胞中，維他命D3還可以阻礙防止細胞死亡的蛋白質產生，從而令之死亡。因此，在放射治療和化療等癌症治療中，維他命D3也比癌細胞對之更敏感，增強殺癌能力。

奈何，隨着癌症發展得愈來愈嚴重，維他命D3抗癌能力變得愈弱。這與某些癌症中維他命D受體的水平和功能下降有關。再加上分解維他命D3的酵素增加，以及在癌細胞生產的維他命D3也被終止了。因此，維他命D3的用量也可能要相應增加，才有相同的效應。

證實以較高量維他命D3治病功效的新研究如雨後春筍。醫學界已證實，低維他命D水平的人士具有較高患上多發性硬化症 (Multiple sclerosis，一種神經退行性疾病) 的風險，已知高達90%的多發性硬化症患者缺乏維他命D。

9 Merck Serono S.A.S, France. (2010). "A Multicentre Study of the Efficacy and Safety of Supplementary Treatment With Cholecalciferol in Patients With Relapsing Multiple Sclerosis Treated With Subcutaneous Interferon Beta-1a 44 µg 3 Times Weekly (CHOLINE)".

就在最近，法國和荷蘭的研究人員證實，維他命D不僅可以減少罹患多發性硬化症患者的復發，還能減少腦部破壞。法國科學家的藥物臨床試驗發現，正接受皮下注射一種西藥干擾素 (Interferon beta-1a 44 µg, Rebif®) 的患者，卻經常復發，病情反復。但近兩年來，若以每兩周給予他們劑量100,000 IU的維他命D3，即每日建議RDA的20倍，可將復發率大幅降低60%。[9] 荷蘭科學家在另一藥物臨床試驗發現，以核磁共振 (MRI) 成像掃描確定，多發性硬化症患者，每天加服14,000 IU維他命D3近一年，比只服用西藥Rebif®的患者，其腦損傷減少了32%。[10]

另外，在2000年《內科醫學文檔》（*Archives of Internal Medicine*）中，記載了5名因身體衰弱至要坐輪椅度日的病人。他們之中有兩位老年人、一位37歲的1型糖尿病患、一位有類癌瘤症候群及一位嚴重營養不良。5人肌肉衰弱的原因最初被歸咎於各人不同的病患和精神健康差，但5位的共同點是有低水平的維他命D。在醫生開始給予他們服用維他命D達4至6周後，身體疼痛消失，恢復正常的肌力。當維他命D水平回復正常後，其中4個病人可完全活動自如，第五個的活動能力亦恢復過來。主診醫生指出，在北美明顯有一批由於長期維他命D不足引致肌肉病變、臥床及體虛多病的病人，正視此病因，往往提升他們的活動能力及生活質素。豐衣足食、富強如美國也出現這些毛病，其他地方又如何呢？這個問題真值得醫學界重視。[11]

平日應適當地多曬點太陽。怕曬黑的話，便要「食多D」了。除維他命D3補充品外，魚肝油、三文魚、牛油及蛋黃都是維他命D的最佳來源，深綠菜葉也有但就不多。

Retrieved from: https://clinicaltrials.gov/ct2/show/NCT01198132 [Accessed 28 Sep 2017]

[10] Merck KGaA. (2011). "Supplementation of VigantOL® Oil Versus Placebo as Add-on in Patients With Relapsing Remitting Multiple Sclerosis Receiving Rebif® Treatment (SOLAR)". Retrieved from: https://clinicaltrials.gov/ct2/show/NCT01285401 [Accessed 28 Sep 2017]

[11] Prabhala, A., Garg, R. and Dandona, P. (2000). "Severe Myopathy Associated with Vitamin D Deficiency in Western New York". *Arch Intern Med.* 160(8):1199-203.

E醫筆寫

自然界的確非常奇妙。聽說在毒蛇出沒的地方，總會找到可用來解這蛇毒的草藥。同樣，在油脂含量相當豐富的堅果、種子裏，也能同時找到豐富的脂溶性維他命E。維他命E最先就是從麥胚芽油中提取出來的。因為植物裏的油脂大多是多元不飽和脂肪，一遇到空氣便會氧化變壞，所以，維他命E便肩負起防止自然界的植物之脂質受到氧化的責任。為了防止一克的油氧化，必須要有0.6毫克的維他命E(一毫克約有15 IU維他命E的活性)。可惜為延長儲存期，糧食商必須將穀物加工碾磨，才能製成白麵粉、白米等，大約90%的維他命E在碾磨過程喪失，以致我們的飲食中經常缺乏維他命E。

人體內的勇士

脂溶性的維他命E是由一群生育酚(αβγδ- tocopherol)及生育三烯酚(αβγδ-tocotrienols)所組成的。自然界中有7種生育素，其中又以α生育素為最常在補充品及歐式餐膳中找到的維他命E形態，而γ生育素則常於美式飲食中找到。生育三烯酚(Tocotrienols, TCT)只佔植物一小部份，但在棕櫚油、椰青油、五穀類及米糠油中則含量較高。

生育酚及生育三烯酚核心一樣，分別在於其「尾部」(Side chain)分子結構有些不同。生育三烯酚的「尾部」類萜結構較生育酚短30%及有不飽和的3個雙重結合(Double bonds)，不會像生育酚般牢牢結合在細胞膜上，這令它可容易浮游於細胞之間，具抗氧化之效，更能保護心臟、血管等組織。它們之所以被命名為生育素，因與動物生殖力有關。在1922年生育素被發現的時候，人們發現大鼠缺乏了它時便喪失生育能力。但補充維他命E後，對生殖器官有神奇效果，不單恢復動物的生殖力，更能防止流產。

維他命E和其他脂溶性維他命一樣，只有在膽鹽和脂肪存在的情形下才能被吸收。維他命E在腸中被吸收後，進入淋巴，再由血液運送至肝臟儲存；另外，在脂肪組織、心臟、肌肉、睪丸、子宮、血液、腎上腺和腦下垂腺中也有它的存在。有數種物質會干擾體內維他命E，甚至引起維他命E之不足，例如：非有機的鐵質和維他命E一起服用時，兩種物質的吸收都會受制。此外，飲用水中的氯氣、氯化鐵、酸敗的油脂，都會破壞體內的維他命E。作為通便劑的礦物油也會破壞維他命E。植物油能溶解α生育素，並迅速將其釋入體內；而礦物油雖能溶解α生育素，卻無法迅速地釋出。所以，維他命E最好在飯前或臨睡前單獨服用，8至12小時後再服用鐵質，才能被適當地吸收。

維他命E是抗氧化劑，跟種子裏的維他命E作用一樣，可防止人體內的物質被游離基所氧化破壞。飲食中若含有大量不飽和脂肪或油類，會增加維他命E氧化的速率，食用愈多不飽和脂肪或油類，就需要愈多維他命E。將植物油加熱會加速其氧化，所以在本書第一章的〈開門七件事〉已提過，不要以不飽和的植物油煎炸食物，僅可以迅速加熱，如慢火炒菜的方式使用，因為氧化了的不飽和脂肪會產生大量游離基。游離基是一種具高度活性及破壞力的氧化合物，就像熱烘烘的火炭般，燒毀所接觸到的任何物件。只要在體內有氧氣參與的生化作用，便不斷產生游離基。另外，暴露在輻射、紫外線下，運動過量，生活緊張，空氣污染，以及吸煙、接觸農藥等，都會產生游離基。游離基會破壞各種分子結構，對身體造成廣泛傷害，如身體老化、癌症、血管硬化等。因此，近30年，醫學界非常注重抗氧物的研究。眾多抗氧化物中，維他命E不是最強，但勝在能溶混於脂肪及油質中。因此屬磷脂質的細胞膜亦受到維他命E的抗氧化能力所保護。

住在空氣污染嚴重的都市裏，經常會出現很多與眼睛刺痛及呼吸系統不適有關的毛病，這些都是化學煙霧產出的大氣污染物所形成的氧化壓力所造成的。如果無法避免生活在空氣污染的城市，那麼只好尋求防禦大氣污染進入身體的物質——就是攝取具有抗氧化力的維他命E了。經過動物實驗確認，為了保護身體，肺組織經常佈滿着維他命E，人類的情形也是一樣。有科研顯示，攝取高量維他命E的人不容易出現呼吸道病變，如鼻過敏、哮喘、慢性阻塞性肺病等。

此外，維他命E對免疫功能亦很重要，除了保護胸腺及循環中的白血球免受破損，亦在氧化壓力及慢性病毒（如愛滋病及肝炎等）感染時保護免疫系統。當消化道中有維他命E存在時，維他命B群和C不會氧化。維他命E能和氧氣結合，使氧氣不至於轉變成有毒的過氧化物。如此一來，將使紅血球攜帶更多的純氧，輸送至心臟及其他器官。另外，當血脂及血脂蛋白被氧化後，便成了有毒性的過氧化脂（Lipid peroxides）及氧化脂蛋白，它們能破壞及積

1 Abbey, M., Nestel, P. J. and Baghurst, P. (1993). "Antioxidant Vitamins and Low Density Lipoprotein Oxidation". *Am J Clin Nutr.* 58:525-32. Princen, HMG, et al. (1995). "Supplementation with Low Doses of Vitamin E Protects LDL from Lipid Peroxidation in Men and Women". *Arterioscler Thromb Vasc Biol.*

15:325-33.
Princen, HMG, et al. (1992). "Supplementation with Vitamin E, but Not Beta-carotene, in Vivo Effects Low Density Lipoprotein from Lipid Peroxidation, in Vitro Effect of Cigarette Smoking". *Arterioscler Thromb.* 12:554-62.

2 Bellizzi, M. C., et al. (1994). "Vitamin E and Coronary Heart Disease: The European Paradox". *Eur J Clin Nutr.* 48:822-31.
Gey, K. F., et al. (1991). "Inverse Correlation between Plasma Vitamin E and Mortality from Ischemic Heart Disease in Cross-cultural Epidemiology". *Am J Clin Nutr.* 53:326S-334S.

3 Abbey, M., Nestel, P. J. and Baghurst, P. (1993). "Antioxidant Vitamins and Low Density Lipoprotein Oxidation". *Am J Clin Nutr.* 58:525-32.
Princen, HMG, et al. (1995). "Supplementation with Low Doses of Vitamin E Protects LDL from Lipid Peroxidation in Men and Women". *Arterioscler Thromb Vasc Biol.* 15:325-33.
Princen, HMG, et al. (1992). "Supplementation with Vitamin E, but Not Beta-carotene, in Vivo Effects Low Density Lipoprotein from Lipid Peroxidation, in Vitro Effect of Cigarette Smoking". *Arterioscler Thromb.* 12:554-62.

4 Paolisso, G., et al. (1995). "Chronic Intake of Pharmacological Doses of Vitamin E might be Useful in the Therapy of Elderly Patients with Coronary Heart Disease". *Am J Clin Nutr.* 61:848-52.
Rimm, E. B. (1993). "Vitamin E Consumption and the Risk of Coronary Heart Disease in Men". *N Engl J Med.* 328:1450-5.
Stampfer, M. J., et al. (1993). "Vitamin E Comsumption

聚於血管壁內。400至800 IU維他命E能降低低密度脂蛋白（LDL）的氧化，從而增加血液LDL的分解，尤其是吸煙者服用此劑量效應顯著。1

維他命E防心臟病

大規模的流行病學研究顯示，維他命E的低血含量與總膽固醇的量度比較，前者更有效預知心臟病發機會。從總膽固醇量來推測會否患上心臟病和高血壓的準確率不到3成，分別只有29%及25%，但維他命E則高達70%。2

維他命E的抗氧化效應，能防治心臟病及中風等疾病。其抗血管硬化功效已被科研證實能大減低密度脂蛋白LDL的氧化程度，更可增加血液LDL膽固醇的分解。在第一章的〈錯怪膽固醇I〉一文已提及過，膽固醇高不是病因，但LDL被氧化後變質，令身體無法運用，才是致病關鍵。脂溶性的維他命E便能防止膽固醇的載體脂蛋白氧化，從而阻止對血管內壁的第一步破壞，令血管硬斑無法形成。不飽和脂肪及LDL尤其容易受游離基破壞，形成過氧化脂質及氧化LDL。由於維他命E是脂溶性，能溶入這類脂肪質裏，充當保鏢的角色，犧牲自己來阻擋游離基，像機槍子彈般的掃射。由此可見，體內的維他命E存量會耗損，而且像維他命C一樣，量大才效大。雖然維他命E含量少至25mg（約37.5 IU）都起作用，但劑量要超過400 IU才在臨床上顯效。尤其對吸煙者及前面提及受高氧化壓力的人，哪怕給予200 IU劑量，亦實在不能有等同於400至800 IU的全面保護。3

維他命E能防治冠狀動脈栓塞及硬化等心臟病。當血管被血凝塊阻塞，部份心臟無法獲得血液供應時，心臟病就會發作。心絞痛是由於心臟組織血液供應不足所引起的胸痛，此病以α生育素治療，成效很好。4

服用避孕藥的女性有較高的心臟病病患率，因為女性雌激素（Estrogen）是維他命E的「逆抗劑」（Antagonist），攝取了這種荷爾蒙，便很難估計個人所欠缺的α生育素的量。避孕藥中的雌激素可能有中和維他命E的效果；服用雌激素也會造成纖維蛋白（Fibrin）的凝聚，這種不可溶蛋白質會形成纖維狀網，加速血液凝結。纖維蛋白愈多，血栓性阻塞的機率也增加。

近年，史上最大規模、最長期的跟進式流行病學研究結果陸續公佈。這個以87,245名護士為研究對象的科研，發現每日服用100 IU的維他命E兩年以上，比全不服用者，能減少心臟病患率達41%。而有39,910名男性醫療人員參與的研究率顯示甚至低至每日30 IU以上，亦能降低患心臟病的機會達37%。[5] 而對156個已做搭橋心臟手術病人的科研，亦顯示每日服用100 IU以上維他命E，冠心血管的持續破損明顯減少；每日400 IU以上相信應有更明顯效應。[6]

另外，亦有科研明確顯示維他命E能防治心臟病。此科研分析收集自一項名為「膽固醇降低血管硬化研究」(Cholesterol Lowering Atherosclerosis Study) 當中，有關餐膳及營養補充品的數據。科學家以156位年齡介乎40至59歲、曾施過心臟搭橋手術的病人作研究，以血管造影技術量度以兩年隨機治療後，病人血管直徑的阻塞程度。結果發現服用100 IU或以上維他命E，加上降膽固醇治療的組別，比以同樣的降膽固醇治療，但服用少於100 IU維他命E的那一組，冠心血管的阻塞明顯減少了。以100 IU的低量維他命E也有如此效應，相信服用400至800 IU的話效果會更好。[7]

抗氧化效應廣

維他命E的抗氧化效應除能防治心臟病、癌症及中風等嚴重疾病之外，在治療糖尿病、乳房瘤、更年期症狀、柏金遜症、關節炎等亦有高效應。糖尿病人的胰島素敏感度提高及血脂下降，都是服用維他命E的效果。每日服用1,350 IU維他命E達4個月之後，有些患者的血糖恢復正常或近於正常，因胰島素敏感度提高，胰島素的需要量也能降低。維他命E還被用來預防和治療糖尿病壞疽，這可能與它減少細胞膜的氧化壓力，從而改善細胞膜的物理特性及其葡萄糖的輸送有關。[8] 尼泊爾大學的雙盲研究指出，每日服用1,350 IU維他命E，能令肥胖老年冠心病及糖尿病人的血脂由1.34降到1.07 mmol/L，並降低LDL及高密度脂蛋白(HDL)膽固醇比例，由7.64降至5.52 mmol/L。[9]

在正常情況下，維他命E可減少凝血酶(Thrombin，血凝結的成份)的生成，因此就能減少因血凝塊而造成栓塞的可能。維他命E亦能緩解間歇性跛行(Claudication)，此病是血塊栓塞、動脈痙攣(Arterial spasm)、血管或

and the Risk of Coronary Disease in Women". *N Engl J Med.* 328:1444-8.

5 Rimm, E. B. (1993). "Vitamin E Consumption and the Risk of Coronary Heart Disease in Men". *N Engl J Med.* 328:1450-5. Stampfer, M. J., et al. (1993). "Vitamin E Comsumption and the Risk of Coronary Disease in Women". *N Engl J Med.* 328:1444-8.

6 Hodis, H. N., et al. (1995). "Serial Coronary Angiographic Evidence that Antioxidant Vitamin Intake Reduces Progression of Coronary Artery Atherosclerosis". *JAMA.* 273:1849-54.

7 Ibid.

8 Paolisso, G., et al. (1993). "Pharmacologic Doses of Vitamin E Improve Insulin Action in Healthy Subjects and Non-insuli-dependent Diabetic Patients". *Am J Clin Nutr.* 57:650-6.

9 Paolisso, G., et al. (1995). "Chronic Intake of Pharmacological Doses of Vitamin E might be Useful in the Therapy of Elderly Patients with Coronary Heart Disease". *Am J Clin Nutr.* 61:848-52.

動脈硬化等情況所引起供血不足,而造成腓肌(Calf muscle)嚴重疼痛。如果在發生無法復原的損害之前便補充足夠維他命E,能緩解四肢疼痛,加速血流,以及減少凝塊形成。

10 Christy, C. J. (1945). "Vitamin E in Menopause". Am J Ob Gyn. 50:84-7.
Finkler, R. S. (1949, Jan). "The Effect of Vitamin E in the Menopause". Journal of Clinical Endocrinology and Metabolism. 9(1):89-94.
London, R. S., et al. (1984). "The Effect of Alpha-tocopherol on Premenstrual Symptomatology: A Double-blind study, II, Endocrine Correlates". J Am Coll Nutr. 3:351-6.
McLaren, H. C. (1949). "Vitamin E in Menopause". Brit Med J. 1378-1381.

11 London, R. S., et al. (1981). "Endocrine Parameters and Alpha-tocopherol Therapy of Patients with Mammary Dysplasia". Cancer Research. 41:3811-3.
London, R. S., et al. (1984). "The Effect of Alpha-tocopherol on Premenstrual Symptomatology: A Double-blind study, II, Endocrine Correlates". J Am Coll Nutr. 3:351-6.

早於40年代已經有對照臨床研究顯示,維他命E有效減退更年期的潮熱、頭痛及陰道不適。當軟膏和口服式維他命E並用時,可消除陰道發癢和發炎。營養學家普遍建議更年期婦女每日服用800 IU維他命E來減輕潮熱,改善後可減至400 IU。[10] 而數個雙盲實驗亦顯示,每日攝取600 IU維他命E能平衡經前綜合症及乳房纖維囊腫(Fibrocystic breast disease)患者的荷爾蒙分泌,有助減輕她們的徵狀。[11]

拯救危重病人

前幾年聽到一件真人真事,發生在美國某大醫院管理層的小插曲。事件的主人翁是享負盛名、哈佛畢業,卻主張採用營養及自然醫學的西醫翹楚Jonathan V. Wright。2002年,他加入了一間位於西雅圖、專門主理創傷救援醫院的理事會。這間龍頭醫院除服務華盛頓州外,還要關顧鄰近多個州,如阿拉斯加、愛達荷和蒙大拿州。由於Wright專長及主張多用天然營養、維他命補充品等治病,與普通西醫有別,為了迴避與同事在醫術上有太多爭拗,他刻意不加入醫療保健委員會,反退而求其次,選擇服務於財政撥款委員會。

就在同一年,這醫院裏一群醫生剛好發表一項關於維他命E及C能明顯減少嚴重創傷病人的併發症的科研。此類危重病人常出現多項器官功能衰竭、肺部併發症,以及需要機械來輔助呼吸,而且若能活過來,還要長時間留住深切治療室等。此科研發現,若病人在入院時,即每8小時服用1,000 IU維他命E及接受靜脈注射1,000毫克維他命C,便能大幅減少上述的慘況,兼絕無副作用及不良反應。

12 Nathens, A. B., Maier R. V., et al. (2002). "Randomized, Prospective Trial of Antioxidant Supplementation in Critically Ill Surgical

這是一個隨機、前瞻性的研究,以595名年齡介乎16至74歲、受嚴重創傷並要入住深切治療部的病人作科研對象。這科研結果對病人當然是一大喜訊,減少併發症之餘,更能加速康復。在服用維他命E組別的危重病人中,死於呼吸衰竭及肺炎者減少19%，出現多項器官衰竭個案則大減57%。[12] 此外，在現時各國政府積極削減醫療負擔的前提下，病人能少住在深切治療部一天，政府就少補貼一天的金錢。Wright就此問題向醫院財務處查詢得知，每個服用了維他命的病人，住院費只需88,897美元，比沒有服用的少近5,000美元。俗話說：「小數怕長計」，就是此研究中，若595名病人全都服用維他命E及C，政府亦能節省近2,975,000美元。

Patients". *Annals of Surgery*. 236(6):814-22.

根據過往記錄，這醫院每年都接收約2,500名嚴重創傷病人。若在他們入院時即給予適量的維他命E及C，政府每年便可節省達1,500萬美元的開支。然而，當Wright將此節省開支的建議向這間進行該項科研的醫院財政撥款委員會提出時，卻遭到拒絕。據說建議經醫院內部醫療委員會「考慮」近半年後，基於維他命E及C「有可能不安全」（might not be safe）的原因而遭到否決。縱使Wright再次反駁，提出參與科研並長駐該院的醫生都認為，維他命E及C絕無副作用及無不良反應，他的建議最終仍被不合理地拒絕。他之後私底下被告知，此事因已超出財政撥款委員會甚至整個理事會的職能範圍，因此他無須再問，亦無權過問。

從此事例可見，醫者不一定有父母心。哪怕在自己的醫院裏，有一班內科醫生研發了一個毫無副作用的療法，不單能削減醫院每年達過千萬美元的開支，更能大減重傷危殆病人出現多項器官功能衰竭的機會，為政當權者卻不屑一顧。背後因由呼之欲出：當然不是無科學根據，關鍵是此療法採用了沒有專利權也可生產的「賤價」天然營養素。除了病人性命，無任何一方的既得利益者能在推行此療法中獲利得益。既然如此，維持現狀「50年不變」豈不更好。入世夠深的看官都深明此理。各行各業，無論是醫療、法律、教育、飲食、金融、保險、傳媒、運輸、工程等等，都有很多既得利益者，各為其主、各懷鬼胎、各師各法來控制場面，至於什麼仁義道德都會擱置一旁，屬次要中的次要。

縱使是一個健康的人，他體內正常的新陳代謝都會時刻產生游離基。正常情況下，大部份游離基都能被中和排除。從食物或及維他命補充品中所攝取到的抗氧化物，如維他命A、C、E及類黃酮等正好擔此重任。但當身體患重病或受重創，身體便要面對比所患疾病或創傷本身來得更大的生理壓力。此

13 Goodyear-Bruch, C., Pierce, J. D. (2002). "Oxidative Stress in Critically Ill Patients". *Am J Crit Care*. 11(6):543-51. Powell-Tuck, J. (2007). "Nutritional Interventions in Critical Illness". *Proc Nutr Soc*.

66(1):16-24.

14 Bulger, E. M., Maier, R. V. (2001). "Antioxidants in Critical Illness". Archives of Surgery. 136:1201-7.
Lemineur, T., Deby-Dupont, G., Preiser, J. C. (2006). "Biomarkers of Oxidative Stress in Critically Ill Patients: What should be Measured, When and How?" Curr Opin Clin Nutr Metab Care. 9(6):704-10.

15 Abiles, J., de la Cruz, A., Castano, J., et al. (2006). "Oxidative Stress is Increased in Critically Ill Patients According to Antioxidant Vitamins Intake, Independent of Severity: a Cohort Study". Critical Care. 10(5):R146.
Crimi, E., Sica, V., Slutsky, A. S., et al. (2006). "Role of Oxidative Stress in Experimental Sepsis and Multisystem Organ Dysfunction". Free Radical Research. 40(7):665-72.
Biesalski, H. K., McGregor, G. P. (2007, Sep). "Antioxidant Therapy in Critical Care-Is the Microcirculation the Primary Target?" Critical Care Medicine. 35(9 Suppl):S577-83.
Gutteridge, J. M., Mitchell, J. (1999). "Redox Imbalance in the Critically Ill". British Medical Bulletin. 55:49-75.

16 Berger, M. M. (2004). "Antioxidant Functions of Micronutriments in the General Population and Critically Ill Patients". Nutrition Clinique et Metabolisme. 11(2):125-32.
McGregor, G. P., Biesalski, H. K. (2006). "Rationale and Impact of Vitamin C in Clinical Nutrition". Curr Opin Clin Nutr Metab Care. 9(6):697-703.
Berger, M. M., Shenkin, A. (2004). "Role of Trace Elements and Other Antioxidants in the Critically Ill". Critical Care Ill. 19(4):120-5.
Preiser, J. C., et al. (2000). "Enteral Feeding with a Solution Enriched with Antioxidant Vitamins A, C, and E Enhances the Resistance to Oxida-

時，身體組織嚴重發炎，正常處理游離基的機制崩潰，[13] 導致游離基大量湧現，肆虐全身，擊破細胞膜，摧毀DNA，促使大量細胞死亡。科研顯示，游離基所造成的氧化壓力與器官系統衰竭有關連。[14] 事實上，大部份在深切治療部失救的病人，都是由於受到嚴重的氧化壓力後引發出連串致命的事故，如多重器官功能衰竭、膿毒性休克，以及急性呼吸窘迫症候群（Acute respiratory distress syndrome）等。[15] 看似簡單的抗氧化營養療法卻往往是救命的關鍵。

在這龍頭醫院進行的科研是以每8小時，給予病人服用或小腸吸收1,000 IU維他命E及靜脈注射1,000毫克維他命C。選擇此劑量是根據較早前多個科研證實，兩者能產生協同作用，擊殺游離子，大大降低身體的氧化壓力。[16] 另外一個隨機轉盲、有安慰劑對照科研小得出類似的結果。216個病情危殆的病人中，約半數，即105個，以胃喉進食500毫克維他命C及400 IU維他命E，其他則用安慰劑液體。結果發現，此療法不單大減氧化壓力達30%，而且在28日療程中，病人總死亡率亦大減21.8%。[17]

實質上，還有很多具體的科研支持以抗氧化維他命提升危重病人的生存及康復速度。在燒傷個案中，病者體內通常釋出過多組織氨（Histamine），提升了黃嘌呤氧化酶（Xanthine oxidase）的製造，繼而大量產生兩種強勁游離基——雙氧水及過氧化物，進一步摧殘身體組織。[18] 另外，皮膚被燒毀使身體缺乏保護，體液水份迅速流失，因此病人要及時滴注「復甦體液」作補充。有鑑於此，日本創傷中心的科研人員做了一個前瞻性隨機科研，看看維他命C能否預防燒傷病人出現各類併發症。

此科研對象為37個有3成以上皮膚燒傷，並在意外後兩小時內獲搶救的病人。病人隨機分為對照組及靜脈注射維他命C組。結果發現，維他命C組對「復甦體液」需用量大減45.5%，傷口紅腫及呼吸系統衰竭率也比對照組少得多。[19] 類似這些以高量維他命C治療燒傷的臨床科研證據有不少。[20] 再者，維他命E有助於灼傷組織、皮膚潰瘍和擦傷的癒合，能防止或幫助溶解結疤組織。

小心選用維他命E補充品

維他命E補充品有合成或天然的形式。前者是西藥廠以化工原料合成出來的。天然維他命E是d形態（d-alpha-tocopherol），合成的是dl形態（dl-alpha-tocopherol），兩者在化學構造上基本完全相同，但以高科技分析，它們具有相反旋轉偏極化光的光學活性。d形態俗稱為「右旋」，即（Dextrorotatory）的簡稱，l形態俗稱為「左旋」即（Levorotatory）的簡稱。它們有如實物與鏡中影像的分別，簡單比喻就如人的左手和右手的分別。最好的是天然形式的維他命E，即d形態，因只有這形態才能被身體接受及運用。縱使l形態也具抗氧化效應，但不能被身體運用，反而阻塞有益的d形態進入細胞膜，因此是絕對有害的物質。[21]

有少數關於維他命E的負面科研說它引致癌症及心臟病等，大多都是西藥業以他們用化工合成出來的dl形態維他命E做的科研，藉此來抹黑價廉物美的維他命補充品的伎倆，令消費者失信心，並誤以為專利西藥才可靠有效。本章開首時提過，維他命E是由一群生育素所組成的。自然界中，有7種生育素：α、β、γ、δ、ε、ζ、η。在選購天然維他命E時，要買列明是d-alpha-tocopherol，或混合有多種形態，即α、β、γ的天然生育素，若附有一組相關稱為「生育三烯酚」（Tocotrienols）的複合物更好，因每種都具有抗氧化及抗癌效果。此外，許多研究指出，α生育三烯酚比α生育素，尤其是在對抗皮膚癌與乳癌上，更具有抗癌的效應。[22] 在一個冠心病的科研中，發現患者d-γ生育素比正常低，而d-α生育素則分別不大，意味着各類天然生育素在預防心臟病都有其重要性。[23]

生育三烯酚是比生育酚更有效的抗氧化劑，因為它不飽和的側鏈能滲透大腦及肝臟細胞質的飽和脂肪層。生育三烯酚可以降低腫瘤形成、DNA損傷及細胞損傷。在1993年一個關於急性肝癌的大鼠研究中發現，棕櫚生育三烯酚餵食組中，找到較少的肝細胞損傷。[24]

2009年，美國德克薩斯女子大學（Texas Woman's University）營養及食物科學系（Department of Nutrition and Food Sciences）的科學家，研究生育三烯酚d-γ-tocotrienol對人類胰腺癌細胞MIA PaCa 2、PANC-1及胰腺

tive Stress". *Crit Care Med.* 28(12):3,828-32.

17 Crimi, E., Liguori, A., Condorelli, M., et al. (2004). "The Beneficial Effects of Antioxidant Supplementation in Enteral Feeding in Critically Ill Patients: a Prospective, Randomized, Double-blind, Placebo Controlled Trial". *Anesthesia and Analgesia.* 99:857-63.

18 Friedl, H. P., Till, G. O., Ward, P. A. (1989). "Roles of Histamine, Complement and Xanthine Oxidase in Thermal Injury of Skin". *Am J Pathol.* 135:203-17.
Horton, J. W. (2003). "Free Radicals and Lipid Peroxidation Mediated Injury in Burn Trauma: the Role of Antioxidant Therapy". *Toxicology.* 189(1-2):75-88.

19 Tanaka, H., Matsuda, T., Miyagantani, Y., et al. (2000). "Reduction of Resuscitative Fluid Volumes in Severely Burned Patients Using Ascorbic Acid Administration: a Randomized, Prospective Study". *Archives of Surgery.* 135:326-31.

20 Berger, M. M. (2006). "Antioxidant Micronutrients in Major Trauma and Burns: Evidence and Practice". *Nutr Clin Pract.* 21(5):438-49.
Matsuda, T., Tanaka, H. and Yuasa, H. (1993). "The Effects of High-Dose Vitamin C Therapy on Postburn Lipid Peroxidation". *J Burn Care Rehabil.* 14:624-9.

21 Burton, G. W. and Traber, M. G. (1990). "Vitamin E: Antioxidant Activity, Biokinetics, and Bioavailability". *Annu Rev Nutr.* 10:357-82.
Horwitt, M. K. (1976). "Vitamin E: A Re-examination". *Am J Clin Nutr.* 29:569-78.
Ingold, K. U., et al. (1987). "Biokinetics of and Discrimination between Dietary RRR-and SRR-alpha-tocopherols in the

Male Rat". *Lipids*. 22:163-72.

22 Komiyama, K., et al. (1989). "Studies on the Biological Activity of Tocotrienols". *Chem Pharm Bull (Tokyo)*. 37:1369-71.

23 Ohrvall, M., Sundlof, G. and Vessby, B. (1996). "Gamma, but Not Alpha, Tocopherol Levels in Serum are Reduced in Coronary Heart Disease Patients". *J Intern Med*. 239:111-7.

24 Weng-Yew W, Selvaduray KR, Ming CH, Nesaretnam K. (2009). "Suppression of tumor growth by palm tocotrienols via the attenuation of angiogenesis". *Nutrition and Cancer*. 61(3):367-73.
Chin SF, Hamid NA, Latiff AA, et al. (2008, Jan). "Reduction of DNA damage in older healthy adults by Tri E Tocotrienol supplementation". *Nutrition*. 24(1):1-10.
Wada S. (2009). "Chemoprevention of tocotrienols: the mechanism of antiproliferative effects". *Forum Nutr*. 61:204-16.
Rahmat A, Ngah WZ, Shamaan NA, Gapor A, Abdul Kadir K. (1993). "Long-term administration of tocotrienols and tumor-marker enzyme activities during hepatocarcinogenesis in rats". *Nutrition*. 9(3):229-32.

25 Hussein D., Mo H. (2009, May). "d-Dla-tocotrienol-mediated suppression of the proliferation of human PANC-1, MIA PaCa-2, and BxPC-3 pancreatic carcinoma cells". *Pancreas*. 38(4):e124-36.

26 Meydani, S. N., et al. (1994). "Assessment of the Safety of High-dose, Short-term Supplementation with Vitamin E in Healthy Older Adults". *Am J Clin Nutr*. 60:704-9.

管癌細胞BxPC-3的影響。他們得出結論，抑制甲羥戊酸基(Mevalonate)酵素路徑活動，無論是以CoA還原酶抑制劑如：他汀類藥物、維他命E生育三烯酚或金合歡醇(Farnesol)等，都有可用作化療胰腺癌的效應。[25]

維他命E與其他抗氧化營養，尤其是維他命C和硒質關連緊密，亦能增加維他命A的運用，並有助將維他命B12轉化成最活躍形態。因維他命E有輕微抗血凝固的好處，所以有可能加強抗凝血藥華法林(Warfarin，常見商品名Coumadin)的抗凝血藥力。保持每日服用固定劑量維他命E的人，當要服用這些西藥時，西藥量有機會減少。另外，維他命E亦有與阿士匹靈類似的抗血小板凝固效應，但卻沒有阿士匹靈腐蝕胃壁、導致腸道出血的副作用。當你採用以上西藥時，應諮詢受過營養及自然醫學訓練的西醫，他會為你定期作血檢，來計算實際所需的西藥用量。在確定用量之後，便要像服用西藥般定時服用維他命E，不要時服時不服。天然維他命E不具毒性，最新多樣板人士研究指出，連續兩年以上每日攝取3,200 IU維他命E也絕無副作用。[26]

這篇〈E醫筆寫〉談及對維他命E的所見所聞，到此處就要擱筆了，真感到有點依依不捨。關於維他命E的效用，聽起來令人興奮；但當你患上以上的毛病時，診治你的西醫可能只顧處方高副作用的化學藥物給你服用，卻反過來令人氣憤。你問他：「服用維他命E有療效否？」他多會回答：「這是無科學根據的療法。」當你列出以上的科研證據時，他便說這些還需要多些研究才能下定論，此刻你還是服用他處方的高副作用化學藥物來得「切實」、「可靠」、「有益」。他可能心想：如此普通賤價的維他命也能治病，他豈不白花了多年時間金錢來學醫？豈有此理。

每晚的電視節目都穿插着不同形式的廣告，在黃金時段做宣傳。短短30秒鐘的廣告時段是廣告商品必爭之地，既要吸引觀眾，令他們留下深刻印象，還要教育、誘發、推動消費者的購買慾欲。這一切有賴廣告的創意、明星效應、特技及製作水準等。近年香港實施了《商品說明條例》，禁止在營商過程中對商品作出虛假說明，以及虛假、具誤導性或不完整的資料及錯誤陳述，以保障消費者。為應對這措施，廣告商便在廣告板面的下方加入微細得很的標示，說明資料來源。除非播出後接到投訴，這些所謂「資料來源」無須事先送檢審核，所帶出資訊是真是假、可信性有多高，觀眾很難判斷。作為自然療法醫生，眼看眾多醫藥食品廣告，包括某某醫學會贊助的廣告，內含的訊息都是失實片面居多。

某某武打女星輕身飛躍城牆，空中翻騰3周半，站穩後擺出接戰的功架，帶出女性要骨骼強健、預防骨質疏鬆，就要喝某某高鈣奶粉。這條由廣告人在「戰鬥房」創作出來的橋段，看似很有說服力，令人誤以為喝高鈣奶就能補充骨質。

喝高鈣奶者骨盤折碎多

早於1997年，哈佛護士健康研究（Harvard Nurses' Health Study）發表一項長達12年、以78,000名婦女為對象的研究，發現飲用牛奶食品來攝取鈣質的婦女，患骨盤折碎的機會遠大於其他無飲奶類的婦女近兩倍！ [1]

這個是醫學界罕有最長期兼嚴謹的流行病學科研，現仍然繼續搜集數據。決非一般西藥廠屬下由某奶粉品牌贊助，為應付《商品說明條例》虛假陳述的短期三腳貓試驗。

事實上，生產及食用奶類製品最多的國家，如英、美、瑞典及芬蘭等，反有全球最高骨質疏鬆病患率。反而不喝牛奶的中國農村婦女骨質最強。不少營養師都誤導市民，說因牛奶含高鈣，就能補充骨質。多個科研已先後否定這謬誤，奈何既得利益者卻繼續愚弄群眾。科研多次證實，高鈣的飲食或其補充品不會對骨質密度、骨折率等有明顯幫助。 [2]

1 Feskanich D, Willett WC, et al. (1997, Jun). "Milk, dietary calcium, and bone fractures in women: a 12-year prospective study". *Am J Public Health*. 87(6):992-7.

2 Bolland MJ, et al. (2015). "Calcium intake and risk of fracture: systematic review". *BMJ*. 351:h4580.
Tai V, et al. (2015). "Calcium intake and bone mineral density: systematic review and meta-analysis". *BMJ*. 351:h4183.

能止血的維他命K1

防治骨質疏鬆症不用鈣，應用哪種營養素才有效？答案之一原來是維他命K。脂溶性的維他命K有很多種：K1、K2、K3、K4和K5。維他命K1（Phylloquinone）能直接進入肝臟，維持血凝固機制正常。植物是維他命K1的天然來源，包括：海藻、納豆、西蘭花、深綠色蔬菜、橄欖油及牛油果等。經由腸內細菌微生物轉化成的便是維他命K2（Menaquinone），可惜大多都經糞便排走。動物是維他命K2的天然來源：肉類、肝臟、雞蛋、乳酸及芝士都含K2。而具毒性的K3（Menadione）、無毒的K4及K5均是藥廠以化學合成方式製造，主要用來治療無法利用天然維他命K的病人。這些病人由於缺少膽汁，以致無法吸收所有的脂溶性維他命。

維他命K1是形成前凝血酶（Prothrombin）及凝血因子VII、 IX、 X，C-蛋白質，S-蛋白質和Z-蛋白質所不可或缺的要素，是人體止血機制中血凝塊的構成要素。維他命K的命名便是根據德語Koagulations vitamin，即血凝固維他命而來。

心臟病患者，如曾植入人工心瓣或有深層靜脈栓塞的人，要服用抗凝血劑樂物華法林（Warfarin，常見商品名Coumadin）來稀釋血液濃度，令血液不能凝固於人工心瓣的金屬組件上。這類藥物就是維他命K的拮抗劑，降低血漿內前凝血酶的活性。事實上，滅鼠的毒餌也是這些抗凝血劑藥物。老鼠生命力特強，非一般毒藥可傷，但牠們習慣經常嚼咬磨牙，導至口腔、舌頭、牙肉破損流血，吃了鼠餌後因流血不止，失血過多而死。

維他命K2防治血管鈣化

在維他命K2當中，亦被發現有多種形態，像是： MK4、MK7、MK8及MK9。MK4及MK7是維他命K2的最有效形態。MK4是合成的，與維他命K1非常相似，身體可將K1轉化成MK4。但MK4的半衰期只有約一小時，不能用作補充品。它主要在腸道被吸收後，停留在肝臟，像K1般負責形成血凝因子。至於MK7是從日本納豆提取出來，半衰期有3日，所以更能提升血液中維他命K2的水平，對身體助益更大。

近年不斷有新科研證實維他命K2將血鈣質引導至骨骼，並防止鈣質沉積於軟組織，如器官、關節空間及血管壁中。乳腺瘤和血管斑塊經常有鈣化現象就是其中的例子。[3]

在動物實驗中，在血管或神經造成損傷後，會產生局部修復過程。這涉及細胞增殖，聚集在受損區域周圍，令血管壁增厚。然而，這與動脈粥樣化的硬斑病變有別。若給動物注射腎上腺素，則產生了更多有趣並與人類更相關的變化：血管中層（Media）出現細胞壞死，繼而廣泛鈣化。在許多研究血壓的實驗和注射金屬、細菌或其他毒素的實驗中，亦觀察到類似的過程。雖然這些血管中層病變，與在內膜層（Intima）的動脈粥樣硬斑不同，但人在患糖尿病、腎病和衰老時，也有這種血管中層鈣化。除動脈壁的中層結構外，心瓣也受影響。血管僵硬度增加，降低了動脈在中高血壓時的舒張能力。這種類型的鈣化關鍵便是維他命K2。一些依賴維他命K的蛋白能防止細胞死亡，並有助清除細胞死後留下的殘骸，防止軟組織鈣化。在缺乏維他命K的情況下，這些蛋白會變形並喪失效能。在2型糖尿病患者中，血管壁中層鈣化可增加心臟病、中風和全因死亡風險。維他命K還能預測這些疾病發生的機會，及周圍動脈病變導致需要截肢的可能。[4]

維他命K防治骨質疏鬆

維他命K在形成骨骼時，與從骨骼釋放鈣質到血液中的維他命D效應完全相反。維他命K的作用在抑制骨骼釋放鈣質。它負責將一種骨質蛋白（Osteocalcin）轉化成活躍形態，將鈣質牢牢鎖於骨質內。骨質蛋白亦可預防不正常的鈣化。[5]

維他命K對骨骼的鈣化相當重要，攝取量不足的話，骨骼會因無法充分吸收鈣質而疏鬆。維他命K不僅用於預防骨質疏鬆症，也被認為是治療此症的藥劑。多個日本臨床科研發現，維他命K2可使骨質疏鬆症全面復原，大減脊椎骨折60%、髖關節及其他骨折達8成。另外，新西蘭科研顯示，維他命K2遠較K1能提升骨質蛋白水平。[6]

波士頓大學醫學院在研究670名參與麻省研究「Framingham Offspring

[3] Vermeer C1, et al. (2004, Dec). "Beyond deficiency: potential benefits of increased intakes of vitamin K for bone and vascular health". *Eur J Nutr.* 43(6):325-35.

[4] Lehto S, et al. (1996). "Medial Artery Calcification. A Neglected Harbinger of Cardiovascular Complications in Non-Insulin-Dependent Diabetes Mellitus". *Arterioscler Thromb Vasc Biol.* 16:978.

[5] Iwamoto J1, et al. (2004). "Effects of vitamin K2 on osteoporosis". *Curr Pharm Des.* 10(21):2557-76. Purwosunu Y, Rachman IA, Reksoprodjo S, et al. (2006). "Vitamin K treatment for postmenopausal osteoporosis in Indonesia". *J Obstet Gynaecol Res.* 32:230-4. Knapen MH, Schurgers LJ, Vermeer C. (2007). "Vitamin K(2) supplementation improves hip bone geometry and bone strength indices in postmenopausal women". *Osteoporos Int.* 18(7):963-72. Cockayne S1, et al. (2006, Jun 26). "Vitamin K and the prevention of fractures: systematic review and meta-analysis of randomized

controlled trials". *Arch Intern Med.* 166(12):1256-61.

6 Schurgers LJ, et al. (2007, Apr 15). "Vitamin K-containing dietary supplements: comparison of synthetic vitamin K1 and natto-derived menaquinone-7". *Blood.* 109(8):3279-83.

7 Neogi T, et al. (2006, Apr). "Low Vitamin K Status is Associated with Osteoarthritis in the Hand and Knee". *Arthritis Rheum.* 54(4):1255-61.

8 Patek A. (1936). "Chlorophyll and regeneration of the blood". *Arch Int Med.* 57:73-6.
Gubner R and Ungerleider HE. (1944). "Vitamin K therapy in menorrhagia". *South Med J.* 37:556-8.

9 Habu D, et al. (2004). "Role of Vitamin K2 in the Development of Hepatocellular Carcinoma in Women With Viral Cirrhosis of the Liver". *JAMA.* 292(3):358-61.

10 Nimptsch K, et al. (2010, May). "Dietary vitamin K intake in relation to cancer incidence and mortality: results from the Heidelberg cohort of the European Prospective Investigation into Cancer and Nutrition (EPIC-Heidelberg)". *Am J Clin Nutr.* 91(5):1348-58.

11 Adams K.M., et al. (2010, Sep). "Nutrition education in U.S. medical schools: latest update of a national survey". *Acad Med.* 85(9):1537-42.
Morris N. P. (2014, Jun). "The neglect of nutrition

Study」的人士後發現，血液含最低水平維他命K1的研究對象，其骨質性關節炎最嚴重，而且較低水平者出現較多骨刺增生。暫時未得悉需要多少維他命K1才可使骨質及軟骨功能正常，但可確定遠超每日建議用量。7

減少經期血流量

缺乏維他命K時，會發生血內凝血酶過少症，使得血液凝結的時間變得很長，甚或無限延長。維他命K不足時，也會引起身體各部位出血，包括腦、脊髓和腸。維他命K很早已被發現可減少經期過長的血流量，使凝塊減少或消失；也能減輕或解除經痛。更年期前後的婦女，因不斷失血求助於西醫，往往要切除子宮，才得所謂的「醫治」；然而自然醫學用藥草調理內分泌，加上適量維他命K便奏效，無須手術。8

維他命K參與了身體的磷酸化（Phosphorylation）作用，當中磷酸鹽和葡萄糖結合後，穿過細胞膜，並轉變成肝醣（Glycogen）儲存。維他命K對肝機能的正常運作極為重要，也能增進活力、延年益壽。在日本大阪，有一個就着能導致肝硬化及肝癌的丙型肝炎（Hep. C）做的科研，對象為40個年紀介乎60歲、患丙型肝炎的婦女。研究發現，當中21個每日服用45mg維他命K2達兩年的婦女，只有兩人出現肝癌；而安慰劑組的19人中，有9位患上肝癌。此說明維他命K2可能有效降低丙型肝炎病人患肝癌機會近兩成以上。另外，此科研同時意外地發現維他命K2可減少患者的骨質流失情況。9

至於德國海德堡的德國癌症研究所搜集10年間24,000名年齡介乎35至64歲人士的數據，發現足量維他命K2大減患肺癌及前列腺癌的風險達50%。10

本著作關於各類維他命的療效資訊告一段落。因時間、篇幅所限，這些資訊還有很多遺漏，敬請原諒。自1905年，英國醫生William Fletcher成為第一位自然療法科學家，發現當食物缺乏一些特殊因子（即現稱為維他命）會導致疾病後，各大學的科研人員從未間斷地努力研究這些相對化學西藥來說便宜又安全的物質對各種疾病的療效。無奈大部份西醫對西藥遠較維他命熟悉，使它們被主流醫學界擱在一旁。除了少於27%的美國大學醫學院有稍符合美國國家科學院（National Academy of Sciences）所制定25小時的（無須考試）營養教學外，每名醫學生平均只獲得19.6小時的指導，甚至著名的哈佛大學醫學院也因只有最多9小時的營養課，而被就讀的醫學生所詬病。關於營養治病的課題絕少在考試題目出現，令絕大部份西醫對營養學及維他命的新知識不聞不問。[11] 先進如美國大學醫學院也如此，香港及亞洲的大學醫學院更不用提了。

in medical education: a firsthand look". *JAMA Intern Med.*174(6):841-2.

西醫畢業後，西藥廠大力向他們宣傳有專利權的高價西藥，導致他們對價廉物美、低副作用的維他命丸認識不深。縱使各國的大學每年都發表大量關於維他命在防治疾病的可能性的臨床研究報告，但繁忙的西醫們確實無暇去理會。所以，當你詢問西醫應否服用某些維他命或營養補充品來輔助治療時，你要有心理準備，他或她的答案多是有所保留。因大部份西醫不建議人服用補充品，正如他們對中藥、針灸方面的取態一樣，純粹他們對此認識不深，不想負上這方面的責任罷了。

Chapter 5
礦物質的謬誤

「嫌鹽」嫌疑／「骨質疏鬆」的內幕

「嫌鹽」嫌疑

香港政府在2015年3月宣佈成立「降低食物中鹽和糖委員會」。委員會其後建議推行3項措施，在社會上加強推廣「低鹽低糖」的飲食文化，改善公眾健康。3項建議措施為：加強推廣幼兒健康飲食，在預先包裝食物推出「低鹽低糖」正面標籤計劃，以及在公立醫院的職員餐廳試行推行「卡路里」標示先導計劃，並配合進行消費者調查研究。

降低食物中鹽和糖委員會如此「低智」的命名，令市民失笑，隨即成為市民戲謔的對象，拿委員會名稱開玩笑。先不談其名稱的累贅，本著作提倡以「低糖」，甚至低精製碳水化合物（如「三白」等澱粉質）飲食為主調，所以對降低食物中的「糖」予以200%的支持。可惜，委員會所倡議的「降低食物中鹽」，相當有「嫌鹽」嫌疑，我真的不敢苟同。

過去幾十年來，主流建制營養學界已將鹽份的攝取設限，並視之為降低血壓、心臟病風險的妙法。美國農業部（USDA）公佈的《2015-2020美國居民膳食指南》建議，鈉攝入量應在每天2,300毫克以下。美國心臟協會（AHA）更建議，成人每天鈉攝入量不應超過1,500毫克，以獲得最佳的心臟健康狀況，說此舉能顯著降低血壓。至於根據世界衛生組織（WHO）的標準，成人每天不應攝取多於一茶匙鹽和50克糖，但港人鹽攝取量超標一倍，糖攝取量則達53克。2015年的《施政報告》便提出推廣健康飲食，希望港人鹽和糖的攝取量能符合世衛標準。

鹽隨汗排出　靠飲食補充

與鈉鹽不同，體內糖份過多時，無法以汗液排出。若糖份隨體液大量從尿液排出，出現脫水的情況時，會非常危險，已患上古時的「消渴症」，即現代較嚴重的糖尿病。但反過來，鈉鹽則是正常人體尿液、汗液的主要成份。大汗淋漓時，鈉鹽隨汗水排出，水份蒸發，帶走熱力，達致體溫下降之效。與糖份有別，身體不能製造鹽份，必須從食物吸收，故體育營養學家一直建議，當我們進行劇烈體力活動時，應補充經汗液流失的鹽份及水份。

20多年前到日本旅遊，在酒店看一深宵電視綜藝節目，從那時起，才知悉日本人開放變態的一面，至今仍印象深刻。節目以紀錄片形式，講述日本某某高中的學生，為老師準備美食，以答謝老師教育之恩。40多個男生以密不透風的膠袋封裹着身體，然後瘋狂做運動，收集來半桶臭汗水。相信聰明的讀者已猜到是什麼一回事了。對，把臭汗水在實驗室用火加熱，將之蒸發成半杯「汗鹽」。然後，「汗鹽」被交給在家政室的女學生，用來下廚，特別炮製出一碗「日式豚肉鹽水拉麵」。大伙兒捧出兩碗熱騰騰的「窩心」拉麵，孝敬兩位受寵若驚的老師。當兩位老師深受感動、滿懷安慰地大快朵頤，並盛讚「Oishi」時，他們面前的電視機就開始播出製作此「謝師拉麵」的整個過程。往後的也不用多說了。

「我食鹽多過你食米」

人體7成是水份，有如內裏的海洋，體液偏鹹。人的腦下丘已設定機制，嚴格穩態調節（Homeostatic regulation），控制我們的鹽攝入量，以保持體內鈉鹽平衡。追溯背後的生物學原因，源於所有生命從海洋誕生再轉移到陸地生存的進化過程，故體內細胞仍須生存在模擬遠祖細胞（Progenitor cells）的海水環境中。

人體內足足有近8盎司，即227克的鹽份。沒有鹽份，支持不了各式各樣的酵素功能。能量的產生、荷爾蒙的製造、蛋白質的運輸，以及無數生化反應，都無鹽份不可。人體的化學機制需要血液中的鹽濃度保持不變，就像「打點滴」時，吊入靜脈的是鹽水，不是純水。

鹽是人類已知最珍貴的化合物之一，也是值得讚美的物質。在英語中，讚美人是社會中堅，正派、可信賴的話為「salt of the earth」；讚美人稱職勝任的為「worth one's salt」；還有廣東俚語「我食鹽多過你食米」等，都可見中外文化對鹽的重視。連Salary（薪餉）一詞也是由鹽的拉丁文Salarium演變出來。

鹽一直以來都是值錢的商品，在人類飲食和食品保存方面扮演重要角色。據說這可追溯到古羅馬時代，當時士兵的薪餉用鹽來支付。不過，許多歷史學者駁斥這項說法，表示羅馬士兵的薪餉是用貨幣來支付，然後士兵再拿錢去買鹽，而不是真的用鹽來付薪水。在整個歷史發展中，人們使用鹽來製作麵包,更重要的是作為食品防腐劑,以防止醃肉和奶酪長細菌。

鹽是氯化鈉(NaCl),其鹹味來自鹼性金屬離子,如鈉和鉀的味道。幾乎每種食物都用上一些鹽以增加風味。鹽有許多不同類型,每種都有不同程度的鹹味,包括海鹽、法式海花鹽(Fleur de sel)、猶太鹽(Kosher salt),以及開採的巖鹽和灰鹽。鹽除了為食物增強風味,身體亦需要它來保持體內電解質的平衡。

有問題的「精製」餐桌鹽

今天大多數食鹽都是「精製」或「淨化」過的,通常包括重組結晶。在重組結晶時,鹽水用化學物質處理,將大部份所謂「雜質」,如鎂和其他微量礦物質沉澱,並加以清除,然後經多個階段的蒸發程序,再將鹽水烘乾,成為純氯化鈉晶體。在乾燥過程會加入抗結塊化合物,方便鹽在使用時能如雨般灑下。

處理食鹽時使用的抗結塊劑,包括亞鐵氰化鈉(Sodium ferrocyanide)、磷酸三鈣(Tricalcium phosphate),碳酸鈣或鎂(Calcium or magnesium carbonates)、脂肪酸鹽(Fatty acid salts)、氧化鎂(Magnesium oxide)、二氧化矽(Silicon dioxide)、矽酸鈣(Calcium silicate)、矽鋁酸鈉(Sodium aluminosilicate)和矽鋁酸鈣(Calcium aluminosilicate)。其中,亞鐵氰化鈉和矽鋁酸鈉化合物,當中含的山埃和鋁質的害處最備受關注。

因此建議避免所有「加工」、「精製」的餐桌鹽,堅持使用未精製的海鹽或巖鹽。

氯化鈉對身體極重要

肌肉的收縮,包括心跳、神經電傳和建構身體的蛋白質消化過程,都需要鹽中的鈉質(Na)。鈉是一種在人體生理學中發揮關鍵作用的礦物元素,極容易在小腸被吸收入體內。大約40%的鈉存在於骨骼中,有的在其他器官和細胞內;剩下的55%可在血漿和外細胞液找到。鈉是細胞外的主要電解質,負責調節水份平衡、酸鹼值和滲透壓,在神經傳導中也很重要。由於鈉對身體極重要,當攝取不足時,將威脅到神經、肌肉,以至干擾調節細胞內外壓力的「鈉鉀泵」等重要的功能。腦部和腎臟有多個互動機制,包括血管緊張激素（Angiotensin）和醛固酮（Aldosterone）的分泌，以作調節。如果鹽攝入量差別大，將激活這些機制，以確保身體保持健康，具相對穩定的血壓。

鹽的另一成份，氯化物（Cl），對身體健康也至關重要。它是主要的細胞外陰離子（Anions），對許多身體功能，包括維持血壓、酸鹼平衡、肌肉活動，以及水份在組織的分配流動都有幫助，亦有助於鉀吸收及製造消化胃酸等，並協助血液將二氧化碳帶離細胞組織，輸送到肺部。

雖然鈉存在於各種食物，但氯化物卻必須從鹽中獲取。早於1940年，醫學文獻首次報導的一宗案例，描述了一位腎上腺功能不全的男孩的經歷。由於他保留鈉鹽的腎上腺皮質醇（Adrenal mineralocorticoid, MC）與醛固酮的合成異常低，出現明顯的食鈉鹽慾。男孩在一歲開始，已懂得從餅乾上舔鹽吃，他講的第一單字就是鹽。後來他開始直接吃鹽，父母經常在半夜被吵醒，因兒子努力爬上椅子，找放在櫃子裏的鹽吃。因沒有能力合成皮質醇，令他的腎臟不能保留鈉質，男孩轉向他唯一可行的求生手段：攝入大量的鹽。不幸的是，男孩被送入醫院後便死亡。因為醫院的營養餐單淡而無味，膳食鈉鹽不夠，他亦無法施展在家裏的求生手法。那時候，男孩的病情無法被正確診斷出來，儘管從他的行為顯而易見他缺鹽。[1]

1 Wilkins L, Richter CP. (1940). "A great craving for salt by a child with corticoadrenal insufficiency". *JAMA*. 114:866-8.

港人鈉攝入量在「健康安全範圍」內

鹽對身體健康不可或缺。人類有天生的食鹽慾，世界各地人種縱使對鹽的攝入量有別，卻幾乎全部都落入鈉攝入量的「健康安全範圍」（Hygienic safety range）內。「健康安全範圍」由已故享譽國際的治療高血壓翹楚、瑞典University of Gothenburg的生理學系教授Bjørn Folkow所界定，每天攝入2,300至4,600毫克鈉，甚至每天攝入5,750毫克，即約每天一至兩或兩茶匙半的鹽量獲定為安全。當然少數難取得食鹽供應的偏遠民族，每天攝入的鈉量顯然遠低於2,300毫克；也有些民族側重鹹肉、鹹魚和鹹菜的高鈉飲食。

實際上，每個輕易獲得鹽的地區，人們一直都在這「安全範圍」內攝取鹽。北美洲和歐洲大部份地區的人平均每天攝入約3,500毫克鈉，是「安全範圍」的中位數。在內地，人們平均每天攝入約4,800毫克鈉。如前所述，港人的鹽攝取量超過世衛標準一倍，即兩茶匙，可見港人鈉攝入量同樣在這「安全範圍」內。有趣的是，在熱帶與亞熱帶國家的人，更要充分攝入鹽，來補充排汗時鈉鹽的流失。

過去一個世紀，從有儀器精確測量記錄開始，人類攝入的鹽量一直穩定，與攝入的精製白糖量每日俱增的情形大不相同。時至今日，才有一些公共衛生機構宣稱這些攝入量太高。

鹽份不足會渴死

若身體鹽份不足，會通過荷爾蒙機制減少尿液和汗液中的鹽排泄，來作補償。但始終不能將此排泄減少到0，因此，就算完全不吃鹽，身體的鹽份仍會通過腎臟和汗腺持續流失。如果進行較劇烈、會出汗的活動，鹽份流失更為嚴重。身體為保持血液的鹽濃度，會嘗試通過加速排走水份來調節這種平衡。後果是身體逐漸脫水，甚至渴死。

2 McCance. (1990, Mar). Nutrition Reviews. 48:145-7.

早於1936年，英國科學家McCance發表了一項重要科研。科研對象為3名成人，要求他們進食無鹽飲食，加上進行出汗運動，用以迅速降低他們體內的鹽份含量，並記錄他們的異常。3人體重頓失，開始生病，味覺和嗅覺受損，食物變得無味，即使喝了大量的水也無法消渴，當中有2人更受惡夢困擾。他們經常痙攣，性情變得冷漠，而且說話困難，心智下降。恢復攝入鹽後，所有人都恢復健康正常。2

3 Sanghvi SR, et al. (2007, Oct). "Beer potomania: an unusual cause of hyponatremia at high risk of complications from rapid correction". Am J Kidney Dis. 50(4):673-80.

豪飲啤酒有患「啤酒瘋」（Beer Potomania）的風險，這是酒徒常見的低血鈉症，特徵是疲勞、混亂、眩暈，在極端情況下更會昏迷。如果你在酒吧發酒瘋，不一定是喝了太多啤酒，可能是伴酒的花生小吃不夠鹹罷了！3

正常人少鹽對血壓毫無影響

4 Graudal NA, et al. (1998). "Effects of sodium restriction on blood pressure, renin, aldosterone, catecholamines, cholesterols, and triglycer-

鹽的主要功能之一是調節血容量和血壓，包括血管彈性。血壓高與低，可能受生活壓力、年齡、運動量、遺傳和飲食等影響。對於極少數對鹽敏感的人來說，過量攝入鈉會增加血壓；但對絕大多數人來說，鹽的攝入量增加不會導致血壓升高。4 降低鈉攝入量可能會使某些人的血壓值降低，但所能降低的極其量只有收縮壓4.8 mmHg和舒張壓2.5 mmHg，這已是高血壓患者降低幅度最大的數據。平常人減少攝入鹽時，對血壓則毫無影響。

ide: a meta-analysis". *JAMA.* 279:1383-91.

2014年，一個大規模科研顯示，鈉攝入量與血壓高低無關。這項研究的對象包括來自17個國家的10萬多人，這些國家的經濟發展、文化、城市生活方式截然不同。科研得出結論，全世界人類中，僅極少部份是低鈉飲食，而鈉攝入量卻與這些人的血壓高低無關。因此科研人員質疑，為預防高血壓而將餐膳中的鈉攝取量降低的公共衛生策略，其用處及可行性何在？雖然欠缺隨機科研證據，他們仍以科研成果反對降低膳食中的鈉質之公共衛生措施。5

5 Mente A, O'Donnell MJ, Rangarajan S, et al. (2014). "Association of Urinary Sodium and Potassium Excretion with Blood Pressure". *N Engl J Med.* 371:601-11.

《飲食指南》以鹽為頭號公敵

奈何另一方面，不少言論又說攝取過量鹽份會導致血壓升高，引起高血壓，並增加過早死亡的風險。美國農業部的《飲食指南》便以鹽份為頭號公敵，甚至將之放在脂肪、糖和酒精之前。美國疾病控制與預防中心主任提出，減少吃鹽與戒煙一樣，對長期健康至關重要。

為什麼鹽被說成如此致命？這源於1972年，美國密西西比大學（University of Mississippi）醫學院生理與生物物理系名譽教授Arthur Clifton Guyton對攝入鈉鹽和高血壓之間的關係提出首個全面的解釋，將之稱為「升壓利尿排鈉」（Pressure-natriuresis），即是吃多了鈉鹽，為保持血液中鈉的濃度穩定，身體便要儲水；就如吃鹹的食物往往令人口渴，繼而喝更多水，並囤積起來一樣。當體液量上升，血壓便可能暫時增加，至腎臟排走多出來的鹽和水為止，血壓便再回復正常。6 然而，可能有些人在排鈉方面有困難，需要更高的血壓，才有相同的「升壓利尿排鈉」效應。這可能導致慢性細胞外積水，繼而有更高心輸出量（Cardiac output），令組織充注（Tissue perfusion）超過了代謝需要。為應對此情況，外周組織脈管系統（Peripheral tissue vasculature）會自行調節，激發血管收縮，導致外周阻力增加，引致血壓升高。7

6 Guyton, A.C.,et al. (1972). "Arterial pressure regulation. Overriding dominance of the kidneys in long-term regulation and in hypertension". *Am J Med.* 52: 584-94.

7 Guyton, A.C. (1991). "Blood pressure control–special role of the kidneys and body fluids". *Science.* 252:1813-6

問題癥結在於，這個臨時生理現象會否轉化為長期的病患？若長年累月吃了太多鹽，是否就會引起高血壓、中風及早死？這聽來有道理，但還是一個假設。對於各樣的假設，科學家賴以科研實驗找出其真實性。但鮮為人知的是，這種少鹽為妙的觀點其實一直為科學家質疑，爭議不斷。不是因為加工食品行業反對，而是因為支持它的實際科學證據異常薄弱。

大部份人對鈉鹽有耐受力，只有少數人沒有，這顯示背後有其他非鈉鹽的獨立因素，導致「鹽敏感性高血壓」。有趣的是，「腎素—血管緊張素—醛固酮系統」（Renin-angiotensin-aldosterone system, RAAS）在調節鈉血壓反應起着主導作用，而不是純粹依賴「升壓利尿排鈉」效應。而有科研文獻指出，吃糖（特別是果糖）更有可能影響腎臟，令其出現鹽敏感性高血壓。[8] 科研發現，攝取過量的糖份，導致體液和鹽份過多，而膳食中的鹽在這情況卻是個無辜的旁觀者。[9]

據臨床觀察，大多數原發性高血壓患者的血容量和體鈉量均是正常，但外周血管阻力增加。然而，限制鹽份攝取可能使外周血管阻力惡化。[10] 另有科研文獻顯示，與低鹽攝入量相比，正常的攝入量實際上可以緩解外周血管阻力，這表明鹽可能不是高血壓的病因。[11]

此外，2000 年刊登於《美國腎科生理學期刊》（Renal Physiology - American Journal of Physiology）的科研文獻顯示，高鹽量的飲食並無令人體總體水份含量上升。[12] 再者，一般住院病人血清鈉水平很少被發現過高，反而他們非常常見的電解質異常乃由於鈉水平過低。這表明某些病人確實多吃些鹽，而不是少吃些更受益。

太多澱粉質和糖份才是高血壓的真正元凶之一。糖尿病人若長期高血糖，令從細胞組織流入血管內的水份增加，使血容量增加，導致高血壓。[13] 在〈糖衣陷阱〉一篇亦提過，進食高量澱粉質和糖份會減少一氧化氮（NO）產生，增加外周血管阻力，提升氧化壓力（Oxidative stress），激活腎素—血管緊張素—醛固酮系統和令胰島素水平高企，這些都是造成慢性高血壓的因素。[14]

美國腎病學家及高原生理學家、三藩市加州大學醫學兼職教授、《美國醫學會期刊》（JAMA）的編輯Drummond Rennie醫生表示：「可以說，當局為

8 Rodriguez-Iturbe, B. and Vaziri, N.D. (2007). "Salt-sensitive hypertension–update on novel findings". Nephrol Dial Transplant. 22:992-5.
Madero, M., Perez-Pozo, S.E., Jalal, D., Johnson, R.J., and Sanchez-Lozada, L.G. (2011). "Dietary fructose and hypertension". Curr Hypertens Rep. 13:29-35.

9 DiNicolantonio, J.J. and O'Keefe, J.H. (2016). "Hypertension due to toxic white crystals in the diet: should we blame salt or sugar?" Prog Cardiovasc Dis. 59:219-25.

10 Perera, G.A. and Blood, D.W. (1947). "The relationship of sodium chloride to hypertension". J Clin Invest. 26:1109-18.
Pines, K.L. and Perera, G.A. (1949). "Sodium chloride restriction in hypertensive vascular disease". Med Clin North Am. 33:713-25.

11 Omvik, P. and Lund-Johansen, P. (1986). "Hemodynamic effects at rest and during exercise of long-term sodium restriction in mild essential hypertension". Acta Med Scand Suppl. 714:71-4.

12 Heer, M., Baisch, F.,et al. (2000). "High dietary sodium chloride consumption may not induce body fluid retention in humans". Am J Physiol Renal Physiol. 278:F585-F595.

13 Palmer B.F. ,et al. (2015). "Electrolyte and acid-base disturbances in patients with diabetes mellitus". N Engl J

推動低鹽為妙的教育措施所下的決心，毫無疑問完全背離了科學根據。」

減鹽無足夠科學根據

試圖限制人類吃鹽的舉動，追溯至1972年。當時美國國立衛生研究院 (National Institutes of Health) 推出「國家高血壓教育計劃」(National High Blood Pressure Education Program) 來預防高血壓。但尚未進行過什麼有意義的科研，36個醫療機構聯盟加上6個聯邦機構的聯盟卻一致宣稱鹽是一種不必要的惡魔。1978年，激進團體Center for Science in the Public Interest開始遊說國會，要求為高鹽食品加上標籤。美國食品藥品監督管理局 (Food and Drug Administration, FDA) 於1981年接手，推動減少國民的鹽攝入量，直至現在減鹽成為《飲食指南》的重點。

關於吃鹽和高血壓之間關聯，最佳證據來自兩類研究。一類如「INTERSALT」般的全球流行病學研究，探討鈉攝入或排泄與高血壓之間的關係。在「INTERSALT」研究的52個人種中，只有數個，如原始的巴西Yanomami人、巴西欣古河(Xingu)流域的印第安人(Indians)，以及肯雅(Kenya)和巴布亞新畿內亞(Papua New Guinea)的農民，食鹽量很少，平均每天鹽攝取量為1至3克(鈉質500 mg至1,500 mg)，血壓也最低，平均收縮壓為103 mmHg，幾乎沒有高血壓病患。相比之下，其他人口平均每天食鹽量為9克(鈉質4,500 mg)，而收縮壓為120 mmHg。[15] 但是，這些赤貧人口卻也沒太多東西可吃，食物中的糖份和油份亦很少，生活作息、承受的壓力，及壽命長短，都與城市人大不同。當中任何一樣都可能與高血壓有因果關係，不能單單歸咎於鹽。

第二類研究是動物實驗，以異種的「鹽敏感大鼠」(Dahl salt-sensitive rats)為研究對象。在高鹽飲食(8% NaCl(w/w))時，鹽敏感大鼠出現高血壓，但普通正常大鼠血壓正常，不受影響。而用以餵飼異種大鼠的所謂「高鹽」相當於成人平均食鹽量的60倍。[16]

由那時開始，美國國立衛生研究院花了大量資金來研究這個假設，可惜這些研究卻沒有帶來有力的證據。現今倡導限制吃鹽的「聯盟」，如美國農業部、

Med. 373:548-59.

14 DiNicolantonio, J.J., et al. (2014). "The wrong white crystals: not salt but sugar as aetiological in hypertension and cardiometabolic disease". Open Heart. 1:e000167

15 Stamler J. (1997). "The INTERSALT Study: background, methods, findings, and implications". Am J Clin Nutr. 65:626S-642S.

16 Knudsen KD, et al. (1970). "Effects of chronic excess salt ingestion. Inheritance of hypertension in the rat". J Exp Med. 132:976-1000.

17 Sacks F M, et al. (2001). "Effects on Blood Pressure of Reduced Dietary Sodium

and the Dietary Approaches to Stop Hypertension (DASH) Diet". *N Engl J Med.* 344:3-10.

18 Jacobson MF. (2005) *Salt: The forgotten killer.* Washington, D.C: Center for Science in the Public Interest.

美國醫學研究所(Institute of Medicine)、疾病控制與預防中心等組織,都依賴於一項只做了30天的科研實驗: 2001 DASH-Sodium Study。在這項超昂貴的科研中,參與者獲提供所有的食物,因此實驗是在日常生活無法複製的高度控制環境中進行。參與者每天大減吃鹽量至1,500毫克鈉質,血壓下降約7 mmHg,但結果卻沒有顯示這樣能防治高血壓、心臟病,或延長生命。在隨機對照試驗中,於常規臨床醫生醫囑下,進行密集指導干預,也無法達到這種低攝入量。而這些臨床干預純屬短期性質,低鈉飲食能否對血壓有長期影響,尚未在隨機對照試驗中得到確認。17 就僅根據這些,Center for Science in the Public Interest便估計若將鈉攝入量減少一半,每年可拯救15萬美國人,兼在20年內能節省1.5萬億美元醫療開支云云! 18

低鹽行動造就人造增味劑上位

2010年,美國農業部的《膳食指南》建議將鹽攝入量從2005年指南中的6克大減至3.5克,即低於人類對鹽絕對需要量的一茶匙5克。這次限制鹽攝入量的呼籲,食品製造業居然不作任何反對。事實上,一些食品公司早就宣佈其產品的鹽含量已降低20%,包括許多食品巨頭,如卡夫亨氏(The Kraft Heinz Company)和雀巢(Nestle),背後原委是這些關於減鹽的措施剛好造就一種新的鹽替代品:類似超級味精的化學「假鹽」面世,有助拓展市場。

19 Tekol, Y. (2006). "Salt addiction: a different kind of drug addiction". *Med Hypotheses.* 67:1233-4. Denton, D.A. (1982). *The Hunger for Salt: An Anthropological, Physiological and Medical Analysis.* Heidelberg: Springer. Morris, M.J., et al. (2008). "Salt craving: the psychobiology of pathogenic sodium intake". *Physiol Behav.* 94:709-21.

化學「假鹽」顯然與神經藥劑無異,能在味蕾產生鹹味。由於製造商Senomyx稱之為食品,而非藥品,因此無須應付FDA對西藥要求的大量測試及審批費用。據資料顯示,這種化學「假鹽」沒有做過安全測試。而它效力驚人,用量可遠低於FDA批准的用量,亦不會在食品標籤上看到,因為Senomyx將之以「人造增味劑」(Artificial flavor)之名寫在包裝上。這種化學「假鹽」代替了真正的鹽,可見將帶出更多健康危機,包括精神發育遲緩、心力衰竭、肥胖等,因為身體確實需要真正的鹽。我們吃到夠鹹的食物,但又滿足不了體內對鈉鹽的需求,後果便是愈吃愈多,直至體內鹽量穩定為止。當體內鈉鹽不足,對它的渴望自然就會愈來愈大,但這並不代表得了「鹽癮」。19

遵循減鹽建議損害健康

雖然主流建制派的「專家」、「權威」堅持嚴限鹽攝取量，來預防心臟病發、高血壓和中風，卻一直欠缺足夠科學證據證明吃鹽有害。過去兩年發表的科研文獻卻反過來顯示，將鹽攝取量限制至當局建議的分量，會大大增加過早死亡的機會。簡單來說，遵循他們的建議食鹽會損害健康。

此類科研證據如雨後春筍，俯拾即是。在《全內科醫學期刊》（Journal of General Internal Medicine）上發表，於美國最大的聯邦營養與健康數據庫（NHANES）的檢查發現，低鹽飲食的患者，其心臟病突發率和死亡率更高。[20] 如果攝入鹽和高血壓相關，近代兩者應一起上升。但哈佛大學一篇於2010年發表的文獻卻顯示，過去40年來，美國人的高血壓有增無減，但鈉的攝入量依然維持不變。[21] JAMA在2010年發表的獲政府資助的研究發現，適度減少鹽攝入量與心血管疾病和死亡風險增加有關。這與先前發表於《全內科醫學期刊》的文獻結論呼應。[22]

諷刺的是，攝取《膳食指南》建議範圍內的鹽份，死亡風險明顯增加。這意味着遵循指南以低鈉飲食有損健康，更易面臨死亡風險！該研究得出較低的鈉攝取量與較高死亡率有關的結論。該科研主管說：「總言之，科研結果反駁了在減少鹽的攝入量後能救活的人數，以及減少衛生保健開支方面，以電腦模擬作出的估算。結果亦不支持目前普遍又不分個別情況下作出的減少鹽攝入量的建議。」

9成人口鈉質攝取量為最佳範圍

2014年，刊登於《美國高血壓醫學期刊》（American Journal of Hypertension）的科研發現，得心血管疾病併發症和死亡風險最低的，實際上是每天攝入3,000至6,000毫克鈉的人口。這比美國心臟協會的建議高出2到4倍。若高血壓患者攝入鈉過多，如每天超過6,000毫克時，他們的心血管疾病併發發生及死亡率則較高。[23] 隨後多個科研相繼證實，鈉質的攝取量與心血管疾病和全因死亡率的風險呈U形的關聯，即是鈉質攝取量太少和太多都對健康有害，中等則最佳，而不是如美國心臟協會建議的愈少愈好。

20 Cohen, et al. (2008, Sep). "Sodium intake and mortality follow-up in the Third National Health and Nutrition Examination Survey (NHANES III)". J Gen Intern Med. 23(9):1297-302.

21 Bernstein and Willett. (2010, Nov). "Trends in 24-h urinary sodium excretion in the United States, 1957-2003: a systematic review". Am J Clin Nutr. 92(5):1172-80.

22 Stolarz-Skrzypek, et al. (2011). "Fatal and Nonfatal Outcomes, Incidence of Hypertension, and Blood Pressure Changes in Relation to Urinary Sodium Excretion". JAMA. 305(17):1777-85.

23 Niels Graudal, et al. (2014). "Compared With Usual Sodium Intake, Low- and Excessive-Sodium Diets Are Associated With Increased Mortality: A Meta-Analysis". Am J Hypertens. 27(9):1129-37.

24 Mente A., et al. (2016, Jul 30). "Associations of urinary sodium excretion with cardiovascular events in individuals with and without hypertension: a pooled analysis of data from four studies". *Lancet.* 388(10043):465-75.

2016年中，在《刺針》（*The Lancet*）發表的文獻，針對高血壓患者與健康人士，其鈉質攝取量與健康之間是否同樣有相似的U形關係（見圖1）。參與研究的包括來自49個國家的133,118名年齡中位數為55歲的對象，當中63,559名患高血壓，69,559名血壓正常。結果發現，與中等鈉攝入量相比，高血壓人士每天攝入超過6,000毫克鈉，與其患心血管疾病和死亡風險增加相關；但血壓正常的人士，如攝入高量鈉，則與其患心血管疾病和死亡風險增加全無關。然而，如鈉攝入量低，無論有無高血壓，皆與心血管疾病和死亡風險的增加有關聯。數據表明，降低鈉攝入量的建議只適合高血壓同時又高鈉飲食（每天攝入超過6,000毫克，即超過兩茶匙半的鹽）的人群，血壓正常的人無須奉行低鈉飲食，否則更可能因此帶來損害。24

25 McCarron, DA, et al. (2013). "Normal range of human dietary sodium intake: a perspective based on 24-hour urinary sodium excretion worldwide". *Am J Hypertens.* 26:1218-23.

根據統計，世上有90%人口的鈉攝入量在最佳範圍內，即每日2,500毫克至5,000毫克，即約一至兩茶匙的食鹽。25 大部份人其實不必擔心攝入鈉會否有害健康。剩下來的一成人，鈉攝入量過多或不足，令其患心血管疾病的風險增加。對於這些人來說，增加或減少鈉攝入可以降低心血管風險。

主流陣營執迷不悟

顯然主流建制營養學界和政府，甚至國際衛生組織都唯唯諾諾，不願花功夫跟上現今的科研證據。世界衛生組織（WHO）營養合作中心負責人 Francesco Cappuccio 醫生還硬着頭皮、強詞奪理地說：「Andrew Mente 教授在《刺針》發表的文獻是錯誤的，難以令人信服……支持全球減少用鹽來預防心血管疾病行動的證據很強，這種研究不能推翻已協調好的全球公共衛生行動。」同一陣線的美國心臟協會主席、心臟科醫生Mark A. Creager 也加入聲討，說：「這項研究的結果無效，你不應該用它來告訴自己如何進食。大量科學證據清楚表明，美國飲食中過量的鈉會導致高血壓，從而引發心臟病、中風，甚至死亡。」兩位醫生空口瞎罵，所謂「大量科學證據」，最有力的也不過是先前所述、只進行了30天對鈉的科研實驗2001 DASH-Sodium Study罷了。

26 M Giuseppe, et al. (2017). "The technical report on sodium intake and cardio-

不過，歐洲醫學界並不認同美國「減鹽聯盟」的低鈉鹽建議。2017年3月，世界心臟聯合會（World Heart Federation）、歐洲高血壓學會（European

Society of Hypertension) 和歐洲公共衛生協會 (European Public Health Association) 聯合在著名《歐洲心臟期刊》(*European Heart Journal*) 刊登文獻，指出前瞻追蹤性研究 (Prospective cohort studies) 已經確定了鈉質攝入量的最佳範圍居於中度範圍，即每天3,000至5,000毫克，(如先前所述的「衛生安全範圍」)，在此範圍內，患心血管疾病和死亡的風險最低。臨床試驗和觀察性研究證據都一致支持將鈉攝入量減少至每天少於5,000毫克。但若再進一步降低至少於中等攝入量，即美國心臟協會、世界衛生組織所要求的每天1,500至2,000毫克，科研對患心血管疾病和死亡的風險之證據就顯得不一致，存有極大爭議。可惜還未有大型隨機對照科研比較一般人在低及中度鈉攝入量時實質的臨床效果，以確定低鈉攝入量的好處。在這類科研出現之前，最佳鈉攝入量的爭議會一直持續。而世界心臟聯合會、歐洲高血壓學會和歐洲公共衛生協會支持將鈉攝入量減少至每天3,000至5,000毫克的干預措施，並將其納入整體健康飲食模式內。[26]

美國心臟協會一向別有用心的所作所為，其實一直為醫學家所詬病。多位臨床醫學家於2017年在《美國醫學會期刊》撰文，題為〈鹽、番茄湯、美國心臟協會的虛偽〉("Salt, Tomato Soup, and the Hypocrisy of the American Heart Association.")，狠批美國心臟協會唯利是圖，講一套做一套。美國心臟協會多年來一直接受金寶湯公司 (Campbell Soup Company) 的鉅額捐獻，金寶湯公司以此來換取其產品獲得協會的「心臟健康」(Heart healthy) 認可，但其實它所有產品都含遠遠超出協會本身建議的鈉鹽量。具體來說，美國心臟協會建議每天不要攝取超過1,500毫克的鈉，要優先選擇低鈉含量的食物，即每份食物含少於140毫克鈉。而獲協會認證的金寶湯產品，每份含有約400毫克，或每單位含600至1,000毫克鈉，遠超協會的建議多倍！[27]

「嫌鹽運動」弄巧成拙

除了心臟病，低鈉飲食亦會帶來其他問題。哈佛大學在2010年的研究發現，低鹽飲食與胰島素阻力或麻木增加相關，可以引致2型糖尿病。只須進行低鹽飲食7天，受試者便出現對胰島素麻木！[28] 澳洲隨後亦有研究顯示，2型糖尿病患者在進行低鹽飲食時，患心血管疾病及全因死亡率明顯大增，死亡人數更多。[29] 人在年老時，腎功能會有所下降，其保留鈉質能力也較

vascular disease in low- and middle-income countries by the joint working group of the World Heart Federation, the European Society of Hypertension and the European Public Health Association". *European Heart Journal*. 38(10):712-9.

27 Messerli FH, et al. (2017). "Salt, Tomato Soup, and the Hypocrisy of the American Heart Association". JAMA. 130(4):392-3.

28 Garg R, et al. (2011, Jul). "Low-salt diet increases insulin resistance in healthy subjects". *Metabolism*. 60(7):965-8.

29 Ekinci EI, et al. (2011, Mar). "Dietary salt intake and mortality in patients

with type 2 diabetes". *Diabetes Care*. 34(3):703-9.

30 Renneboog B, et al. (2006, Jan). "Mild Chronic Hyponatremia Is Associated With Falls, Unsteadiness, and Attention Deficits". *The American Journal of Medicine*. 119(1):71.e1-e8.

31 Shirazki, et al. (2007, Apr). "Lowest neonatal serum sodium predicts sodium intake in low birth weight children". *Am J Physiol Regul Integr Comp Physiol*. 292(4):R1683-9.

32 Al-Dahhan, et al. (2002, Mar). "Effect of salt supplementation of newborn premature infants on neurodevelopmental outcome at 10-13 years of age". *Arch Dis Child Fetal Neonatal Ed*. 86(2):F120-F123.

33 O'Donnell MJ, et al. "Urinary Sodium and Potassium Excretion and Risk of Cardiovascular Events". *JAMA*. 2011; 306(20):2229-38.

差。科研表明,有低鈉血症的老年人更易跌倒和髖關節斷裂,認知能力亦下降。[30] 而2007年的一項研究發現,懷孕母親如以低鹽飲食,嬰兒出生時體重不足,血鈉亦太低。[31]另外一項研究亦發現,低鈉的嬰兒在10歲及13歲時神經發育功能可能較差。[32]

整個「嫌鹽運動」弄巧反拙,出現了意想不到的後果。主流科學家、政商界、醫療權威及傳媒記者等建制勢力,恣意推動殺鹽議程,以為可成為他們助全人類防治疾病的豐功偉業。但這行動卻與近乎所有科學證據背道而馳。他們建議的超低鹽飲食無論對「老中青嬰」都有害無益,到頭來卻是食品加工業和醫療行業得益。港人的鈉攝入量在最有科學根據、最有益的範圍內,減鹽可能只對嗜鹹如命的高血壓患者有好處,因此無需聽從這些少鹽為妙的「營養謬誤」,吃淡而無鹹味的食物,始終「民以食為先」。

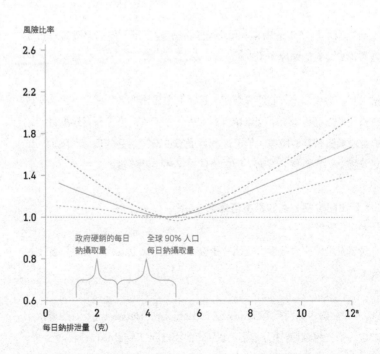

1. 鈉攝取量與健康風險比率 33

在〈唱好K〉一篇提過，哈佛護士健康研究（Harvard Nurses' Health Study）在1997年發表一項長達12年、以78,000名婦女為對象的研究，發現飲用牛奶食品來攝取鈣質的婦女，患骨盤折碎的機會遠大於其他無飲奶類的婦女近兩倍！生產及食用奶類製品最多的國家，如英國、美國、芬蘭等，反有全球最高骨質疏鬆病患率。不少人都因牛奶含高鈣，而誤以為它能補充骨質，其實牛奶雖高鈣，其他重要礦物質，如鎂、硼、錳卻太低，所以對骨骼並無大用。[1]

骨質疏鬆症在80年代初甚少獲人談論及關注。1980年，世界衛生組織將之定義為一種骨質顯微結構的持續性衰敗，導致骨質量低下；若情況惡化，可令骨頭更脆弱，最後容易斷裂。在1993年時，只有成人因曾有非創傷性骨折後，才會被診斷為骨質疏鬆。但90年代開始，資訊爆炸，加上很多廣告宣傳的吹捧，關於「骨質疏鬆」的謬誤不脛而走。

謬誤1：人老了骨質自然會疏鬆

事實：所有婦女隨着年齡增長，骨礦物質密度會下降，但只是骨質密度下降，並不等於骨質疏鬆症。

大部份人年紀愈大，骨質密度會較差，這是完全正常的老化過程。大多數人不會有骨質疏鬆症或骨折，因單單骨質流失，並不等於患上骨質疏鬆症。這種骨骼雖然質量較年輕時差，但仍能夠承受餘生日常活動的負荷和壓力。健康的老年婦女，其骨骼仍堅韌，因並無失去持續自我修復的能力。

謬誤2：骨質密度檢查能診斷有否患病

事實：骨質密度檢查只量度骨質礦物密度，而骨質疏鬆症絕非骨頭密度不足所造成。

1994年，有一群包括西藥廠Sandoz及SmithKline Beecham委派的專家小組，向世界衛生組織（WHO）建議，以X光掃描器DEXA（Dual-energy x-ray absorptiometry）照射骨骼曝光拍照，憑照片中骨骼不同的曝光程度，來量

[1] Feskanich D, Willett WC, et al. (1997, Jun). "Milk, dietary calcium, and bone fractures in women: a 12-year prospective study". *Am J Public Health.* 87(6):992-7.

度礦物質，主要是鈣質的含量，作為骨質礦物密度（Bone mineral density, BMD）指標，診斷患上骨質疏鬆症的風險。小組以25歲成人的平均骨質密度作為正常值，若密度數值（T-score）低於2.5級，無論曾否骨折，一律被確診已患上骨質疏鬆症。小組更為T-score介乎1級至2.5級的人士冠上新病名，說他們患上「Osteopenia」（低骨質／骨質缺乏症）。Osteo是拉丁文，指的是骨；penia是希臘文，指貧窮，由兩字推砌出來的「骨窮症」，便指骨質礦物密度不足是也。

但這些用來檢測的儀器是否準確呢？它們量度的結果是否真能反映骨質礦物密度呢？答案是否定的。原因如下：

2 Sarah Wickline Wallan. (2014, Aug 21). "Questioning Medicine: DXA Scan Overuse". *MedPage Today*. Retrieved from: https://www.medpagetoday.com/blogs/questioningmedicine/47315 [Accessed 28 Sep 2017]

3 Finkelstein, J., et al. (2002). "Ethnic variations in bone density in premenopausal and early perimenopausal women: effects of anthropometric and lifestyle factors". *J of Clin Endo & Metabol.* 87(7):3057-67.

4 Cundy, T., et al. (1995). "Sources of interracial variation in bone mineral density". *J of Bone Min Research.* 10(3):368-73.

1. 不同的DEXA儀器，結果可相差多達5至6%。雖然5至6%聽起來微不足道，但是測量骨骼的變化極細微，以百分之一或千分之一的小數點來量度，5至6%的差別使整個檢查變得無甚意義。

2. 這些設備通過一些內部程式指令演算結果。而這些內部程式是商業秘密，醫學界也無從稽考！

3. 看起來無關痛癢的事，例如X光人員的技術、你躺在床上的姿勢，甚至你穿的衣服，都可以影響每次檢查的結果。

4. 即使這些設備通過掃描屍骨來校準，但與精確的礦物量檢驗比對，掃描器低估這些脊椎的礦物密度達33%！[2]

5. 人種、體形、骨頭的粗幼均會影響量度結果，而且得出的數據往往低估了身材瘦小人士的骨質密度。有一科研以停經前的中、日、非裔和白種的婦女作比較，不同族裔的婦女骨質密度的差距非常大，當中以白種婦女骨質密度最高。但若以同等體重的婦女作比較時，她們的腰椎骨質礦物密度（Lumbar spine BMD）卻相差無幾。以同樣大小的骨頭作比較，華裔婦女的腰椎骨質礦物密度比白種及日裔的有過之而無不及。[3]另一科研將居於新西蘭的中國、印度、歐洲、波利尼西亞的婦女的骨質礦物密度作比較，發現中國、印度婦女的骨質礦物密度明顯低於歐洲婦女。但若以不同身高的差異將數據作出調整後，實際的分別則變得微不足道了。[4]

關鍵在骨骼自身修復能力

因此，骨頭粗幼、身高、體重、不同族裔等，足可左右骨質礦物密度檢測的結果。現時一切量度方法都低估了個子瘦小的人之骨質礦物密度。除非歸納各種因素，調整檢查結果，否則個子矮瘦的人在檢查時一定會有較差的量度結果。再者，縱使DEXA掃描能真確提供骨質礦物密度的數據，但是它不能測量出骨骼自身修復的能力，而這才是骨骼強韌度的關鍵。沒有自我修復能力，骨骼便不能承受日常活動的負荷和壓力，容易骨折。

1994年，世衞專家小組將量度骨質密度列為更年期的常規檢驗項目之一。背後鮮為人知的目的，實為了兩年後推出的骨質疏鬆症西藥：「雙磷酸鹽類」（Bisphosphonate）的銷售鋪路。當骨質密度檢查被納入更年期婦女常規體檢項目之後，無論你有否真的患上骨質疏鬆症，總之數值不「合格」，西醫們便有藉口處方新藥。

倘若這治療骨質疏鬆症的新藥無副作用兼加強骨質密度，實也早吃無妨。但諷刺的是，病人服藥後副作用大，兼大增患上癌症風險。看看藥物服用指示上奇怪的忠告，便知它有非比尋常的副作用：

1. 一早起床便要服用，但不能睡前服用。
2. 服用時不可咀嚼藥片，要整片吞下。
3. 服用時要喝一大杯水，之後再喝多些。
4. 服後除喝清水外，最少半小時不可飲食。
5. 服後不可躺下，要坐直或站立最少半小時。

這一切是為了告知病人，倘若藥物停留在食道，會灼爛食道，甚至引致食道炎。先前已有科研指出，食道炎可大增食道癌的風險。英國研究員檢視超過93,000個病人後發現，長期服用雙磷酸鹽類超過5年，患食道癌的風險大增近2倍。5

5 Cardwell C.R., et al. (2010, Aug). "Exposure to Oral Bisphosphonates and Risk of Esophageal Cancer". JAMA. 304(6):657-63.
Jane Green, et al. (2010). "Oral bisphosphonates and risk of cancer of oesophagus, stomach, and colorectum: case-control analysis within a UK primary care cohort". BMJ. 341:c4444.

補骨西藥反易致骨癌

骨骼看似恆久不變，實際上每秒都在變化中，不斷重整，強化某部份的同時，又削弱另一部份。造骨細胞強化增生骨骼，蝕骨細胞溶蝕骨質，例如若骨骼移位或過分受壓，骨刺便形成，來提醒身體要關注這部份；當骨骼架構得以改善及穩固後，骨刺也可自動消融。一切有賴於造骨和蝕骨細胞兩者的調衡作用。

雙磷酸鹽類之所以能令骨質密度提升至「合格」，在於它強制抑壓蝕骨細胞，導致骨質更新明顯受制，血流供應不足，引發強烈痛楚。服用該藥5年以上的人，下頜骨骨質壞死(Osteonecrosis)、骨骼異常的碎裂，以及斷裂後修復遲緩等的發病率，比沒有服用過的人士高出3倍。西藥廠為治療「骨質疏鬆症」，竟發明出可導致病人骨質壞死的藥物，極具諷刺之能事。

6 Natasha Singer. (2009, Sep 2). "High Stakes for Merck in Litigation on Fosamax". *The New York Times*. Retrieved from: http://www.nytimes.com/2009/09/03/business/03drug.html [Accessed 28 Sep 2017]

雙磷酸鹽類還有更常見的副作用，如：背痛、四肢痛、骨肌痛、高膽固醇、膀胱感染、皮膚炎、紅疹等。在臨床藥物試驗上，服用雙磷酸鹽類的婦女有更大機會受到須留醫的嚴重感染，如心臟感染。骨質疏鬆症無痛、無徵狀，但聽從西醫服食防治它的西藥，卻帶來周身痛楚，苦不堪言。西藥廠默沙東(Merck Sharp & Dohme, MSD)已經累積過千宗因服用雙磷酸鹽類藥物Fosamax (Alendronate sodium)後出現骨質壞死碎裂的訴訟。6

由於事態嚴重，美國食品藥品監督管理局(Food and Drug Administration, FDA)不得不在2010年向病人發出警告，表示此藥可能會增加大腿骨折的風險，並指示藥廠，必須將此警告印刷在該藥的標籤上。雖然無證據肯定藥物與骨折的因果關係，但服用雙磷酸鹽類的病人出現大腿骨折的情況，的確遠比服用其他類似藥物的人士更為常見。他們在骨折前數周或數月，大腿或下盤先感到沉重痛楚的預警。但FDA沒有勒令回收藥物，只是提醒病人要留意這種預警，奈何當時已為時已晚了。

高鈣、低脂、零膽固醇就是好？

治療骨質疏鬆症的西藥反可導致骨折風險大增，此藥一無是處，服用了更害人不淺，那麼我們應如何防治骨質疏鬆症呢？自然醫學提倡不吃西藥，以運動、營養及天然物質來治療所有疾病，畢竟疾病的主因是營養不良。那麼，要補充哪些營養才有強健的骨質呢？高鈣食物就是最好的良方嗎？

每天出現於電視、報章的廣告，都充斥着幾類產品：護膚化粧品、膠原飲品，以及各類高鈣奶粉飲料等，彷彿當飲品標榜高鈣、低脂、零膽固醇時，便不愁銷路，財源滾滾。凡事都講求「科學根據」的城市人，偏偏就被這些營養謬誤荼毒了數十載。高脂、高膽固醇的好處的科學根據，本著作早於多篇內廣泛論述。飲食無須高鈣才有科學根據。

骨骼獲得愈多鈣愈強化。幾十年來，健康「專家」、營養師、醫生等，一直把這個信息滲透進我們的腦海中。某某醫生、營養師說要吃大量乳製品和其他高鈣食物，或服用鈣補充劑，若忽視這種建議的婦女就會患上骨質疏鬆症，容易骨折。原來，早在1989年已有醫學家提出質疑及加以否定，奈何卻惹來既得利益者無理批評。醫學家Kanis和Passmore在《英國醫學期刊》（*British Medical Journal, BMJ*）發表文獻，指經科研後得出結論，現有醫學證據無法支持補充鈣質可預防骨折的說法。[7] 最近，先後有兩個文獻在同一刊物發表，進一步認同他們的觀點。

7 J A Kanis, R Passmore. (1990, Jun 9). "Calcium supplementation of the diet". *BMJ*. 300(6738):1523.

補充鈣不預防骨折

第一個是一項隨機對照科研的薈萃分析。研究人員回顧了59項涉及食物中添加的鈣質或其補充劑之研究，發現男性和女性服用鈣補充劑及添加高鈣的食物，在首年骨礦物質密度的確增加了約1%。可惜，改善沒有持續，而加入維他命D也無助改善此情況。科研人員表示：「（服用鈣補充劑及添加高鈣的食物）對骨礦物質密度只有如此微小的影響，毫無可減少骨折的臨床意義。因此，對於大多數關心骨密度的人來說，不太可能從增加鈣攝入量獲益。」[8]

8 Tai V, et al. (2015). "Calcium intake and bone mineral density: systematic review and meta-analysis". *BMJ*. 351:h4183.

骨礦物質密度只是避免骨折的多項生物指標其中之一，能否真正預防骨折，才是大眾所關心的。第二項科研的分析便囊括所有包括食物或補充品的鈣攝入量數據，及其與斷骨的關係，得出這樣的結論：「臨床證據表明，餐膳鈣

9 Bolland, et al. (2015). "Calcium intake and risk of fracture: systematic review". *BMJ*. 351:h4580.

攝入量與骨折風險無關。毫無科研證據支持增加膳食來源的鈣攝入量可預防骨折，鈣補充劑可預防骨折的證據也很薄弱和不一致。總的來說，這些結果表明，臨床醫生、倡導組織和衛生政策制定者，不應該建議增加鈣攝入量來預防骨折，無論是進食鈣補充劑還是通過飲食攝取。」9

骨質就像負重的大鐵鏈一樣，由鈣、鎂、磷、硼、錳、鋅、矽、鍶等礦物質，環環緊扣，結合而成。整條鐵鏈的強韌度就決定於最弱的一環。大眾以為補鈣等如補骨，其實不然。縱使你有充足的鈣，若其他如鎂、鋅、硼等礦物質，及維他命A、C、D、B12、B6、葉酸不足，骨質一樣會變得脆弱疏鬆。所以要強化骨骼未必要補充鈣，其他礦物質是否充足同樣重要。

有薈萃分析顯示，鈣補充劑只是略為改善成人骨質礦物密度。10 而在「美國預防性服務工作組報告」(U.S. Preventive Services Task Force) 及其他薈萃分析科研均指出，鈣補充劑實質對預防骨折沒有幫助。11 2011年，在對瑞典年老婦女的長期前瞻性調查中，甚至證實鈣攝入量與骨折之間成反向關係，即鈣攝取得愈多，愈容易骨折。12

高鈣食物反令血管鈣化

鈣補充劑已被發現與心臟病有關。盲目補充鈣和食用高鈣食物，反令血管容易鈣化，增加患心血管疾病風險。美國約翰‧霍普金斯大學(The Johns Hopkins University) 最近發表了最新研究結果，研究人員分析了2,700名美國人10年的醫療數據，發現服用鈣補充劑的人，心臟病風險顯著增加，因他們更容易發生動脈斑塊鈣化的情況。13

另一科研顯示，成人患骨質疏鬆症或骨質密度流失後，動脈鈣化的情況可同時出現。14 這顯示鈣質和磷酸從骨骼轉移到動脈壁中的異位骨鈣化硬斑 (Ectopic bone formation) 裏。此處的表型 (Phenotypic) 骨細胞由動脈壁中的平滑肌細胞轉化而成。15 由於腎臟排泄額外鈣質的能力有限，來自骨骼或飲食的過量的鈣便沉積在動脈壁。16

10 Shea B, et al. (2002, Aug), "Meta-analysis of calcium supplementation for the prevention of postmenopausal osteoporosis". Endocr Rev. 23(4):552-9.

11 U.S. Preventive Services Task Force. "Vitamin D and Calcium Supplementation to Prevent Cancer and Osteoporotic Fractures in Adults: U.S. Preventive Services Task Force Recommendation Statement (DRAFT)". Bischoff-Ferrari HA, et al. (2007, Dec). "Calcium intake and hip fracture risk in men and women: a meta-analysis of prospective cohort studies and randomized controlled trials". Am J Clin Nutr. 86(6):1780-90.

12 Warensjo E., et al. (2011). "Dietary calcium intake and risk of fracture and osteoporosis: Prospective longitudinal cohort study". BMJ. 342:1473-81.

13 John J. B. Anderson,et al. (2013, Oct). "Risk of High Dietary Calcium for Arterial Calcification in Older Adults". Nutrients. 5(10):3964-74.

14 Persy V., D'Haese P.

補充鎂質才預防骨折

因此，其他礦物質如鎂質的攝取可能比鈣質更重要。最新芬蘭科研發現，血鎂水平較高的男性骨折風險大減。研究小組研究了參與同期的心臟病研究的2,245名中年男子20年來的臨床記錄，檢查他們血液中的鎂含量，發現鎂水平較高的男性不太可能出現骨折。當中有最高血鎂的22名男子在研究期間全無骨折，佔總人數的1%。[17]

人體約60%鎂質儲存在骨骼中。骨骼中約三分之一的鎂質存在於骨皮質上的羥基磷灰石(Hydroxyapatite) 表面，或礦物結晶體周圍的水合外殼(Hydration shell)中。[18] 鎂質不足有礙礦物結晶體形成，並直接影響骨細胞，引致骨質疏鬆；亦因影響甲狀旁腺激素(Parathyroid hormone)的功能和分泌及促進低度炎症，間接令骨質疏鬆症加重。[19] 科研證實，每日補充300毫克鎂質，可令骨礦物質含量顯著增加，特別是在髖骨處。另外，鎂也可對細胞鈣質的積極輸送(Active calcium transport)作出調節。給一組停經婦女補充鎂，另一組給予安慰劑，以評估鎂對骨密度的影響。兩年後，研究結果顯示，補充鎂質療法有預防骨折並令骨密度顯著增加之效。[20]

補充硼質鍶質比只補鈣更有效

硼質(Boron)是治療骨質疏鬆症的重要礦物質。美國農業部的科研發現，更年期後的婦女每日補充3毫克硼質，不單能減少鈣質流失達44%，還可激活多種荷爾蒙，包括雌激素及維他命D。[21] 而補充鍶質(Strontium)亦比只補鈣有效。鍶是地球上最豐富的礦物之一，存在於土壤、空氣、水、魚和大多數植物性食物，尤其是捲心菜、甜菜、巴西堅果中。鍶與鈣化學特性類似，吸收量差不多，估計人類每日攝入的鍶為每日1至5毫克。鍶一旦進入骨骼，會影響骨骼重建過程的兩個方面：減慢破骨細胞發展，減少骨質流失；增強成骨細胞發展，從而增加骨質的形成。

大量研究發現，鍶不單減慢骨質疏鬆症惡化的速度，實際上還刺激骨質快速形成。在2004年，刊登於《新英倫醫學期刊》(New England Journal of Medicine) 的雙盲研究顯示，與安慰劑組對照，3年內，補充雷奈酸

(2009). "Vascular calcification and bone disease: the calcification paradox". Trends Mol Med. 15:405-16. London G.M. (2012)."Bone-vascular cross-talk". J Nephrol. 25:619-25.

15 Demer L.L. (2002). "Vascular calcification and osteoporosis: Inflammatory responses to oxidized lipids". Int J Epidemiol. 31:737-41. Giachelli C.M. (2009). "The emerging role of phosphate in vascular calcification". Kidney Int. 75:890-98.

16 Nordin B.E.C. (1976). Calcium, Phosphate, and Magnesium Metabolism. Edinburgh, UK: Churchill Livingstone. 41.

17 Kunutsor SK, et al. (2017, Apr 12). "Low serum magnesium levels are associated with increased risk of fractures: a long-term prospective cohort study". Eur J Epidemiol. doi: 10.1007/s10654-017-0242-2.

18 Alfrey A.C., Miller N.L. (1973). "Bone magnesium pools in uremia". J Clin Investig. 52:3019-27.

19 Sara Castiglioni (2013, Aug). "Magnesium and Osteoporosis: Current State of Knowledge and Future Research Directions". Nutrients. 5(8):3022-33.

20 Sojka JE, et al. (1995, Mar). "Magnesium supplementation and osteoporosis". Nutr Rev. 53(3):71-4.

21 Zook, E. G. (1965). "Total boron". J Assoc Off Agric Chem. 48:850.

22 Meunier P, et al. (2004, Jan 29). "The effects of strontium ranelate on the risk of vertebral fracture in women with postmenopausal osteoporosis". N Engl J Med.

350(5):459-68.

23 Waugh JM et al. (1959). "The Effect of Strontium Lactate in the Treatment of Osteoporosis". *Staff Meetings of the Mayo Clinic.* 34(13):329-34.

鍶(Strontium ranelate)、鈣和維他命D的組別,骨質密度能增加9%至15%。22 80年代,這班科學家以顯微鏡檢查,已發現碳酸鍶和鈣能改善骨質密度。實際上,早在50年代,美國馬約診所(Mayo Clinic)已有科研顯示,無論臨床表現和X光照都證實補充鍶和鈣質能改善骨質。23

近期科研亦顯示,每日補充340至680毫克鍶質效果最好:少量有助預防骨質流失,較高量可治療骨質疏鬆症。但亦要留意,須同時補充同量或以上的鈣質,並長達半年以上。有動物科研發現,若補鍶質時忽略了補鈣,可能會導致骨質變形。至於怎樣補鍶,選用天然乳酸或果酸鍶比西藥廠造的雷奈酸鍶更有保障。

維他命K2防治骨質疏鬆症

真正對骨質疏鬆症有實效的維他命是維他命K。它的作用與維他命D完全相反。維他命D從骨骼釋放鈣質到血液中,提升血鈣;維他命K則能抑制骨骼釋放鈣質,將鈣質鎖於骨骼處。

24 Vermeer C1, et al. (2004, Dec). "Beyond deficiency: potential benefits of increased intakes of vitamin K for bone and vascular health". *Eur J Nutr.* 43(6):325-35. Iwamoto J1, et al. (2004). "Effects of vitamin K2 on osteoporosis." *Curr Pharm Des.* 10(21):2557-76. Purwosunu Y, Rachman IA, Reksoprodjo S, et al. (2006). "Vitamin K treatment for postmenopausal osteoporosis in Indonesia". *J Obstet Gynaecol Res.*32:230-4.

維他命K乃脂溶性維他命,當中維他命K2 (Menaquinone) 負責將一種非膠原的骨質蛋白(Osteocalcin)轉化成活躍形態,將鈣質牢鎖於骨質內。維他命K2攝取量不足的話,骨質蛋白無法充分地吸收鈣質,骨骼會因而疏鬆。維他命K2不僅用於預防骨質疏鬆症,也被認為是治療該症的藥劑。體內維他命K2愈低,骨折的程度便愈嚴重。24(關於維他命K2對骨骼的效用,詳見〈唱好K〉一篇。)

至於傳統中醫學認為腎藏精主骨。中醫學所指的腎,不單是解剖學的腎臟,而是腰椎神經系統支配一切下身的機能,包括一切生殖、排泄、支撐及活動功能等。有很多補腎的草本植物亦對防治骨質疏鬆症及腰膝酸軟有明顯的助益,如懷牛膝、杜仲、巴戟、枸杞子、淫羊藿、熟地黃、菟絲子、續斷、何首烏、沙苑子、骨碎補、狗脊等。

草酸植酸犯大忌

礦物質的吸收有賴胃酸將它們從食物中分解出來。但人在40歲後，胃酸的分泌有減無增，影響人體對礦物質的吸收。餐後飲用無糖的天然蘋果酸醋有助礦物質的吸收，而且要選用以果酸鹽(Citrate)、乳酸鹽(Lactate)、葡萄糖酸鹽(Gluconate)形式的礦物質補充品，而非常見的蠔殼粉(Oyster shell)或碳酸鈣。最佳是加含微晶體羥基磷灰石(Microcrystalline hydroxyapatite)的補充品，因它是已知骨質礦物實質形態，能作為誘發骨質形成的集中點。

菠菜、巧克力、茶、和豆漿的草酸(Oxalic acid)，穀物及麥皮的植酸(Phytic acid)令食物的礦物質形成不水溶的草酸鹽、植酸鹽，阻擾礦物質吸收，是骨質疏鬆症患者的大忌，因此不要再誤信廣告商吹噓高鈣豆奶的好處了。另外，高咖啡因飲品、汽水及酒精，尤其高磷酸的可樂，都被研究出會破壞骨質，可蝕骨、降低骨質密度。

運動大減骨折風險

骨質疏鬆症和一切疾病一樣，除了補充營養，運動也極為重要。美國國立衛生研究院(National Institute of Health)贊助10,000名65歲以上的婦女進行超過7年的研究，發現多運動大減骨折的風險。當中1,000人中只有6名有骨折。

經常運動可強化骨質。適量的負重運動，如急步、上樓梯、緩跑、舉重、跳舞、網球、羽毛球、游泳、耍太極等，都有助減少骨質疏鬆症。太極、瑜伽等對長者的平衡很有幫助的訓練，減少失重心滑倒導致骨折的風險達7成。一周3、4次，每次運動30分鐘，持之以恆最有效。

責任編輯	趙寅
書籍設計	麥繁桁
書名	營養謬誤（增訂版）
作者	袁維康
插畫	陳逸安
出版	三聯書店（香港）有限公司
	香港北角英皇道四九九號北角工業大廈二十樓
	JOINT PUBLISHING (H.K.) CO., LTD.
	20/F., North Point Industrial Building,
	499 King's Road, North Point, Hong Kong
香港發行	香港聯合書刊物流有限公司
	香港新界大埔汀麗路三十六號三字樓
版次	二〇一七年十一月香港第一版第一次印刷
	二〇二二年十一月香港第一版第三次印刷
規格	十六開(165mm×235mm)二七二面
國際書號	ISBN 978-962-04-4260-5

三聯書店
http://jointpublishing.com

JPBooks.Plus
http://jpbooks.plus